シリーズ日米医学交流 No.15

心臓外科診療にみる医学留学へのパスポート

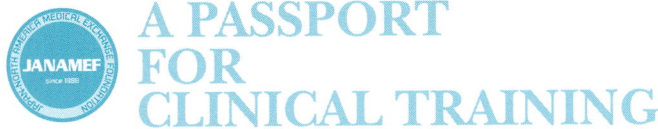

A PASSPORT
FOR
CLINICAL TRAINING

公益財団法人 日米医学医療交流財団／編

はる書房

巻頭言

　日米医学医療交流財団（Japan-North America Medical Exchange Foundation: JANAMEF）は1988年に'日本のフルブライト奨学金を目指す'という大きな志に基づいて設立されました．JANAMEFの活動のひとつの柱が『医学留学へのパスポート』の発刊で，第6巻の『小児医療にみる医学留学へのパスポート』からは，各専門領域の留学経験を特集しています（バックナンバーをご参照ください）．

　シリーズ15巻目となる今回のテーマは「心臓血管外科」で，東京女子医科大学・津久井宏行先生に企画編集をお願いしました．14人の，いずれも心臓外科領域で臨床留学をされた（あるいは現在も留学中である）執筆者を迎えることができました．留学先も，米国の他，ドイツ，カナダ，オーストラリア，タイと多様です．

　海外留学の意義は，専門領域での経験以外の面でも，例えば海外で生活することによって国際人としての第一歩を踏み出せること，外から日本を見つめ直してみると日本の良さがいろいろ見えてくること，英語に怖気づかなくなることなどいろいろありますが，多くの人が求めるのは，やはり日本では経験のできない臨床・研究・教育を経験したいということでしょう．

　心臓外科も，海外に出ることによって日本では得難い経験ができる領域のひとつです．数多くの症例を経験できたこと，心臓移植に携わる機会がえられたこと，外科領域の研修は日本と異なる点が内科領域以上に多いことなど，日本では得難い多様な経験が披瀝されています．

　海外留学は，多かれ少なかれ苦労は避けて通れませんが，それが故にそれぞれの先生方の原稿には熱がこもっており，後輩たちの海外留学をサポートしてあげたいという気持ちが溢れています．読者の皆さんが士気を鼓舞されることは間違いありません．

なお，『医学留学へのパスポート』では，第Ⅱ部に前年度の『JANAMEF 留学セミナー』の講演者による原稿も毎回掲載しています．今回も「海外留学のススメ」と「海外留学の光と影」と題して2編ずつの原稿があります．バラ色の経験だけではない留学経験者の言葉を味わっていただき，周到な準備に役立てていただきたいと思います．

日本の教育制度，保健・医療制度，技術力のどれをとっても世界の一流であるにもかかわらず，それをどのように世界にアピールしていくかの戦略不足が世界における日本の地位の低下につながっていて，その理由のひとつが世界の檜舞台での経験不足にあることは疑いのないところです．1人でも多くの人に海外経験を積んでもらいたいと JANAMEF は様々な企画を立案し提供しております．財団のホームページ*を是非一度覗いてみてください．

* http://www.janamef.jp/

最後に，多くの筆者が日本からの留学生の受け入れを歓迎し，サポートすることを表明してくださっています．読者諸氏にお願いしておきたいことは，自分が頼る時だけいろいろとお願いをして，後は梨のつぶてになることが決してないようにしていただきたいということです．感謝の表明（今の時代はメールでよい），経過の報告といった礼を失しない対応をしていただきたいと思います．

本書が，心臓外科領域でのさらなる飛躍を願っている方々の留学のお役に立つとともに，世界の中の日本を意識して行動できる人が1人でも多くなることに寄与することを祈念しています．

2015年9月10日　蝉の声から虫の声に変わった名古屋にて

公益財団法人 日米医学医療交流財団理事長
伴　信太郎

Contents

巻頭言 ·· 1
　伴　信太郎（公益財団法人 日米医学医療交流財団理事長）

I 部

夢実現への第一歩
──それぞれの留学体験　PART15──

解説
Attending Surgeon として，海外で大きく飛躍する人も ········ 9
　津久井宏行（東京女子医科大学心臓血管外科教室講師）

＊

chapter 1
アメリカで味わう人生の醍醐味 ·· 15
　西村　崇（ラトガーロバートウッドジョンソン大学心臓胸部外科）

chapter 2
一流イコール「手術が上手」？ ·· 31
　濱　元拓（ウェスタンオンタリオ大学ロンドン健康科学センター心臓外科）

chapter 3
チーフフェローとなった今 ··· 43
　久本和弘（ニューヨーク大学心臓胸部外科）

chapter 4
家族からもらったチャンス ··· 55
　渡辺成仁（スタンフォード大学心臓血管外科）

chapter 5
オーストラリアからアメリカへ，トレーニングは続く……… 67
小川　貢（ロイヤルノースショア病院心臓胸部外科）

chapter 6
念願の臨床研修を実現する方法……………………………… 87
大堀俊介（メイヨークリニック心臓外科）

chapter 7
半年間の臨床研修に学ぶ……………………………………… 99
岡村　誉（自治医科大学附属さいたま医療センター心臓血管外科）

chapter 8
私がタイで学んだもの，経験したこと…………………… 123
根本　淳（済生会宇都宮病院心臓血管外科）

chapter 9
世界トップレベルを肌で感じる…………………………… 135
三浦友二郎（ザールランド大学胸部心臓血管外科）

chapter 10
2年間のドイツ留学が私をかえた………………………… 157
田畑美弥子（埼玉医科大学国際医療センター心臓血管外科）

chapter 11
留学と小児心臓外科という選択と………………………… 169
平田康隆（東京大学医学部附属病院心臓外科）

chapter 12
カナダでの経験なくして今の自分はない………………… 183
恒吉裕史（倉敷中央病院心臓血管外科）

chapter 13
普通の"国"の普通の"病院"でのトレーニング……197
北村 律（北里大学医学部心臓血管外科）

chapter 14
ドイツでの10年間の経験……215
紙谷寛之（旭川医科大学外科学講座心臓大血管外科学分野）

II部
JANAMEF留学セミナー2014
── To Go or Not to Go：医師の海外留学──

chapter 01
アメリカのアカデミアを勝ち抜く10+αの方法
──海外留学のススメ（1）──……249
大木隆生（東京慈恵会医科大学外科学講座統括責任者・血管外科教授／アルバートアインシュタイン医科大学外科教授）

chapter 02
続・米国臨床医への夢再び
──海外留学のススメ（2）──……261
長坂安子（米国ハーバード大学・マサチューセッツジェネラルホスピタル麻酔・集中治療・ペイン科クリニカルフェロー）

chapter 03
医師であり続けること──海外留学の光と影（1）──……277
山内照夫（聖路加国際病院オンコロジーセンター・センター長兼腫瘍内科部長）

chapter 04
医師として妻として母としての海外留学
──海外留学の光と影（2）──……287
山内英子（聖路加国際病院ブレストセンター長／乳腺外科部長）

■ 資料

資料1 2016年度 JANAMEF 研修・研究,
　　　　調査・研究助成募集要項 ……………………………… 297
資料2 2015年度 JANAMEF 助成者リスト ……………………… 305
資料3 環太平洋アジアファンド助成募集要項 ………………… 306
資料4 助成団体への連絡および,留学情報の問い合わせ先 ……310

I 部

夢実現への第一歩
――それぞれの留学体験 PART 15――

Attending Surgeonとして,海外で大きく飛躍する人も

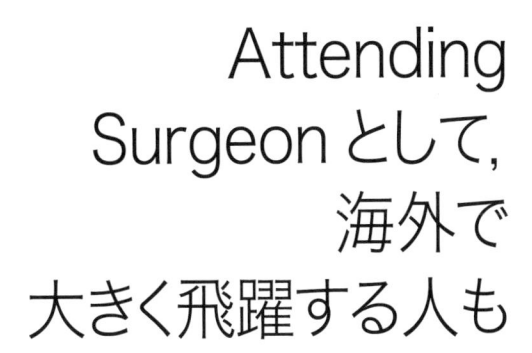

解説

東京女子医科大学心臓血管外科教室講師
津久井宏行

　心臓血管外科における臨床留学の歴史は,他科とくらべると比較的長いほうに属すると思います.その背景にあるのは,十分な臨床経験を積むことが難しい日本のトレーニング環境が若者たちを海外に向かわせたという側面があると言えます.先人たちが主に臨床留学したのは,アメリカ,カナダ,ドイツ,イギリス,オーストラリア,ニュージーランドといった英語圏の国々でした.

　黎明期の臨床留学に関しては,留学先の情報量が圧倒的に少ないため,所属する医局や病院のツテを辿りながら,きっかけを作り,あとは個人の突破力に頼る面が大きかったと想像されます.慣れない環境と文化,言葉の壁と闘いながら,日本人持ち前の勤勉さを発揮することで,少しずつ自分の居場所を広げていったと想像されます.

　そこで得られた知識や技術は,その後,日本に持ち帰られ,現在の日本の心臓外科のレベルアップに貢献したことは疑いようもありません.

一皮むけた外科医になれる

　黎明期後の，私自身が臨床留学をした2000年前半頃は，臨床留学経験者の増加とインターネットの発展が重なり，情報量が飛躍的に増え，臨床留学が身近なものとなった時代でした．その一方，海外における留学生受け入れ体制は，毎年のように変更され，医師資格試験や外国語試験の難易度は増し，情報に翻弄される時代の始まりだったとも言えます．

　臨床留学先のポジションを得るまでの過程は，ここに執筆いただいた先生方の体験談を読んでもらうと分かるように，決して一筋縄ではなく，医師資格，語学，ビザ，家族，医局との関係，経済的問題など，解決しなければならない問題が山積しています．

　しかしながら，これらの問題を解決した先には，臨床に集中できる環境や研究施設，一流の外科医との交流など，これまでの努力を補って余りある成果が得られます．また，これらの問題を解決する能力は，日本の医師免許を持ち，何もかもが揃っていて，かゆいところに手が届くサービスが当たり前の日本に暮らす外科医には，身につけられない問題解決能力であると言えます．

　日本の常識に縛られることなく，直面した問題を柔軟な発想で，粘り強く解決していくことで，一皮むけた外科医になれることが，臨床留学のもうひとつの大きな収穫と言えるのではないでしょうか．

4つのKey Wordを基準に

　今回は，「心臓血管外科」をテーマに14名の先生方に執筆いただきました．特集を組むにあたっては，できるだけ多くの方に体験談をお書きいただくことが，今後，臨床留学を志す若者たちにとって，励みになるとともに，大切な情報源となると考えました．

　紙面に制限もありましたので，執筆のお願いにあたっては，以下のKey Wordを基準にさせてもらいました（まだまだ，執筆いただきたい方がたくさんいらっしゃいました！）．

(1) 最新情報

　臨床留学に関する情報は，日々，変化を続けています．留学受け入れ先の変化（トップ人事，レジデント・フェローの受け入れ状況，研究費取得に伴う給与の有無）や受け入れ国のビザや医師資格基準変更などは，最新の情報を入手しないと，せっかくの準備に要した時間や努力が無駄になってしまいます．そのため，できるだけ，最近まで留学されていた，もしくは，現在留学中の方に執筆いただくようにしました．執筆当時7名の方が留学中でしたので，最新の情報が盛り込まれているかと思います．

(2) 多様な臨床留学先

　これまで，臨床留学の多くが，アメリカで行なわれておりましたが，現在，心臓血管外科領域では，それ以外の国々にもたくさんの先生方が留学されています．

　最近の傾向としては，先進医療の知識や技術を取得するために，臨床治験導入が世界で最も早いヨーロッパ諸国（ドイツ，フランス，イギリス，ベルギーなど）を留学先として選択するケースが増えています．また，アジアの時代を反映して，これまであまり多くなかったアジア諸国（タイ，シンガポール，マレーシア）への臨床留学も，増加傾向にあります．一方，現地の医師免許取得の難易度が上がったオーストラリアなどは，やや減少傾向にあると言えます．

　留学先の多様性を反映するために，できるだけ多くの国や地域に留学された方たちに執筆いただくように工夫しました．今回，執筆者の留学先は，アメリカ6名，ドイツ3名，カナダ2名，オーストラリア2名，タイ1名となっています．

(3) 専門分野に焦点を絞って

　かつての臨床留学は，心臓血管外科全般の臨床経験を積むことが目的であることが多かったですが，最近は，ある特定の技術や知識を学ぶために，

臨床留学を目指す方も見られるようになりました．

小児心臓外科（Pediatric Cardiovascular Surgery），大動脈弁形成術（Aortic Valvuloplasty: AVP），低侵襲心臓外科手術（Minimally Invasive Cardiac Surgery: MICS），ロボット手術（Robotic Surgery），カテーテル治療，補助人工心臓（Ventricular Assist Device: VAD），心臓移植（Heart Transplantation: HTx）など，日本では多数の症例を経験することが難しかったり，デバイスラグの影響で，使用できないデバイスの使用を目的に，それぞれの分野の世界の第一人者の下で学ぼうという一歩進んだ臨床留学も増えています．こうした点にもスポットを当てるようにしました．

(4) 臨床留学後の活躍

苦労して臨床留学を実現し，多くの知識や経験，技術を習得した後の人生設計も重要です．臨床留学自体で，将来のキャリア形成までが保証されるわけではありません．その後の活躍の場を，国内で，海外で，どのように得るか？ 14名の執筆者の臨床留学後のキャリアも様々です．帰国して日本で活躍中の方，海外に残ってAttending Surgeonとして活躍中の方など，留学後のキャリア形成も一昔前と比べて大きく様変わりしており，今ではAttending Surgeonを目指す日本人が増えてきました．

執筆者の中には，大きな飛躍を遂げた方がたくさんいらっしゃいます．旭川医科大学心臓血管外科教授の紙谷寛之先生を筆頭に，海外でAttending Surgeonのポジションを取得した方が2名，その他の方たちもそれぞれの施設で責任ある立場で活躍中の方ばかりです．海外に行くだけでなく，その後をどうするかといったEnd Pointを設定した上で，臨床留学をする時代となった今，多くのヒントが得られればと思います．

「海外から日本に」となるような医学教育の環境づくり

ここまでの解説を読まれただけでも，14名の方々の執筆内容に興味が湧いてくるのではないかと思います．実際に読ませていただくと，さらに

お一人ひとりのストーリーに引き込まれていくのを実感されるかと思います．ぜひ，何度も読み返していただき，これから臨床留学を目指すみなさんの座右の書になることを期待したいと思います．

　日本と異なる環境の中，医学知識，技術を習得するのみならず，異文化に触れることにより，世界の多様性を日常の中で感じ取り，幅広い価値観を習得することのできる留学経験は，人生に厚みを持たせる上でも貴重な体験であり，1人でも多くの若者たちに留学することを，ぜひ，お勧めしたいと思います．

　一方で，いまだに臨床留学を必要とする日本の外科医教育環境は，欧米のそれと比肩することができない環境であることの裏返しであるとも言えます．「日本から海外に」から「海外から日本に」となるような国づくり，外科医教育環境づくりを目指すことが今後の課題といえます．世界中の国から，臨床留学先として選ばれるような国を目指すことが，日本の将来を明るくするものではないでしょうか．

　最後に，私自身の6年間の留学時代を支えてくれた家族にこの場を借りて，感謝申し上げたい．

2015年初秋　出張手術帰りの機上にて

津久井宏行（つくい・ひろゆき）
栃木県出身
1995年新潟大学医学部医学科卒業．同年東京女子医科大学附属日本心臓血圧研究所外科学教室入局．1996年聖路加国際病院心臓血管外科，98年富山県立中央病院胸部心臓血管外科，2001年京都第二赤十字病院心臓血管外科を経て，2002年東京女子医科大学心臓血管外科教室助手．2003年渡米，ピッツバーグ大学マクゴワン再生医療研究所（McGowan Institute For Regenerative Medicine, University of Pittsburgh）リサーチフェロー．2004年ピッツバーグ大学メディカルセンター心臓・肺・食道外科施設心臓外科部門（Division of Cardiac Surgery, Heart, Lung,

and Esophageal Surgery Institute, University of Pittsburgh Medical Center) 人工心臓・胸部移植フェローシップ・クリニカルインストラクター，06年同アドバンスト成人心臓外科フェローシップ・クリニカルフェロー．
2009年帰国．同年東京女子医科大学心臓血管外科教室助教，10年同医局長，12年同准講師を経て，15年5月より同講師．現在に至る．
資格：心臓血管外科専門医，日本外科学会専門医，EVAHEART認定医，植込型補助人工心臓実施医，移植認定医など．
所属学会：日本外科学会，日本胸部外科学会，日本心臓血管外科学会，日本循環器学会，アメリカ胸部外科学会（Society of Thoracic Surgeons）．

chapter 1 アメリカで味わう人生の醍醐味

西村　崇

ラトガーロバートウッドジョンソン大学心臓胸部外科

神奈川県出身
2003 年　東京医科歯科大学医学部医学科卒業
同　年　京都大学心臓血管外科入局
2008 年　ECFMG Certification 取得
2009 年　エモリー大学（Emory University）心臓胸部外科クリニカルフェロー
2012 年　コロンビア大学（Columbia University）心臓胸部外科インストラクター
2014 年　ラトガーロバートウッドジョンソン大学（Rutgers Robert Wood Johnson Medical School）心臓胸部外科アシスタント・プロフェッサー

●はじめに●

2003年に東京医科歯科大学を卒業してから，今年で医師12年目になります．卒後7年目に30歳で渡米し，36歳にしてニュージャージー州立大学でスタッフのポジションを得ました．外科医はできるだけ早く執刀医になりたいと思って頑張りますが，国内にとどまって30代で執刀医になれた者の数は限られています．それぞれ自分が一番と思う道を選択し，道なき道をさまよいながら成長していくしかありません．私の体験が若い先生方の参考になればよいと思っています．

心臓外科と海外での武者修行

　私が医師を志す動機となったのは，小学生時代に読んだ手塚治の『ブラック・ジャック』の影響でした．他の誰にもできない手術をすばらしい技術で成し遂げ，たくさんの命を救い，そして貧しい人からはお金を取らないという医師像に憧れて医学部に入学しました．

　私は大学時代まじめな学生ではありませんでしたので，6年生の夏になっても自分のやりたいことがはっきりしていませんでした．自分の中では循環器内科か一般外科に進みたいと考えていました．心臓病は勉強していて興味が持てました．しかし，心臓外科になるつもりは最後までありませんでした．

　そんな中，6年生の夏休みに友達に誘われて国立循環器病センターと京都大学心臓外科へ施設見学に行きました．まず訪れた国立循環器病センターでは，そこでの手術の多さに驚かされ，出血を天井まで飛ばしながらカニュレーションをして心臓を停止させ，治療後，また心臓を拍動させるダイナミックな手術に感動しました．格好いいと思いました．自分にもこんな手術ができるようになるだろうか，もしできるならば是非ともやってみたいと思い，そこで心臓外科を志すことに決めました．

医師のQOL（Quality of Life）について友人に否定的なことを言われもしましたが，やってだめなら転科したらよいと開き直って決心しました．何事も挑戦せずにあきらめるより，挑戦して駄目であきらめるほうが納得いくし，格好いいというのが私の信念です．次に訪問した京都大学では，当時研修医だった甲斐正嗣先生（現在 Westchester Medical Center）に，「心臓外科に進むのならば海外に武者修行に行かないとだめだ．国家試験は簡単に合格できるから，残りの1年はむしろUSMLEを勉強して受験したほうがよい」とのアドバイスをいただきました．

　昔から人と少し違うことをするのが好きだったこともあり，国家試験を勉強する友人を横目に，自分ひとりUSMLEの勉強をするという生活が始まりました．このような次第で6年の夏休みをきっかけにして心臓外科に進むことを決断し，また同時に漠然と将来海外へ行ってみたいという思いを持ち始めました．

”Surgeon”への道

クリニカルフェローの条件

　現在アメリカで，臨床留学中の日本人医師は大勢います．日本の医師がアメリカでトレーニングを受けるためにはUSMLEに合格する必要があり，決して簡単なことではありません．では，なぜわざわざUSMLEを勉強してまでアメリカに行きたいか．その理由はひとつ，「心臓の手術がしたい」からです．

　日本でも研修医制度が始まり，後期研修プログラムなど各病院でできつつあるようですが，日本にはアメリカのような確立された研修プログラムがありません．そして，日本医師国家試験さえ合格してしまえば，誰でも「心臓外科医」を名乗ることができます．

　日本には医師助手（Physician Assistant: PA）やナースプラクティショナー（Nurse Practitioner: NP）といった，医師と看護師の中間職が存在

しません．日本の心臓外科を目指す若手医師は 10 年から 15 年をアメリカでいうところの PA にあたる仕事をして過ごします．例えば，日本で年間 400 例の心臓手術のある病院のホームページを見ると心臓外科医は 10 人程度います．けれど，実際の " Surgeon" はそのうち 2 人ほどで，残りは PA の仕事をしているわけです．これに満足できない若手医師たちが，なんとか自分で手術したいということでアメリカに渡り研修をしているのが現状です．

　私は前述の通り 2003 年に東京医科歯科大学卒業と同時に USMLE Step 1 を取得し，京都大学の医局へ入局しました．卒後 1 年目に麻酔科ローテーションの 3 カ月で Step 2 CK を取得した後はしばらく USMLE から遠ざかっていました．一旦職に就き仕事を始めると日々の業務が忙しく，臨床留学は現実的でなくなってしまいます．ところが，2007 年に医局の仲間であった板垣忍先生（現在 Mount Sinai Hospital）が，続いて 2008 年に 1 年先輩の甲斐先生が渡米され，自分も臨床留学をしたいと強く思うようになりました．2008 年 6 月に USMLE Step 2 CS を取得すると同時に研修施設を探し始めました．現在アメリカで心臓外科フェローシップのポジションは比較的空きがあるため，最低限の経験があればどこかみつかりはします．この最低限の条件とは一般に，閉開胸，内胸動脈採取，カニュレーションができることです．私は，全米の心臓外科トレーニングプログラムおよそ 75 施設に CV（Curriculum Vitae）を送り，いくつか返事をもらった中から，2 施設に面接に行くことにしました．

人生初めての面接

　Pittsburg の津久井宏行先生が日本の学会で講演された際に，突撃してなんとか留学したいという話をしたところ，「自分はもうすぐ日本に戻るから自分の後釜に来たらどうか，一度面接にくるように」と言われました．そこで，2008 年 6 月 Pittsburg と，面接の誘いのあったアトランタのエモリー大学（Emory University）への面接旅行に出かけました．Pittsburg では 5 日間津久井先生にお世話になり，毎日 2，3 件の手術をさく

さくと執刀している姿に驚かされました．午後5時ころには手術を終えて，近くのジムで1キロ近く泳いで帰る津久井先生の姿をみてうらやましく思いました．

　Surgeon の Dr. Pellegrini との面接は今でもよく覚えています．聞かれたことは「君は外科医として才能があるか」ということだけでした．「心臓外科医は誰もがなれる仕事ではない．才能が必要だ．君にはその才能があるか？」と聞かれました．果たして自分に能力は十分あるのだろうかと思いながらも，YES と答えるしかないわけで，採用するとのことばに大喜びしました．ところが，翌日に事務から必要条件を満たしていないので採用することはできないといわれ大きなショックを受けました．

　当時まだ USMLE Step 3 を受験していなかったのですが，病院が Private Hospital であったため Step 3 のない医師は働けないというのが理由でした．気持ちを切り替えてアトランタへ移動．アトランタ空港では黒人の多さに圧倒され，Emory University Hospital Midtown にて緊張しながら Dr. Puskas の手術を見学し，その後ランチを一緒にしながら簡単な質問を受けて採用を言い渡されました．面接では心臓外科としての経験，留学の動機，それから日本の経済，トヨタの景気はまだいいのかなど質問されました．

苦しい日々── Emory University ──

　当時の臨床留学体験記など読むと，多くの心臓外科医は大学院を卒業後40歳前後になって1，2年アメリカ，カナダ，オーストラリアなどに留学し，数百例の手術をして帰国するのが一般的なパターンのようでした．私も2年くらいアメリカへ行けば，十分手術ができて一人前になって帰国できるだろうという甘い考えでいました．

　2008年の8月には採用となったものの，ECFMG からなかなか Certification が届かず，ビザの手続きも遅れ 2009年1月から開始の予定が実際には4月の渡米となりました．書類が期限まで揃わないのを理由に不採用になるのではないかなどと心配しましたが，ビザの関係で仕事の開始

が遅れることはよくあり，心配する必要はありませんでした．

さて，2009年4月より晴れて研修が始まりました．当時30歳，比較的若くして渡米できたことで，厳しい当直をなんとか乗り切ることができたのは幸運でした．初めての海外生活，英語もまともに話せない私にとって，最初の6カ月は想像以上に過酷な毎日でした．研修を開始して3週間後に始まった当直では，看護師からの電話に出ても相手が何を話しているのかわかりませんし，薬の名前や量も日本とは違うのでいちいち本で調べなくてはなりませんでした．当直は月8日から12日程度で，心臓外科すべての患者40〜50人程度のFirst Callを担当するため，1日30回も40回もコールがありました．特に患者から直接かかってくる電話は何を言っているか聞き取れず本当に苦痛でした．一方，手術室では日本と違ってすぐに開胸から内胸動脈採取，カニュレーションまでひとりで任されるようになり，冠動脈バイパス手術（Coronary Artery Bypass Grafting: CABG）の遠位側吻合も徐々にやらせてもらえるようになりました．

外国人フェローは正規アメリカ人レジデントとは異なるローテーションであるため，変則的でしたが，結局Emory University Hospitalに14カ月，Emory University Hospital Midtownに14カ月，Grady Hospitalに8カ月のローテーションでした．研修内容，手術の選択権は基本的に9人の正規レジデントが優先されるため，外国人フェローが入る症例はほとんどがCABGでした．

残念ながら弁や大動脈，移植など症例数の少ないものは，外国人フェローにはほとんど回ってこず十分な経験ができませんでした．これらの症例は正規レジデントがローテーションしないGrady Hospitalで経験できるとのことでしたが，この病院は症例数が少なく年間心臓手術は70〜90例にすぎません（現在Grady Hospitalでは心臓手術は行なっていないそうです）．私はGradyの8カ月で，心臓手術40例程度執刀し，弁手術，大動脈手術も少しですが経験できました．しかしながら，Mitralの経験は非常に限られたものでした．

2年ではとてもひとりで手術できるようにならないということに気づき，

エモリー大学での研修を2年から3年間に延長してもらいました．それでもCABG中心の手術に物足りなさを感じ始め，エモリー大学での研修が終わった後もアメリカで研修を続けたいと考えるようになりました．また，コロンビア大学（Columbia University）で研修をされていた甲斐先生の話をうかがい，よりよい環境で研修をしたいと思いました．そこで，エモリー大学での研修3年目の2011年にUSMLE Step 3を取得しました．これによって次の研修先の選択肢が広がりました．また，研修をさらに続けたいという話をAttendingにしたところ，非常にポジティブな推薦状を書いていただくことができ，これも次の研修につながったと思います．

　エモリー大学での3年間を振り返ると，本当に厳しい毎日でした．当直が月8日から12日程度あり体力的に厳しかったこともありますが，私にとっては精神面でより厳しかったです．特に，エモリー大学は他のプログラムに比べても正規フェローを優先する傾向が非常に強く，さまざまな

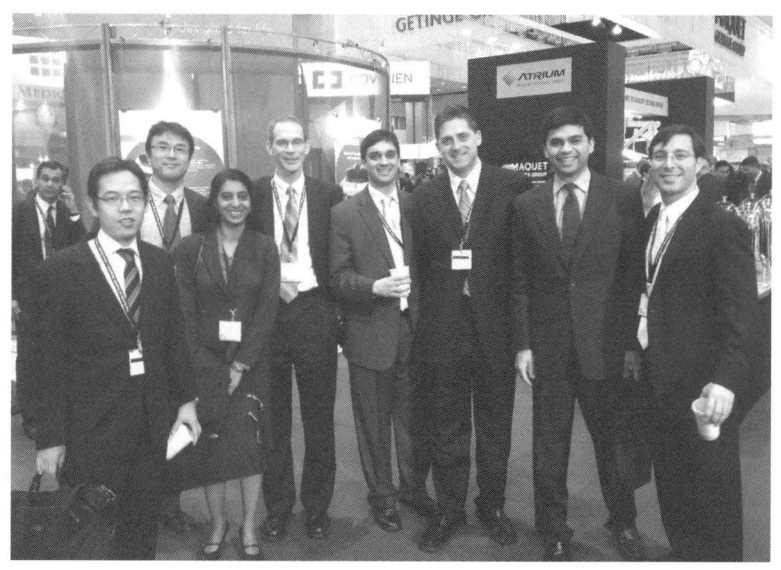

▲Emory Graduatesは世界中で活躍中——左から筆者，江崎二郎先生（大津赤十字病院），Sonia, Marek（Morristown Medical Center），Manu（Emory University），Christian（Washington Hospital Center），Azeem（CVT Surgical Center），Michael（Emory University）

アメリカで味わう人生の醍醐味……chapter 1　21

局面で我慢を強いられました．自分より後から来た1，2年目のアメリカ人フェローがよい症例を与えられているのを見るのはやはり辛いものでした．

日本人心臓外科医憧れのプログラム ― Columbia University ―

　2012年7月から日本人心臓外科医にとっては憧れの聖地であるコロンビア大学で研修が始まりました．渡米後4年目，34歳になり渡米時3人だった家族も4人に増えていました．2011年までコロンビアで研修されていた甲斐先生の推薦で中好文先生に採用していただけたのは，私の心臓外科人生において非常に幸せな出来事でした．

　コロンビア大学は現在心臓外科スタッフ3人とフェロー3人も日本人という日本人が異常に多い病院です．成人のみで年間1,500例程度の開心術があり，手術室でのトレーニングの質が高いことで知られたプログラムです．コロンビア大学の卒業生は私が10人目になりますが，そのうち8人がアメリカでStaffとしてポジションを得ており，帰国した2人は今や日本の心臓外科を支えるBig Surgeonとして活躍されています．

　コロンビアの特徴のひとつは，手術室でよい意味で放置される時間が多いことにあります．その間は自分ひとりがSurgeonで自分の判断が求められます．なかなか普通のトレーニングプログラムではないことですが，再手術の患者の開胸もフェローがひとりで行ない，基本的に人工心肺のセットアップまでは，カニュラの選択からアプローチ含めて任されます．ただし，Surgeonが入室した際に，しっかり準備ができていないとたちまち「使えない」とのレッテルを張られ，手術から干されます．

　コロンビアに限らず，アメリカでは使えないとたちまち解雇になりますが，それは一概に悪いことではない気もします．心臓外科手術は誰もができるようになるものではなく，やはり適さない人はいるので，それを知らせてあげることは実はその人の人生にとってプラスになる可能性もあります．実際に私がトレーニングを受けた5年の間に4人の同僚が解雇または辞職となりました．

コロンビアで研修を始めて最初の3カ月は，周りのレベルの高さと自分の力不足を実感して驚き，落ち込み，本当に苦しい毎日でした．自分は心臓外科に向かないのではないか，能力が足りないのではないかとさえ考えるようになりました．

　この苦しい期間，周りの日本人の先生方（中先生，高山博夫先生，太田壮美先生）から非常に助けていただきました．うまくいかなかったときには，なぜうまくいかなかったかを考え，同じ失敗を繰り返さないように次はどのようにやろうか考えて実行しているうちに徐々に成長していったように思います．半年くらい経ったころから，だいぶ環境にも慣れて精神的にも楽になってきました．結局初めの1年で300例の心臓手術を担当させてもらいました．エモリー大学ではCABGしかできなかったことによる鬱憤も晴れて，補助人工心臓（Ventricular Assist Device: VAD）や移植を含めたいろいろな種類の心臓手術を体験でき，「まさにこのために自分はアメリカに来たんだ！」という思いでした．

　後から考えれば，コロンビアに来る前の経験が他のフェローと比べて十分ではありませんでした．

　2年目後半からElmira, New Yorkの関連病院のカバーにSurgeonとして時々派遣されるようになり自分ひとりで関連病院のCardiac Programを1週間管理し手術をするという経験ができ，また大学病院でも手術を任せてもらう機会が増えました．自分ひとりで最初に執刀したのはLeft Main Diseaseに対するUrgent CABGでした．吻合中に心臓が拍動を始め，追加の心筋保護液を入れてもすぐにまた心臓が拍動してパニックになりかけました．幸いRetrogradeを追加して無事に手術を終えることができましたが，私の助手をしてくれたPAはその手術で初めてひとりで静脈を採取したと喜んでいる新人PAで，ほぼ誰のサポートも得られない状態でした．病院に他の外科医がいない状態で手術することで，自分ひとりでも手術ができるとの自信がつきました．これはほかのプログラムではなかなか経験できないことだと思います．

渡米の際は妻に「2年間のみ」と約束していたのですが，2年終えるとコロンビアに行きたくなり，実際にコロンビアではじめてみると今度はStaffとしてアメリカに残りたいと強く思うようになりました．

　ちなみに，日本での6年間の経験は心臓手術執刀20例，前立ち400例．エモリー大学での3年間の経験は執刀200例，前立ち400例．コロンビアでの2年間は執刀400例，前立ち100例でした．

就職のハードル

帰国か就職か

　コロンビアの研修を通じて手術への自信がつき，日本とアメリカでSurgeonとしてのポジションを探し始めました．35歳，日本で手術ができるポジションは簡単でありません．やはり日本は基本的に年功序列社会であること，手術数が少ないこと，手術のバリエーションが少ないこと，給料が安いことなどを理由に，Surgeonとして働く上でアメリカのほうが自分には向いていると考えました．

　ただ，アメリカでのポジションも探すのは容易でなく，自分が求めている話にたどり着くまでにかなりの時間と労力を要しました．心臓外科市場において，正規Surgeonのポジションをめぐって今から10年後には年輩Surgeonの退職を受けて空きが出ると予想されていますが，現状はそう簡単でありません．すべての募集はアメリカの専門医（Board）を持っている医師を対象に出されるからです．

　アメリカの専門医をとるためには，アメリカの一般外科正規プログラム5年間と心臓外科正規プログラム2年間の最低7年間の研修を終える必要があります．一般外科のプログラムは人気で，私たちのような外国医学部卒業者（Foreign Medical Graduate: FMG）はなかなか入ることすらできません．というわけで，日本の専門医しか持たない私にとってはかなり

高いハードルとなりました．

Staff Surgeon に

2013年の9月，ラトガーロバートウッドジョンソン大学（Rugters Robert Wood Johnson Medical School: RWJ）から面接に呼ばれました．このプログラムは，私の望んでいた Academic Position で Device に関わることができ，かつ手術数が非常に多く，NY という大都市から近いという非常に魅力的なものでした．候補者は書類審査で3人に絞られ，ほかの2人はアメリカ人でした．とにかく自分としてはなんとしてもこのポジションに就きたいと，10人すべての面接官に全力で挑みました．

この過程でなんといっても，一番強力な要素は，世界の Top Surgeon からの推薦でした．コロンビアの中先生，高山先生，Dr. Smith, Dr. Argenziano, Dr. Williams, エモリー大学の Dr. Thourani 他，多くの先生方が電話で直接推薦をしてくださいました．また私のような Non Board Surgeon が他の Board Surgeon との競争に勝つためには VAD，移植，低侵襲手術，ロボット，経カテーテル的大動脈弁置換術（Transcatheter Aortic Valve Implantation : TAVI）など，普通の手術＋αの技術が必要になります．幸い二次面接，三次面接を順調に経て，採用となりました．

Letter of Intent という，採用を前提に話を進めるという書面を受け取ったのが2014年2月．なんとか7月から仕事を始めたいと考えていました．ところが，実際に話を進めると，次々と大きな問題が現われてきました．

最初の問題はアメリカの専門医（Board）でした．アメリカの病院で働くためには各病院で定められた Board 委員会の審査を経て Credential をとる必要があります．RWJ ではアメリカの専門医を持っていることが Credential の必要条件になっており，アメリカの専門医を持たない私は採用できないと言われました．ここで，心臓外科のチーフががんばって話をつけてくれ，委員会に特例として認めてもらえましたが，その代わりに Board 委員会のメンバーとの追加面接2回と，チーフが私の手術を見学

した上で決定するとの条件が付けられました．手術見学は，問題の起こらないように単純な大動脈弁置換術（Aortic Valve Replacement: AVR）を準備しました．非常に緊張しましたが，無事に終わり話は先に進みました．次に問題になったのは，保険の問題でした．一般的に保険会社は，アメリカの専門医資格を持たない医師の手術に対してはお金を支払ってくれません．お金が支払われないと，病院としては私を雇えません．これも大きな問題でしたが，チーフが保険会社と掛け合ってくれて無事に解決しました．

　州の医師ライセンスも問題になりました．ニュージャージー州では，USLMEの4つの試験を7年以内にクリア，アメリカの正規研修プログラム（レジデンシー）を経験している，ことが必要でした．ところが私はこの2つで引っかかりました．これもいろいろ書類を出して説明し，例外としてライセンスを出してもらうことができました．最後に，ビザの問題です．2009年渡米当時USMLE Step 3を取得していなかったため，私のビザはJ-1でした．そのため，"2 year home country rule"がついてまわり，いまだにグリーンカード申請ができません．コロンビア大学に移ってからはO-1ビザを使っています．しかしRWJへのスポーサー変更で非常に苦労しました．このように多々の困難を乗り越えてなんとか無事に2014年12月よりRWJで仕事を始めるに至りました．

　このように計り知れないストレスにさらされもしましたが，retrospectiveに見ればアメリカは懐の深い国であり一旦チーフが採用を決めたら大抵の問題は例外措置として解決するといえます．

　また，京都大学の医局に所属しながら海外での就職に賛同いただいた坂田隆造教授の寛大さも私にとっては大きな幸運でした．

才能は必要か

　私は，心臓外科医になるために才能は必要だと思います．言い方を変えれば，心臓外科医はすべての人ができる仕事ではないと思います．才能とは手先の器用さ，壁にぶつかったときに何とかしてそれを乗り越える力（判断力，決断力）のことで，後者のほうがより重要であると言えます．

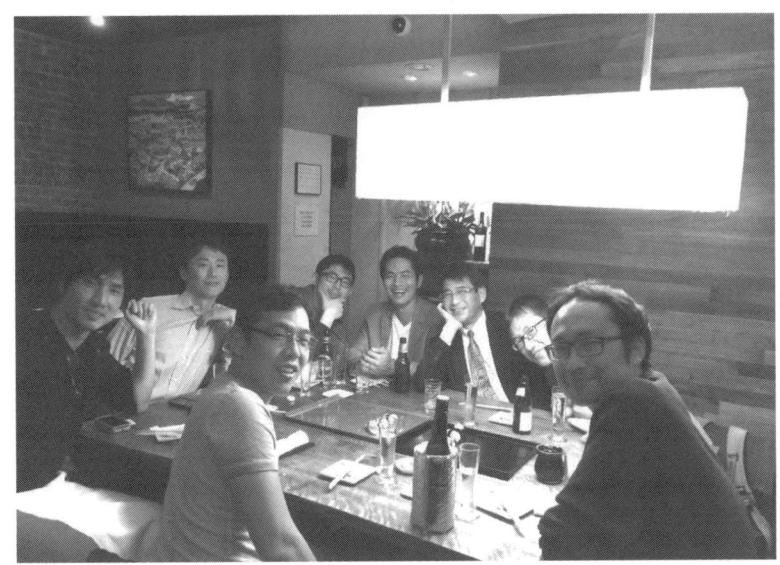

▲Manhattan の高級寿司屋 Sushi of Gari で――後列左から福原先生（CUMC），武田先生（CUMC），辻本先生（神戸大学），塚下先生（CUMC），中先生（CUMC），髙山先生（CUMC），前列左より筆者，板垣先生（Mount Sinai Medical Center）．Manhattan には心臓外科医がたくさん集まります

　もちろん不器用な人に数ミリの冠動脈を縫うことはできないので，ある程度の器用さも大事ですが，それは経験を積めば多くはカバーできることです．しかしながら，判断力，決断力というのは鍛えられる部分が限られていて，この才能こそが一流外科医とその他を分けているように思います．
　例えば，エモリー大学のチーフである Dr. Guyton は手先がずば抜けて器用なわけではありません．ところが手術中，何かの問題に遭遇したときの一瞬の判断に優れています．私が世界最高の外科医の一人として尊敬する所以です．
　コロンビア大学の中先生が，見学に訪れる若手医師に尋ねるのは「君は手術がうまいのか？」というものです．手術がうまいと自分で思えない人は心臓外科に向いていないというのが中先生の考えです．まったくその通りで，手術できずに術後管理中心の生活を 10 年 15 年と過ごし，結局執刀医になれないのであれば，その 10 年 15 年を別な事柄に費やしたほう

がよいと思います．もちろん，術後管理も非常に大切なことで，日本の心臓外科のよい成績は術後管理のレベルの高さによって支えられています．ですが，果たしてそれが本来やりたかった仕事でしょうか？　ちなみに，アメリカではICUは麻酔科のもとで管理され，外科医の仕事ではありません．

　日本の外科医を見ていて残念に思うのは，執刀医のポジションが非常に少なく，才能のある医師ですらなかなかチャンスを得られず，時間とともに本来の目標を忘れてしまっているように見えるということです．手術とは違うところにやりがいを見つけ，そうした環境に悪い意味で適応してしまっているように感じられます．

　それから，よい外科医に共通してあげられることに，常に学ぼうとする姿勢があります．よい外科医は，60歳をこえても常に新しいことを学ぶべく勉強し，考え，実行しています．ひとつの手術を1年前と同じ方法でおこなっている外科医は一流になれません．私も常に新しいことを学んで成長していきたいと心がけています．

アメリカで暮らし続けるために

経済面

　最後に経済面について簡単に書きます．日本の心臓外科の大半は年収1,000万円程度，トップでも2,000万円程度と言われています．アメリカでは研修中の医師（Fellow, Resident）とStaffは待遇，権限，給料すべてにおいて大きく異なります．研修中の医師の給料は場所や物価にもよりますが，平均して600〜700万円．Staffになると跳ね上がり，平均で4,500万円程度と言われています．お金がすべてではないですが，外科医として生きるうえで，手術ができて報酬が高いのは魅力的です．

家族との絆

　日本の生活と留学中の大きな違いとしてもうひとつあげられるのは，家族との絆が深まるということです．日本人がまわりに少ないこと，職場の飲み会などが存在しないこと，忙しい分しっかり休みをもらえること，研修中は経済的に生活が楽でないなどの理由で，家族と過ごす時間が増え一体感がとても増します．わが家も渡米後に子どもが増えて，家族の絆がいっそう深まったように思います．苦しいときに一緒に頑張って支えてくれた妻には感謝しています．

　早く帰国したいと訴えていた妻もこの頃は環境に慣れたのか，もしくは諦めたようで，3人目の子どもを育てながらすっかりアメリカ生活を楽しんでいるように見えます．0歳で渡米した息子は6歳になり，現地校と日本語学校の両方に通いながら，すでにバイリンガルになりつつあり，頼もしくなってきました．自分も子どもに負けないように成長し続けなければという気持ちにさせられます．

今後の目標

　ここ数年来の大きな目標であったアメリカでの就職は実現できました．実際に働き始めるとまた思い描いていたのとは違う点もみつかり，それを今後いかに改善していくか課題を持って毎日仕事に励んでいます．まず一番の目標は手術の数．RWJでは年間1,000例程度の手術を，私を含めた外科医5人で行なうことになるわけですが，その40％は他院からの紹介です．今後他院の循環器内科に私の存在を知ってもらい，手術数をさらに増やしていくことが目標です．また，ECMO（体外式膜型人工肺）プログラムの開始，学生の教育，研究，論文などの分野の仕事にも力を入れていこうと考えています．

　私のこれまでの経験が成功であったか，判断は人それぞれかとも思います．自分自身としては目標に掲げてきたことをひとつひとつクリアして現在に至ったことに満足しています．

　成功の秘訣は，努力，忍耐，人とのつながり，そして運．これらすべて

が揃わないとアメリカで成功することは難しいと思います．また，できるだけ若いうちに留学するのも大切です．よい研修，ポジションを得るには信頼が必要になり，信頼を得るには時間がかかります．留学したらすぐに手術させてもらえると考えるのは間違いです．

　それから，日本から来る心臓外科の若手医師や学生が「海外には興味があるけど，忙しくてUSMLEが受験できない」などと言うことがありました．理由はどうあれ，USMLEに合格できないようではアメリカでやっていけません．USMLE合格は，渡米のための最初の小さな関門です．その関門を通過すると，次のもっと大きな関門が見えてきます．そしてその繰り返しです．

　関門を通過するたびに少しずつ自分もまた成長していく．それが心臓外科医として生きる人生の醍醐味かもしれません．

chapter 2 一流イコール「手術が上手」？

濱　元拓

ウェスタンオンタリオ大学ロンドン健康科学センター心臓外科

長野県出身
2005 年　信州大学医学部医学科卒業
同　年　同　医学部附属病院，諏訪赤十字病院において初期研修
2008 年　佐久総合病院心臓血管外科において後期研修
2010 年　同　佐久医療センター心臓外科医員
2013 年　心臓血管外科専門医，植込型補助人工心臓実施医資格取得
2014 年　カナダ・ウェスタンオンタリオ大学（The University of Western Ontario）ロンドン健康科学センター（London Health Sciences Centre: LHSC）クリニカルフェロー

● はじめに ●

　心臓外科領域では新デバイスの導入により治療の低侵襲化が進んでいる．ここウェスタンオンタリオ大学ロンドン健康科学センターでは最新デバイスを使った低侵襲心臓手術，心不全治療を積極的に行なっている．それらは今後日本への導入が予想される治療法である．また，年間 1,400 例の開心術があり，冠動脈バイパス手術（Coronary Artery Bypass Grafting: CABG）から Ross 手術や心移植などの豊富な症例を扱う．

　カナダに渡航してから 1 年が経とうとしている．まだカナダへの臨床留学に関して多くを語ることはできないが，自身の心臓外科修練の開始から渡航準備，現在までの Fellowship を振り返ることで心臓外科あるいは海外留学を考えている方への情報提供としたい．

人生を掛けるべき仕事……心臓血管外科へ

　私は 2005 年に信州大学を卒業し，附属病院と諏訪赤十字病院とのたすき掛けでスーパーローテーションの初期研修を行なった．研修が始まった後も進路を決めかねていたが，2 年目の諏訪で経験した循環器・心臓血管外科のローテーションが非常に充実しており，医師としての仕事が本当に面白いと感じた．研修医の私を前立ちに解離や心破裂の緊急手術をする竹村隆広先生（現・佐久総合病院佐久医療センター心臓外科部長）は常に生き生きとしており，また瀕死の状態から回復する患者たちを見て，自分の人生を掛けるべき仕事はこれだと覚悟を決めた．

　まずは早く一人前になるために，自分がより多くの手術を経験できる環境に身を置きたいと考えた．当時，諏訪赤十字病院の心臓外科は少人数のチームでかつ症例数が増えていたため同科で修練を開始することにした．また，一般外科との風通しもよく，心臓外科に所属しながら一般外科症例も経験できたのは大きなメリットであった．

　この頃から学会やインターネットなどで留学中あるいは帰国後の諸先輩

方が活躍されているのを知り，臨床留学に対する憧れを抱いていた．つまり私の場合は学生時代から心臓外科医を目指し，留学のためにアメリカ医師国家試験 USMLE（United States Medical Licensing Examination），MCCEE（Medical Council of Canada Evaluating Examination）などの準備を進めていたわけではなかった．また，英語に関して大学受験以降は特に勉強をしておらず，Native Speaker と話した経験はほとんどなかった．
　2008 年に竹村先生とともに佐久総合病院に移った．

Dr. Kiaii との出会い

　現在留学中のロンドン健康科学センター（London Health Sciences Centre: LHSC）心臓外科チーフの Bob Kiaii との出会いは今から 6 年ほど前に遡る．
　佐久で右小開胸の僧帽弁手術を導入した後，左小開胸の mini CABG を始めようと準備していた頃であった．低侵襲心臓手術（Minimally Invasive Cardiac Surgery: MICS）で名が知られていた彼が学会のため来日した際に，佐久で MICS に関する講演をしていただいた．手術支援ロボットの DaVinci を用いた僧帽弁形成術（Mitral Valve Plasty: MVP）や，mini CABG／経皮的冠動脈形成術（Percutaneus Coronary Intervention：PCI）の Hybrid 治療などの衝撃は大きかった．
　そこで，2010 年トロントで開催されたアメリカ胸部外科学会（the American Association for Thoracic Surgery: AATS）に参加した際に，同じオンタリオ州のロンドンまで足を伸ばし 2 日間，ロボット手術や MICS を見学した．すっかり魅了されてしまい，会食の際に思い切って見学で感銘を受けたこと，臨床留学に興味があることを片言の英語で伝えた．
　Dr. Kiaii は，とにかく英語を一生懸命勉強して，事務手続きをするよう言われた．高いハードルがあると予想していたため半信半疑であったが，留学できる可能性が少なからずあると理解した．ただ翌年から日本人 Fellow（現・千葉西総合病院心臓血管外科部長，中村喜次先生）が来ることが決まっており，その後になるということであった．

チャンス到来！

VAD，専門医取得

　留学が夢から目標に変わり，英会話教室に通い始めた．ところが，間もなく補助人工心臓（Ventricular Assist Device: VAD）治療を導入することとなり，この仕事に注力した．留学のことは頭の中にあったが，いつになったら行けるのかは分からない状況であった．

　2012年に植込型VAD実施施設となり，自身も2013年度に心臓血管外科専門医と植込み実施医の資格を取得した．この専門医取得が留学に際して重要であった．

　この頃には佐久で右小開胸での手術はルーチン化しており，左小開胸のCABGも増えていた．また，VAD治療に関わり心不全の外科的治療にも興味を持っていたため，以前よりMICS修得のためだけに留学する気持ちは薄れていたが，幸いLHSCは心臓移植センターでありVADも行なっていた．また佐久で導入予定の経カテーテル的大動脈弁置換術（Transcatheter Aortic Valve Implantation: TAVI）がすでに行なわれているのも魅力であった．

　気付けば科の人員が徐々に増え自分のしていた仕事を任せられる後輩も育っていた．留学のチャンスと考え，再びDr. Kiaiiが日本の学会に招かれた際に会いに行き留学の意思を伝えた．

手続き

・Work Permit

　カナダではビザに当たるのがWork Permitである．これを得るには雇用主が書いた，この人（自分）が必要だという内容の手紙が不可欠である．Dr. Kiaiiの秘書としばらくメールでやり取りした後，2013年の秋にロンドンからこの手紙が届き，手続きを開始した．

カナダ政府の Immigration & Citizenship に多くの書類を提出した．カナダ政府の指定医師による検診もあった．これらの提出は Online で可能であり，そのほうが時間を短縮できるのだが，そのことに気づかず途中まで申請用紙をプリントし記入していたことで数週間を無駄にしてしまった．この Work Permit の申請に関しては代行業者もあり一考の価値があると思われる．渡航後に知り合った Research Fellow の友人は一度自力で申請して却下されたため，業者に依頼し有用だったと振り返っていた．

・CPSO

　カナダの医師免許も必要となる．LHSC はオンタリオ州にあり，ここで医師免許を管理しているのは CPSO（the College of Physicians and Surgeons of Ontario）という機関である．前述の MCCEE はカナダ外の医学部卒業者に課せられる試験で，内科，外科，精神科，小児科，産婦人科，予防医学，公衆衛生などの臨床系の問題が出題される．普段の業務をこなしながら MCCEE 受験の準備をするのは容易ではないだろう．しかし，CPSO は日本の専門医が Fellowship を行なう際に MCCEE を免除している（正規の医師として留まることはできない）．つまり，結果として日本で専門医を取ってから CPSO に Fellowship を申請したのは遠回りではなかった．

・Physiciansapply

　CPSO に専門医であることを示すためには，パスポートや医学部の卒業証書，日本の専門医証などを the Medical Council of Canada（MCC）というカナダの医師審査機関に Physiciansapply.ca を通じて登録する必要がある．公証人の承認が必要だったり，専門医証は公認の英訳が必要だったりとこれも非常に煩雑であった．

　身近に経験者がいなかったため，こうした手続きの全体像を把握できたのも完了する頃であった．

英会話

　忙しいなりに勉強を続けていたが，「1 年後に英語で診察や手術をでき

るだろうか？」と自問しては絶望感に襲われていた．何とかしなくてはと意を決し，駅前のスターバックスで外国人グループに声を掛けた．彼らは Assistant English Teacher で，相談すると友人を紹介してくれた．

Bianca というシカゴ出身の彼女は大学で生物学を修めており，医学にも明るい人だった．週1〜2回1時間，手術の合間や後に病院の食堂に出張してもらい，英会話の個人レッスンを続けた．少なくとも外国人と話をすることへの抵抗感は大分薄れたと思うが，こちらに来て準備不足を痛感した．CPSO では特に TOEFL などの条件を提示していないが，高得点を得られる程度の英語力をつけてから留学することをお薦めしたい．

Fellow，Staff Surgeon，その実力は？

渡航

2014年の5月初めに Work Permit の手続き完了のメールが届き，5月末に単身で渡航した．佐久総合病院並びに竹村先生には快く送り出していただいた．トロントで入国し実際の Work Permit を手にした後，Robert Q というシャトルバスでロンドンまで移動した．こういったことは Fellowship と直接関係がないのだが，私自身は渡航前にこういう情報をほしかった．

病院近くの安く泊まれるホテルに2週間滞在し，家族（妻，子ども2人）が来るまでに住む所を決め，携帯電話（SIM カード）を買い，銀行口座を開いた．

オンタリオ州では運転免許証を取得する際，日本の有効な運転免許証を所持していれば路上試験及び筆記試験が免除され，視力検査のみで取得できる．そのために日本領事館で自動車運転免許抜粋証明という書類を発行してもらった．

また，こちらは中古車が高い．購入時の出費が大きいが売る時にも高く売れるということであろう．これはいろんな物の中古品を重用する文化に

起因すると思われる．Kijiji という地域ごとのオークションサイトがあり，ほとんどのものはそこで手に入る．ベッドやテーブルなどの家具は中古を Kijiji で購入した．

Fellowship の実際

6月は生活環境を整えながら手術を見学し，7月から Fellowship が始まった．最初の1カ月間は名目上 PEAP（Pre-Entry Assessment Period）というお試し期間であった．

留学先の LHSC はウェスタンオンタリオ大学（University of Western Ontario）の関連病院群であり心臓外科は大学病院内でのみ診療を行なっている．Staff Surgeon 8人がそれぞれ独立しており科全体で年間約1,400例の開心術がある．

Dr. Kiaii は通常の正中開胸手術に加え，DaVinci を用いた robotic CABG を年間75例，僧帽弁手術を80例ほど行なっている．

彼の他にも数人の Staff が MICS（右小開胸での僧帽弁／三尖弁の形成または置換）や心臓中隔欠損症（Atrial septal defect: ASD）閉鎖を行なっており，Sutureless Valve を用いた胸骨部分切開あるいは右小開胸での大動脈弁置換も導入されている．また，自己弁温存大動脈基部置換（Valve-sparing Aortic Root Replacement: VSARR）や Ross 手術も時々見ることができる．

現在，TAVI 症例が増えており，transfemoral と transapical，direct Ao をあわせると年間100例ほどになる．MitraClip という経カテーテル僧帽弁形成システムも導入されており循環器内科，心臓麻酔医とのチーム医療が確立されている．

また，同施設はカナダで最初に心臓移植を始めた施設であり年間30例ほどの移植を行なっている．一番若い Staff がクリーブランドで VAD のトレーニングを受けて来ており，植込型 VAD（HeartMate II／HeartWear）や短期間の補助デバイス（CentriMag／Inpella）の症例が増えている．

世界中からFellowshipの希望が殺到していると聞く．開始当時，私の他にサウジアラビアから2人，カナダ国内，イギリス，メキシコからそれぞれ1人のFellowがいた．ほとんどがMICSの修得を目的に来ている．
　カナダにおけるResidencyは6年間のプログラムであり，心臓外科には各学年に1人ずつResidentがいる．彼らは他科や研究をローテーションしており心臓外科に残っているのは常時1～2人である．
　普段の仕事に関してであるが，こちらは朝が早い．6時半からCSRU（Cardio Surgery Recovery Unit）という心臓外科専用のICUの回診を行ない，7時から病棟を回診する．8時の入室までにすべてのカルテを書き，ナースプラクティショナー（Nurse Practitioner: NP）と方針を確認する．日中の病棟業務はほとんどこのNPがカバーしてくれる．
　心臓外科の手術室は4部屋あり，毎日6～8例の手術が行なわれる．Fellow, Residentは部屋ごとに割り振られほぼ毎日2例に手洗いすることになる．カナダにはSurgical Assistantという医師たちがおり，彼らが内視鏡下のグラフト採取と第二助手を行なう．通常，手術にはStaff Surgeonと1～2人のFellowかResident，1～2人のAssistantが手洗いする．CABGや弁置換は執刀させてくれるStaffが多い．ロボット手術，MICSや弁形成などは部分的に執刀させてもらい，難手術は第一助手をすることになる．
　手術が終わると患者をCSRUに搬送し，術後管理はCSRUの医師が行なう．2例目が終われば病棟をチェックし，通常20時前には帰宅できる．On-callに関しては病棟が落ち着いていれば自宅で電話対応すればよい．緊急手術はそれほど多くなく週に2～3例程度である．

きついCSRUの当直

　最近CSRUの当直を始めたのだが，これは本当にきつい．16床が常に満床で，移植後やVADの症例の他に体外式膜型人工肺（Extracorporeal membrane oxygenation: ECMO）や大動脈内バルーンパンピング法（Intra Aortic Balloon Pumping: IABP）の症例が並び，出血している症例も

いる．これを一晩ひとりで管理するのは安全上問題があると感じるほどである．しかし，術後管理を効率よく行なうためのシステムが出来上がっており，薬剤の使い方なども今までの病院とは違うところがあり勉強になっている．

　当番・当直以外の夜間，休日は完全にオフである．

　抄読会が月に1回程度あり，市内のレストランで食事をしながら4〜5篇の論文について議論する．合併症，死亡例を検討するM & M（Mortality & Morbidity）も毎月あり，各人1〜2例をプレゼンする．

　今ではこれらの業務を一応こなしているが，当初は英語で相当な苦労をした．外科医にとっていかにコミュニケーション能力が重要か嫌というほど理解させられたし，自分の素の実力を思い知らされた．日本である程度の経験を積ませてもらい日本人は器用だと聞いていたが，Residencyから多くの症例を経験しているこちらのFellowたちの実力は予想以上であった．いわんやStaff Surgeonにおいてをやである．さらに彼らはそれぞれ臨床研究や基礎研究も抱えており，アカデミックな活動も行なっている．

ロンドンでの生活

森に囲まれた自然豊かな街

　ここオンタリオ州のロンドン市は，カナダ最大の都市トロントとアメリカのデトロイト市との中間に位置する地方都市であり人口は約40万人である．テムズ川，ビクトリアパークなどイギリスのロンドンに由来した地名が多くある．森に囲まれ，公園など多くの緑地がある自然豊かな街である．徒歩通勤をしているがリスやウサギをよく見かけ，シカに会うこともある．五大湖のエリー湖，ヒューロン湖に挟まれており，ビーチで泳ぐことも可能である．ナイアガラの滝は車で2時間ほどの距離である．

　冬は厳しく，昨シーズンはマイナス30℃を記録した．息をすると鼻の中が凍るのを感じるほどであった．雪もそれなりに降るが，除雪はしっか

りされる．一方，夏は緑が本当に美しく日が長い．夜の 10 時頃まで空が明るいため，友人同士集まり遅くまでバーベキューを楽しむ人が多い．

　カナダ人は本当にコーヒー好きで Tim Hortons というドーナツとコーヒーを売るチェーン店が至る所にある．回診の後や手術の間に時間があれば皆，院内の Tim Hortons に向かう．スターバックスも所々にあるが高いと不評である．日本のようなコンビニはないが，大きなショッピングモールがある他，市内に数件アジア系のスーパーがあり買い物に困ることはない．

　カナダの医療保険はユニバーサルヘルスケアであり，オンタリオ州では OHIP（Ontario Health Insurance Plan）と呼ばれる．Work Permit を持っていれば加入可能であり，家族全員がカバーされる．基本的に医療費はかからないが，歯科，眼科診療はカバーされない．私の場合 LHSC の雇用者保険でこれらの 75% がカバーされた．

　渡航当時，娘は 4 歳，息子は 1 歳であった．娘は公立学校に附属している幼稚園に通わせている．市の教育委員会にアポイントを取り面接をすると最寄りの幼稚園を紹介してくれた．毎朝，黄色いスクールバスに乗って元気に通っている．恥ずかしがって英語を聞かせてはくれないが，おそらく自分より話せるようになっているだろう．公立に行くかぎり費用はかからないが，3 歳以下が行くとすれば YMCA などの有料デイケアになる．学校の夏休みは 2 カ月以上あり，サマーキャンプに参加する子どもが多い．

交友関係の広がり

　1 年前の渡航以来多くの苦難があったが，ここまで何とかやってこられたのは多くの支えがあったからである．

　渡航前にはロンドン市内に知り合いはひとりもおらず文字通り右も左も分からなかった．しかし，入国後間もなく日本語学校副代表の前田美千子さん，マーク夫妻と知り合えたことで状況が一変した．その「森のまち日本語学校」はロンドン在住の日本人やハーフの子どもたちを対象としており，毎週土曜日の午前中に国語，算数の授業やレクリエーションを行なっ

ている．

　夫妻がロンドンでの生活の仕方を教えてくれ，現地の日本人社会に私たち家族を紹介してくれた．おかげで夏の週末にはプールやBBQ，冬はクリスマスパーティーやスケートを満喫することができた．また，学生時代をバスケットボールに捧げた私にとって「木場でバスケをする」というのは夢のひとつであり，現在マークと地元のバスケットボールの集まりに毎週参加している．

　個人的には留学において現地の日本人社会と関わることが成功の要件のひとつであると考える．

　同期のFellowにも恵まれた．年下だが論文を30篇以上書いておりAATSで賞をもらったというエリートやStuff Surgeonよりも手が早い者もおり，「世界は広い」と感じさせられたし刺激を受ける毎日である．皆仲がよく，仕事の後に飲みに行ったり週末に家族同士でランチに行ったりすることもある．

　また，当施設は以前より何人か日本人のFellowを受け入れており彼らの高い評価が私の留学開始時の助けとなった．私自身も日本人の評価をさらに上げられるように努力したい．

何年後か「一流の」心臓外科になる

手術以外に身につけるべきもの
　新研修制度を修了し医局に入らなかった私は自分でキャリアパスを描く必要があった．心臓外科を志した時に当然将来は「一流の」心臓外科医になりたいと思ったが，どのようにしてキャリアを積めばそこに辿り着けるのかは分からなかった．

　当時は一流イコール「手術が上手」という考えから，症例が経験できそうな一般病院で修練を行ない満足のいく経験をさせてもらった．しかし次第に手術ができるのは当然として，マネージメント能力やアカデミックな

面など他に外科医として身につけるべきものが多くあることが分かった．佐久1箇所だけで学べることには限りがあると考え留学を決めた．

今回の留学では，佐久で力を入れているMICSやTAVI，そしてVADを学べるだけでなく，こちらの優れた外科医たちの研究に対する姿勢や生き方を見ることができたのが大きな収穫であった．次の1年では研究にも関わりたいと考えている．

当然だが数年のFellowshipだけでエキスパートにはなれない．帰国後に留学で得たものを活かし発展させられる環境で臨床，研究に関われればと考えている．

カナダが優れている理由

これまで私が知ったかぎりで，日本とカナダの心臓外科修練を比較するといくつかの点で後者のほうが優れているように思われる．第一に施設が集約化されており，少ない施設で選抜された若い外科医が日本とは比較にならないほど豊富な症例を経験している．第二に日本でも一部では行なわれているが，それぞれの施設が長い歴史の中で練られた充実したプログラムに沿って教育を行なっている．最後はデバイスラグの問題である．ヨーロッパには遅れをとるが，カナダでは日本よりも数年早く最新の治療デバイスを使用できる．

これらの問題に対して日本国内ですでに改善に向けた動きがあり，将来解消されることが期待されている．それでもなお異文化を経験し様々な国の外科医と交流することや日本を客観的に見る視点，家族との時間など，臨床留学の意義は今後も小さくないと思われる．

最後に…

取り留めもなく自身の留学前から現在を振り返っただけで恐縮ではあるが，少しでも心臓外科や留学を志す方の助けになれば幸いである．

留学の決定から渡航まで急であったにもかかわらず，遠くまで一緒に来てくれ支えてくれている家族に感謝の気持ちを述べて結びとしたい．

chapter 3

チーフフェローと なった今

久本和弘

ニューヨーク大学心臓胸部外科

東京都出身
2005 年　慶應義塾大学医学部卒業
同　年　亀田総合病院にて初期研修医
2007 年　同　　一般外科後期研修医
2008 年　亀田総合病院心臓血管外科医員
2011 年　ウィリアム・ボーモント病院（William Beaumont Hospital）クリニカルリサーチャー，クリニカルオブザーバー
2012 年　ECFMG Certificate 取得
2013 年　テンプル大学病院（Temple University Hospital）心臓血管外科クリニカルフェロー
2014 年　ニューヨーク大学（New York University）心臓胸部外科クリニカルフェロー
e-mail：kazuhisamoto@gmail.com

◉はじめに◉

　一人前の心臓外科医になるために米国臨床留学が有用と考え，医師5年目よりUSMLEの勉強を開始した．ワークショップでたまたま知り合った米国人の心臓外科医に直談判，2011年に渡米し，紆余曲折の後，現在ニューヨーク大学（New York University）心臓胸部外科にてチーフフェローとして働いている．

　米国臨床留学はたくさんの困難を乗り越える必要があり，尚かつ多くの人々の助けがないと難しいが，たくさんの手術件数，充実した教育環境，多くの先端技術，移植手術など米国心臓外科研修で得られるものは大きい．

　米国臨床留学はひとつの選択肢であり，通過点であってゴールではない．自分の到達したい目標を定め，そこにたどり着くための最善の道を選択するべきである．

一人前になるまで一番時間のかかりそうな科

心臓外科を選んだ理由

　心臓外科医になろうと決めたのは，確か初期臨床研修先を決めるためのマッチングに応募した時だったと思います．医学部の学生だった頃は，毎日の部活動や日々の勉強に忙しく，正直将来どのような科でどうやってキャリアを積んでいこうかということまで考えが及びませんでした．高校生の頃，漫画『ブラック・ジャック』を読んで医師になろうと決めたので，漠然と外科医になりたいという夢はありました．

　初期臨床研修義務化が開始となったのが，私の卒業の前年度からだったので，否応なく初期研修病院の就職活動をしなければなりませんでした．このことが自分の将来を考えるよい機会となったと思います．いくつかの病院を見学し，様々な診療科の先生方と話をすることで，実際の臨床現場

の雰囲気や医師としてどのような日々を過ごすのかなどをよく知ることができました．

初期研修という制度には賛否両論がありますが，何も考えずに卒業大学の医局に残るよりも，一度医師としてどう生きるかということを考える機会として意味のあるものであったと感じています．

もともと物を作ったりすることが好きだったので，手術など手を動かすことが多い外科医が自分に合っているのかなと思っていました．外科といってもたくさんのサブスペシャリティーがあるので，その中で何をやるかということをいずれは決めなければなりません．

師匠・外山雅章先生の存在

心臓外科をサブスペシャリティーとして選択した理由は3つあります．ひとつは，適切な手術によって患者を「治す」ことができるということです．息切れや胸痛などで起き上がることもままならない患者が，術後に歩いて家に帰る姿をみて，学生の頃に非常に感動したのを今でも覚えています．2つ目は，「一人前になるまでに一番時間のかかりそうな科」に行こうと決めました．自分にとって自分自身が成長する段階を体感するのが一番充実していると考えていたので，成長過程が長ければ長いほど，つまり一人前になるまでの期間が長いほどやりがいがあると考えました．少し変わった考え方だったかもしれません．3つ目は，「師匠」の存在です．自分にとってロールモデルとなる外山雅章先生が心臓外科医であったため，心臓外科医になりたいと思いました．

外山先生は，亀田総合病院の心臓外科部長で数多くの優秀な心臓外科医を教育したことで知られています．亀田総合病院は初期研修先としても定評のある病院でした．亀田総合病院に見学に行き，外山先生に会って先生のもとで研修したいと直談判しました．その甲斐もあってか運よく亀田総合病院にマッチングしたため，2005年4月より研修を開始することができました．

心臓外科医としての一歩

評判通りの研修

　亀田総合病院での初期研修2年間は非常に充実したよい期間でした．たくさんの素晴らしい指導医に出会い，素晴らしい仲間を持つことができました．

　医師3年目より加納宣康先生のもとで一般外科を1年間研修しました．彼の指導は365日24時間患者のために全力を尽くせというもので，文字通り病院に張り付く毎日でした．常に患者の状態を把握し，最善の治療を最短で行なうために年1週間の休暇以外は毎日病院に行き患者を診るという日々でした．

　それから5年後に米国にわたってトレーニングを開始しますが，まったく同じことを米国の上司に言われ，外科トレーニングは世界共通だなあと思ったのを覚えています．

　亀田総合病院での手術の研修内容も素晴らしく，初期研修から合わせると約500例の手術に入り，250例前後の執刀経験を得ることができました．この1年間はその後の外科医としてのトレーニングを続ける上での基礎となり，また自信となったと思います．

　医師4年目で心臓外科医のトレーニングを開始となりました．前評判どおり，外山先生の指導は素晴らしく，非常に系統だった教育を受けました．年度ごとにある程度の到達目標を定め，定期的に話し合いながら自分の到達度を確認し，フィードバックを受けました．ただし，レジデントの数に比し症例数が限られることが難点でした．

　基本的な診察，診断，手術技術などを学べたのは大変貴重な経験だったと思います．毎日どうやったら手術がうまくなるのか，どうすればもっとよい手術ができるのかを考えていました．うまい人のまねをするのが一番の近道と思い，手術のやり方はもちろん，師匠が左手で糸結びするなら自

分も左手で練習したり，手術室で履いている靴も同じ物を探して買い，手術中の仕草などもまねしてみたりしました．

　米国の施設より症例数が少ない分，ゆっくり考えられる時間，勉強できる時間があったのでその点でとてもよかったと思います．科の環境も非常に教育的であったので，学会への出席や定期的なウェットラボ，米国を含めた他施設見学をさせてもらい，知見を深めることができました．

迷いなく米国留学を決意

　外山先生は米国で心臓外科医のトレーニングを終了し，米国マイアミにてスタッフサージャンとして活躍された後に日本に帰国され，たくさんの手術を経験されて来られました．師匠にならって，私もいつか米国でトレーニングをやるのだという強い希望がありました．

　数回の米国施設見学や様々な臨床留学を経験された先生方の体験談から，豊富な症例数，よい修錬環境，最先端のデバイスや技術など米国での研修のメリットは多いと考えました．

　周知の事実ですが，米国で臨床研修を受けるにはたくさんの壁を乗り越えなければなりません．英語はもちろんUSMLEなどすべてのステップに合格することが求められます．その後もビザの問題，お金の問題など際限なく困難が押し寄せてきます．

　医師5年目よりUSMLEを開始した自分としては，米国留学が果たして成功するかどうか，いつ米国に行けるのかという確固たる保証はどこにもありませんでしたが，自分の中ではあまり迷いはなく，必ず米国に行きよい研修を受けるというかなり強い意思があったと思います．

　英語力もほぼなく，USMLEも医師5年目までにまともに勉強したことがなかったにもかかわらず，近い将来米国に渡りそこでトレーニングを受けられると自分では思っていました．非常に楽観的に考えていたのかもしれません．

ニューヨーク大学に行き着くまで

1年以上手術見学の日々

　USMLE は，大変な勉強量を要求されます．合格するだけならある程度勉強すればなんとかなると思いますが，よい点数をとるとなると日夜必死に勉強しないと困難です．当直の傍ら，勉強を開始して1年以内に USMLE Step 1, Step 2 CK はなんとかクリアし，次の Step 2 CS を受験しました．ところが不合格となってしまいました．

　その当時，USMLE を受験するのと同時平行で留学先を探していました．あるワークショップで米国ミシガン州のウィリアム・ボーモント病院（William Beumont Hospital）の心臓外科医 Dr. Sakwa と知り合い，そこで直談判して2011年の9月より1年間ほど手術などを学ばせてもらえることになりました．ただし，その時は Step 2 CS に不合格となっており，USLME がすべて揃っておらず，さらにウィリアム・ボーモント病院もフェローを雇っている施設ではなかったので，クリニカルリサーチャー兼クリニカルオブザーバーという形で行くことになりました．

　小児科医の妻も，このとき幸運にも臨床ポジションを地理的に近いミシガン小児病院（Children's Hospital of Michigan）で得ることができました．数カ月の渡米時期のズレはあったものの，夫婦揃って米国での生活をスタートすることができました．

　施設では1,000件/年の手術件数があり，毎日手術室に行っては1日2〜3件手術を見て，ノートにまとめるということをしていました．臨床に本格的に参加できないもどかしさがありましたが，この時期に上手な手術をたくさん見た経験が，その後に非常に役立ったと思います．

　特に Dr. Sakwa や Dr. Shannon からはたくさんのことを教えていただきました．手術中の質問にも快く答えてくれ，親身に今後の進路などの相談にも乗ってくれました．彼らはともに，ニューヨーク大学（New York

University）心臓胸部外科でトレーニングを受けており，数年後に自分もニューヨーク大学で臨床を開始するようになるとはこの頃は思いもしませんでした．

　いくつかの臨床アウトカムのまとめや学会活動などもその頃にできました．その数カ月間に USMLE Step 2 CS，Step 3 を含め，USMLE のすべてに合格し，心臓血管外科のクリニカルフェローで働ける病院を探しました．外科レジデンシーへの応募も考えましたが，5 年間の一般外科をやり直す必要があり，心臓外科のトレーニングをできるかぎり早く開始したい自分としては直接心臓外科のクリニカルフェローシップのプログラムに入ることを考えていました．その場合は，外科レジデンシーを修了していないので米国の専門医資格を得ることはできません．

　専門医資格がないと米国に残ってアテンディング外科医として働くことが非常に難しい（可能性はありますが）というデメリットがあります．将来は日本に帰ろうと考えていた私としては 5 年間のレジデンシーを経ずに心臓外科トレーニングを開始できるというメリットをとりました．

　全米 20 〜 30 施設に E-mail や電話で応募し，3 施設（トーマスジェファーソン大学（Thomas Jefferson University），テンプル大学（Temple University Hospital），ミシガン大学（University of Michigan））から面接に呼ばれました．最終的にテンプル大学よりオファーをもらい，そこでクリニカルフェローを 2013 年 1 月より開始しました．

ほぼ毎日のオンコール

　そこからの 1 年半は大変過酷なものでした．まず，英語での本格的な診療が初めてでナースや患者とのコミュニケーションで苦労しました．帰国子女ではなく，英語は得意どころか大の苦手でした．亀田総合病院にいたころは，週 1 回ほど専任の米国人医師による英語回診がありましたが，英語ができない自分にとって大変苦痛でした．理由をつけて逃げ回っていた時期もありました．

　特に当初は聞き取りが困難で何回も聞き返す必要があり，電話での対応

は絶望的でした．でも不思議と時間の経過とともに慣れてくるもので，6カ月を過ぎたあたりから精神的にも大分楽になったと思います．私の経験（n=1）から言えるのは，英語が大の苦手でも米国で臨床留学は可能ということです．英語ができないという理由だけで米国臨床留学を諦める必要はないと思います．

　テンプル大学病院での1日は朝5時過ぎよりICUと病棟をひとりでラウンドすることから始まり，カルテを記載し，6時30分ぐらいよりアテンディングとラウンドして手術方針を決め，7時ぐらいにICUチームへ治療方針の申し送りをした後，手術室へ行き1〜2件の手術を行なうというものでした．

　フェローがその当時私ひとりだけで，定期手術の他に移植や体外式膜型人工肺（ECMO），補助人工心臓（Ventricular Assist Device: VAD）なども多かったので土日関係なくほぼ毎日オンコールの状態でした．週末も月数回ほどICUの当直をとっていました．手術室の中では，幸い今までの経験から大変よい評価を得られたため，アテンディングたちからの信頼も得ることができました．

　テンプル大病院では，ピッツバーグより移籍された日本人の豊田吉哉先生が胸部移植チームを立ち上げ，年々手術数を増やして勢いのあるチームとなっていました．そのチームの一員としてたくさんの肺移植，心臓移植，VAD，ECMOなどの手術に関われたのは非常に幸運でした．

ニューヨーク大学へ

　妻の佳美が小児レジデンシーでニューヨークの病院にマッチした関係で，ニューヨークで引き続きトレーニングができる病院を探しました．上司の素晴らしい推薦状のおかげで，コロンビア大学（Columbia University）とニューヨーク大学に面接に呼んでもらい，2014年7月よりニューヨーク大学でクリニカルフェローを開始しました．

　ニューヨーク大学は伝統のあるプログラムでデトロイトのウィリアム・ボーモント病院でお世話になったDr. Sakwaもこのプログラムを卒業され，

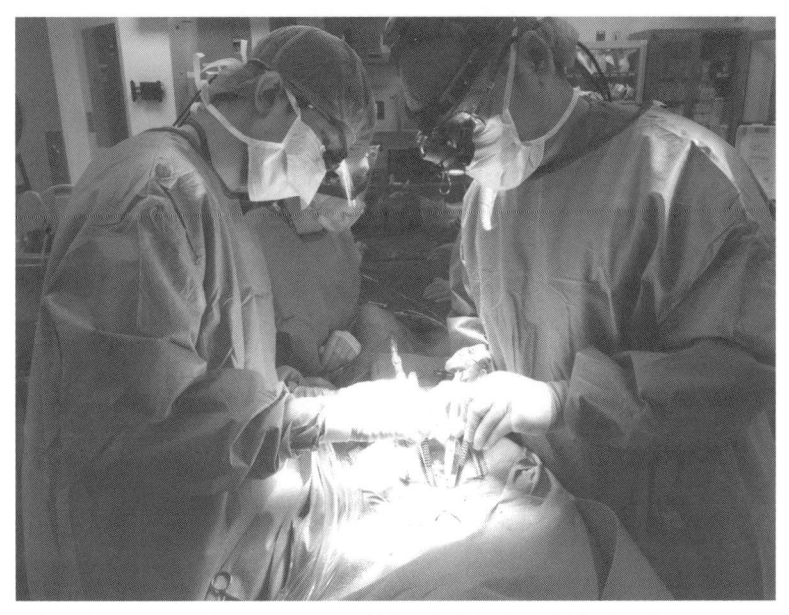

▲中国系アメリカ人のジュニアフェロー（左）を指導する筆者（右）．第二助手にはニューヨーク大学の医学部生（後方）が加わる

　過去にたくさんの心臓外科医がトレーニングを受けてきました．心臓弁膜症の分野は特に強く，その分野においてたくさんの症例を経験できるプログラムです．
　テンプル大学病院でのトレーニングのおかげで，ニューヨーク大学では滑り出し順調でトレーニングを開始できました．現在まで，多くの手術を執刀できました．教育カンファレンスも充実しており，週2回のモーニングレクチャー，月1度のウェットラボによる実技指導，ジャーナルクラブなどレジデント教育に対して非常に熱心なプログラムだと思います．
　今までのところアテンディングの先生方からも徐々に信頼を得られ，任される範囲もだんだんと広くなるのを実感しています．朝が早い生活は，ここでも変わらず5時30分に出勤し患者の状態をチェックして6時頃から回診しています．朝早い生活も慣れてくると，あまり苦ではありません．
　2015年7月より幸運にもチーフフェローを任されることになり，さら

に責任ある立場で臨床に関わるようになりました．ナースプラクティショナー（Nurse Practitioner: NP），医師助手（Physician Assistant: PA），ジュニアフェローなど約10人弱のチームを率いて朝夕回診し，細かく病棟患者の指示，コンサルテーションの対応などの方針を決めていきます．

　今までは教育を受ける立場であったのが，今後はジュニアフェローやレジデント，学生などの教育にも責任を持たされます．手術室ではニューヨーク大学胸部外科のチェアマンであるDr. Gallowayから直接指導を受けることができ，大変充実した研修の日々を送っています．

夫婦での留学もなんとかなる

3都市で暮らした経験

　米国での生活は，いろいろ困難もありますが，どれも慣れてしまえばどうにかなるものです．ソーシャルセキュリティカードの受け取りから始まり，アパートの賃貸契約，車の免許，税金の申請など，生活を始めるに際しあげればきりがないほどたくさんの手続きをとらなければなりません．現在ではオンラインや一般に販売されている本などでやり方を学べ，大きな問題はないと思います．ビザはどの本でも言われていることですが，米国で働くにあたり非常に重要です．

　私は，ミシガンのデトロイト郊外，フィラデルフィア，ニューヨークと3都市で暮らしてきました．それぞれ州によって交通や税金など法律が異なるため引っ越しの都度いろいろと調べなければなりませんでした．自動車免許も州が変わると，新しい免許証を州からもらわなければならず，日本と比べ非常に面倒な手続きが必要となります．

　都市部と郊外では生活環境が，かなり異なります．デトロイト郊外に住んでいた時は，「これがアメリカか」といった感じで，巨大な家に広い庭，広い道路などスペースが広大にありました．その分，日々の生活をするのに自動車がなければスーパーにも行けないような状況でした．フィラデл

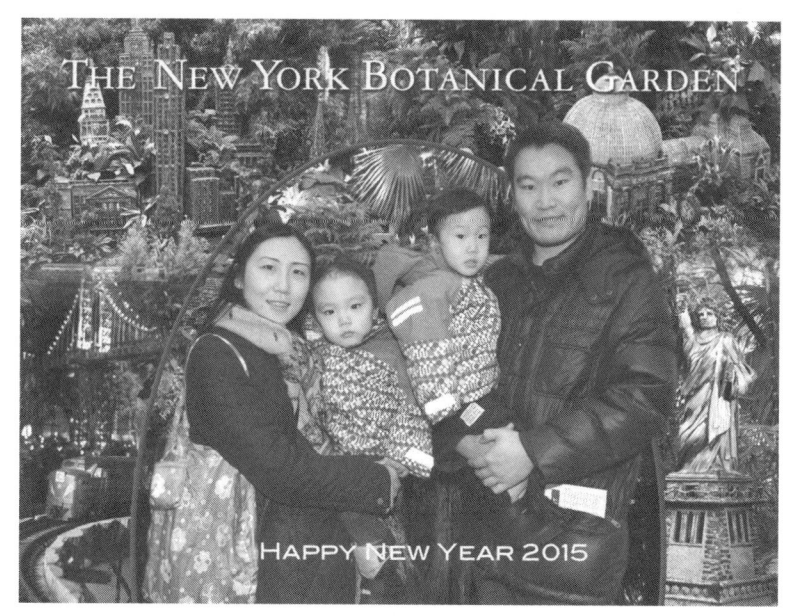

▲双子の子どもは渡米した翌年の 2012 年に生まれた

フィアやニューヨークなどの大都市では，ほぼ日本の東京などの都市と同じで非常にアクセスがよいものの，狭いスペース，高い家賃などが問題で，特にマンハッタンでは病院の周辺だとワンルームでも月々の家賃 20 万円ぐらいが相場です．

双子の子どもかかえ

　ミシガンにいた 2012 年に双子の子どもが生まれました．妻も小児レジデントとして働いているので，妻の両親や私の両親など日本からの応援を得なければならず，日中もチャイルドケアなどに預けながらなんとかやっています．私は日夜関係なく病院から呼ばれるため，妻に大変な負担をかけている状況です．子どもたちには週末しか会えないことが多く，週末はなんとか家族サービスを心がけています．

　夫婦共働きで双子の子どもをかかえながら留学──果たしてこんなことが可能なのだろうかと今でも時々不思議に思います．今のところできて

いるので，なんとかなるもののようです．もちろん，妻や両親を含め周囲の多くの助けがなければ到底できることではありません．

　また，ある程度金銭的な余裕がないと，チャイルドケアに預けることも家政婦を雇うこともできないため，お金は大変重要です．

　私は，日本で働くようになってから，米国へ来ることを考え相当な額を貯金しました．米国での生活も4年目になりますが，現在でもその貯金が非常に役立っています．また，米国に渡った初年度は亀田総合病院からの援助もあり，大変助かりました．

　現在私の年収は約7万ドルから8万ドルで，レジデントとして働く妻は約6万ドルです．特に贅沢をするのでなければ問題ありません．

将来は日本の医療に貢献したい

　手術が必要な患者に安全で質の高い手術を安定して提供できる心臓外科医になるというのが今の目標です．究極的には，自分の理想とする完璧な手術というものを目指したいのですが，いつ達成できるのかどうかも分かりません．

　近い将来日本で心臓外科医として働くか，このまま米国で働くかはまだ不透明ですが，将来いずれかの時点では日本に帰国して日本の医療や医学教育に少しでも貢献できればと思っています．

　まだ一人前になる道半ばですが，自分にとって米国での臨床研修は一人前の心臓外科医になるという目標を達成するために非常に有用であると思います．米国や日本にかぎらず，自分の臨床研修先を見つける際はよく考えて，自分にとって最善の道を選択すべきだと思います．何をするにも努力し続ければいつか道が開けると信じて諦めないことが一番重要なことと思っています．

　もし何か米国留学などで質問があれば，いつでもメールください．私にできることであれば喜んでお手伝いしたいと思います．

chapter 4

家族からもらったチャンス

渡辺成仁

スタンフォード大学心臓血管外科

岐阜県出身
1999 年　岐阜大学医学部卒業
同　年　同　　医学麻酔・蘇生学（現・麻酔科疼痛治療科）入局
2000 年　東京女子医科大学日本心臓血圧研究所外科（現・心臓血管外科）入局
2009 年　ECFMG Certificate 取得
同　年　カリフォルニア大学サンフランシスコ校（University of California, San Francisco）小児心臓外科クリニカルフェロー
2011 年　エモリー大学（Emory University）小児心臓外科クリニカルフェロー
2012 年　スタンフォード大学（Stanford University）心臓血管外科クリニカルインストラクター
2014 年　同　　クリニカルアシスタント・プロフェッサー

● はじめに ●

　小児心臓外科は，少ない症例数，複雑な手術のため，なかなか手術ができない科のひとつです．日本でもアメリカでもそれは変わりませんが，アメリカでは日本より症例数が多く，機会に恵まれれば手術ができる可能性があります．もちろんアメリカ臨床留学は大変なプロセスにもかかわらず，必ずしも成功するとはかぎりません．しかし必死になれる環境でチャレンジすることは有意義だと思います．アメリカでの私の体験，そして家族という観点も含めてアドバイスします．

　私は東京女子医科大心臓血管外科の6年間の研修システムである医療錬士を終え，アメリカでの臨床留学の必要性を感じUSMLEを勉強しはじめました．なんとかECFMGを取得し入局後10年目に渡米しました．カリフォルニア大学サンフランシスコ校（University of California, San Francisco：UCSF），エモリー大学（Emory University），スタンフォード大学（Stanford University）での3つの小児心臓外科Clinical Fellowshipを修了し，現在はスタンフォード大学の小児心臓外科Clinical Assistant Professorとして働いています．小児心臓外科Clinical Fellowshipを含め，私のアメリカでの6年間を参考にしていただければ幸いです．

成人か小児か

手術の機会が多い!?　アメリカ

　臨床留学するには人それぞれ理由がありますが，心臓外科医にとっておそらく一番の理由はよいトレーニングを受けること，つまりたくさんの手術の第一助手をして自分で執刀をすることだと思います．アメリカでは日本よりもそういったトレーニングを数多く受けられる可能性があります．

　アメリカ以外にも，ヨーロッパ，アジア，オーストラリア，カナダなど

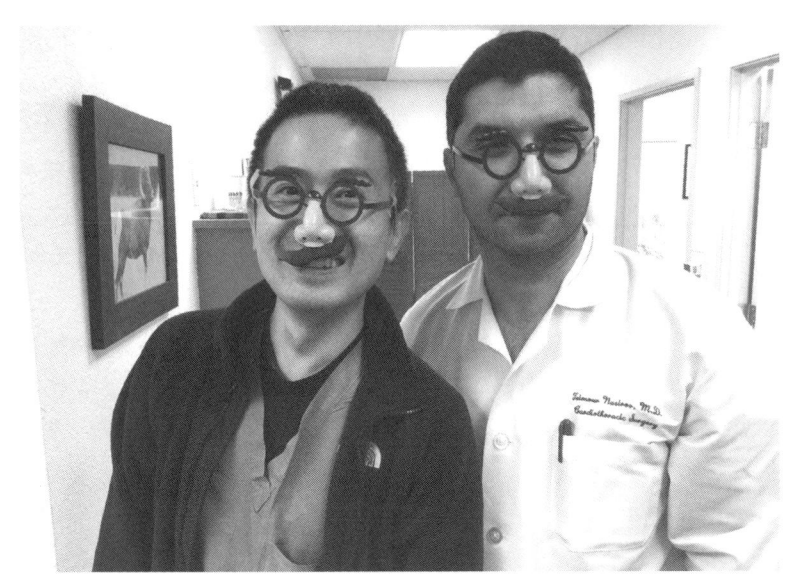

▲ハローウィンにて──現在一緒に働いているDr. Nasirovと筆者

留学先はありますが，私は先の条件に基づき，いろいろ調べところ漠然と研修システムがよいと思ったこと，臨床留学をする上でUSMLE合格という結果を出し，なるべく周りに納得してもらう形で留学したいと思い，アメリカを選ぶことにしました．

アメリカ留学後，ヨーロッパやアジアからの研修希望者や見学者とお会いし，いろいろ情報をもらったところ，アメリカは手術をできる機会がより多いとわかりました．

USMLEの取得

私は学生時代に医療に関してなにか高い目標をもっていたわけではなく，いつか外国に住んでみたいと考えるくらいで，アメリカの病院見学をしたこともありませんでした．アメリカ医師国家試験（USMLE）の存在は知っていましたが，まったく勉強したことはありませんでした．

東京女子医大心臓血管外科で成人心臓外科と小児心臓外科を学び，心臓

血管外科専門医を取ることができました．おそらく東京女子医大は，日本の中では第一助手の症例数，執刀数を得るためによいトレーニングのできる病院だと思います．しかし小児心臓外科は，少ない症例数と手術の複雑性から第一助手をすることさえ難しいことがあります．そして小児心臓外科におけるより複雑な症例を執刀する，日本でのトレーニング後のポジションの不明確さから，アメリカでの臨床留学の必要性を感じUSMLEを勉強し始めました．

　USMLEを勉強する時期としては，3つあります．学生中にする／働きはじめてから勉強する／研究留学中にはじめる，です．私の場合は，働き始めてからUSMLEとはどんなテストがあるのかからはじめました．幸いにして理解ある上級医師に恵まれ，USMLEを取得できましたが，可能ならば学生時代にどれかひとつでも合格するか，研究留学の間に取ったほうが効率的だと思います．心臓外科は他の科より手術が長く，当直が多いため，USMLEのための時間もとりにくくなります．また日々の忙しさからUSMLEに対するモチベーションを保つのが難しいからです．

Clinical Fellowのポジション探し

　東京女子医大心臓血管外科では，成人と小児の2つを医療錬士といわれるトレーニング中にローテンションすることができました．他の大学病院や市中病院では，小児心臓外科がないところもあります．私は，このローテーションにより小児と成人を比較しながら学べ，よい経験を積むことができました．その中で小児心臓外科手術の複雑性と技術的な難しさから手術ができるようになるとなんだかすごいと思っていたこと，そして学術的興味や子どもの予後を何十年も延ばせることにやりがいを感じたことから，小児心臓外科を選択したいと考えるようになりました．

　アメリカ臨床留学にあたって，年齢的にもとにかく留学しなければと焦っていたため，成人心臓外科でも小児心臓外科でもいいからClinical Fellowのポジションをとりたいと思っていました．その当時成人心臓外科でアメリカ臨床留学していた同じ医局の津久井宏行先生に相談したとこ

ろ，アメリカでは成人と小児はまったく別の部門になること，どちらでもいいという考えよりこれがやりたいという強い気持ちがなければアメリカでやっていくのは難しいと諭され，最終的に小児心臓外科を選びました．

　USMLE に合格し，ECFMG Certification を取得後，臨床留学先を探すのですが，大きく 3 つアプローチがあると思います．レジデントから始める／Clinical Fellow から始める／研究留学後に臨床留学に進む方法です．それぞれメリット，デメリットがあります．レジデントからはじめるなら，正規のトレーニングが受けられるため執刀数が確約され，Board（専門医の資格）がとれるため，アメリカに残るなら就職活動など非常に有利になる．Clinical Fellow からはじめるなら，USMLE のスコアは関係ない，すぐに心臓外科のトレーニングをはじめられる．研究留学からはじめる場合は，自分も家族もアメリカの生活や英語の準備ができる，ECFMG Certification を取るための時間が持ちやすい，伝手ができるなどのメリットがあります．私は，USMLE のスコアがよくなかったこと，将来アメリカに残るかわからなかったこと，アメリカでも小児心臓外科のトレーニング期間は長くレジデントをしたくなかったため，Clinical Fellow からはじめることにしました．

　Clinical Fellow のポジションを得るのにレジデントのようなマッチングはありません．履歴書を Program Director に送り，面接を受けます．ただこれは，最初の Fellowship はとくにそうですが，ほとんど面接をしてくれるところはなく，面接に呼ばれてもよい Fellowship プログラムではないことが多いのではないでしょうか．これは，日本から Clinical Fellow でいくにはほぼ伝手がなく，よいポジションは当然のことながらアメリカの正規のトレーニングを受けた人が得るからです．この面接に呼ばれるためにも，直接の伝手でなくてもアメリカ人の小児心臓外科医が知っている日本の小児心臓外科医に推薦状を書いてもらったほうがいいと思います．

ビザ

　臨床留学するにはビザが必要なのですが，これが非常に煩雑です．詳し

くは他の本を参考にしてください．多くの場合，J-1ビザかH1-Bビザを渡米前に取得することになります．H-1Bビザは，2 year ruleがなくどこの病院でも問題なく受け入れてくれるので，施設と交渉できるならばH-1Bビザを取得したほうがよいと思います．私は，アメリカ臨床留学をはじめるにあたり3つの病院に面接してもらいました．H-1Bビザを出してもらえることがUCSFを選んだひとつの理由でした．

なぜ留学は大変なのか

3つのFellowshipを経験

アメリカと日本の小児心臓外科Clinical Fellowshipの大きな違いは，第一助手の症例数と執刀数になります．アメリカでは，病院が集約化されていることと出生数が多いため，病院あたりの手術件数は日本より多くなります．私がFellowshipを行なった3施設——UCSFで年間約250例，エモリー大学で約850例，スタンフォード大学では約450例の手術件数がありました．

アメリカでは最初から入る手術はほとんど第一助手になるため，たくさんの経験を積めます．それに対して，執刀するのはなかなか大変です．正規のルートで小児心臓外科のAccreditation Council for Graduate Medical Education (ACGME) Fellowshipに入ることができれば，年間75例は確約されており大動脈スイッチ手術（Arterial Switch Operation）やノーウッド手術（Norwood Procedure）をすることも可能です．そうでない場合は日本と同様に上級医師によります．私の場合，レジデント修了者でないためACGME Fellowshipに入ることはできず，後者になりました．

3施設での執刀数は，UCSFの2年で約5例，エモリー大学の1年で約100例，スタンフォード大学の2年で約80例でした．UCSFでは第一助手を多く経験できましたが，執刀数では日本にいたほうが多く経験できたかもしれません．そのため執刀の機会を求め，エモリー大学のClinical Fellow になることにしました．

　エモリー大学は，日本ではあまり知られていないのですが，成人心臓外科も多く手術をしており，全米で 12 ある小児心臓外科の ACGME Fellowship として，前任の Clinical Fellow もたくさん執刀していました．ここでは，ACGME Fellow のように扱ってもらい，たくさん執刀できました．ACGME Fellowship とそうでない Fellowship の大きな違いは，執刀数と労働時間です．ACGME Fellow でなければ当直の回数も施設によりけりで，UCSF では当直はなし，エモリー大学では月に 8 回くらい，スタンフォード大学では 1 日おきに当直をしていました．

　私はアメリカに来たばかりのとき，複雑心奇形の第一助手をしたことがなかったため，それができることに少し満足していました．しかし，アメリカでは第一助手は日本と違いできるチャンスがたくさんあるので，執刀できる病院を探すことが一番大事です．その点で，前任の Clinical Fellow が執刀していたかどうかが非常に重要です．

　私の経験では，Attending といわれる独立した上級医師が Clinical Fellow の実力に応じて手術をさせると考えている病院では，特に小児心臓外科領域ではなかなか執刀させてもらえません．なぜなら，小児心臓外科はその複雑性から Clinical Fellow に手術をさせるのは大変なため，はじめから手術を Clinical Fellow に任せる気概がなければ，どうしても Attending 自ら手術をやろうと思ってしまうからです．

　アメリカでは，日本よりも多くの手術と複雑な手術をするチャンスがあります．私は幸いにしてエモリー大学で心臓中隔欠損閉鎖術（Atrial Septal Defect: ASD）だけでなく，グレン手術（Glenn），フォンタン手術（Fontan）などを執刀し，スタンフォード大学ではさらに複雑な大動脈スイッチ手術，ノーウッド手術を執刀できました．これは，Mentor である Attending の気概によるところが大きいと思います．ですから前任者が手術をしていたのであれば，そうした Attending がいることになり，執刀する機会も得やすいわけです．

　ただし，執刀できるポジションはやはり人気があり，Clinical Fellow の

候補者が何人もいます．そのため，私のように Board がない場合は特に推薦状が重要になってきます．よい推薦状をもらうにはどうすればいいのか—— Clinical Fellow の間にいろいろ考えましたが，これという答えは見つかりませんでした．アメリカのシステムの中でハードワークし何ができるかを見せ，ひたすら日々精進していくこと，地道に努力することがやはり成功への一番の近道なのかもしれません．

ことば，給料，日常生活

・ことば

　アメリカで第一助手の症例数，執刀数という目標をかなえるには，アメリカのシステム，考え方，Communication 方法などアメリカ式に慣れる必要があります．ただこれに最も必要な英語という要素が，私には不十分でした．私が Clinical Fellowship は始めたカリフォルニアは，移民も多く，スペイン語や中国語しか話せないアメリカ人もいるため，周囲も英語が苦手な人を受け入れ助けてくれます．それでも最初はかなり大変でした．

　私の場合は，臨床留学後 2 年くらいで病院業務に関することはだいたい理解できるようになり，4 年くらいで相手が理解できる程度の英語を話せるようになりました．もちろん個人差はありますが，英語の習得には時間がかかると思います．私はアメリカに来て 6 年になるものの，いまだに英語を改善する必要性を感じる毎日です．

・給料

　アメリカの心臓外科と聞くと，すごい給料をもらえると思われがちです．しかし，それは Attending といわれる独立した上級医師に限った話で，レジデントや Fellow はよくありません．私が経験した 3 つの Clinical Fellowship のいずれも日本の給料より安く，日本の給料の半分になることもありました．一方で，治安がよい地域の住居，子どもの教育，医療保険などにかかる費用はアメリカのほうが高くつくのが普通です．アメリカでは教育や安全はお金で買うものと言われているくらいです．ですから，留学前に貯金しておくことをお勧めします．

・日常生活

　多くの場合，家族は自分の意志と関係なく，突然ことばも，右も左もわからないアメリカという異国に連れて来られることになります．その苦労やストレスは半端ではありません．

　私の場合，アメリカに来た当初，家庭へのケアがおろそかになってしまいました．職場でことばやシステムの違いに悩まれ，悪戦苦闘していました．このときは仕事のことしか頭にありませんでした．家族にしたら，まわりに友達や親族はおらず，頼るべき一家の亭主が右往左往している状況で，毎日不安にかられていたと容易に想像がつきます．

　今から思うと幸運だったのは，サンフランシスコから Clinical Fellowship を始めたことでした．アメリカの中では日本に近いので気分的に少し楽，日本食や紀伊國屋書店がある，日本人を見かけるという一見どうでもよいようなことが，日々途方にくれる家族には重要です．もし留学先を選べるのならば西海岸，中でもカリフォルニアは日本人も多いためよい選択肢だと思います．

家族からもったチャンス

　なにをもって成功とするかは人それぞれだと思います．私の場合は手術をするということでした．幸いにして私は，ある程度目標を達成できましたが，これは自分の力だけではありません．そのためには，2つのチャンスが必要です．ひとつは仕事でもらうチャンス，もうひとつは家族からもらうチャンスです．

　仕事でのチャンスは，日々すべきことをおこない自分を改善し，チャンスを待ち，チャンスをモノにしていくしかありません．2つ目のチャンスは時としてひとつ目よりも難しいと思います．なぜなら家族にがんばってもらわないといけないからです．多くの場合，ことばの問題，生活環境の違い，友達や親族がいないことから家族も大変苦労します．そこから少しずつ問題を解決し，アメリカに住んでもいいと思うようになるまで，家族

自身にがんばってもらうしかないからです．

　Clinical Fellowship は，通常1年か2年でおわることになり，その後のポジションを探すことになります．私たち家族も現在住んでいるサクラメントを含め，4回引っ越しました．所変われば，日本以上に周りの人や環境も変わるため，その都度家族は適応するのに大変でした．最初のサンフランシスコでは，ほとんど日本人の友達を見つけられず，家族はアメリカ生活の悪いところばかりに目がいくようになってしまいました．

　その反省を活かし次の引っ越し先のアトランタではまず家族の友達を見つけることを優先しました．実際に似たような状況にあった家族と友達になれると，そこからの新たなつながりもでき，次第に家族のストレスは減っていったようです．そしてアメリカ生活の良い点まで認識できるようになりました．

アメリカに残る選択

　アメリカでの経験を生かせるポジションが日本にあるかどうかわからなかったこと，幸いにして Attending のポジションが獲得できたこと，そしてなにより家族の理解もありアメリカに残ることを選択しました．

　アメリカで正規のトレーニングをおこなった場合は，1年もしくは2年の小児心臓外科 Fellowship に進み，それを終えると独立した上級外科医 Attending になります．しかし Clinical Fellowship から始めた場合は，専門医の資格である Board が取得できないため事情がかわってきます．Board がないと，次のポジションを探すのがかなり大変です．ほとんどの病院で Board が求められるからです．私の場合，幸いにしてスタンフォード大学も含め3つの病院から面接に呼ばれましたが，これはスタンフォード大学の Attending や東京女子医大病院でいっしょに働いた石橋信之先生の伝手によるものでした．そういった先生方に何度も先方のプログラムディレクターに連絡をとっていただき，ようやく面接にこぎつけました．

　面接では，小児心臓血管外科医だけではなく，成人心臓外科医，循環器

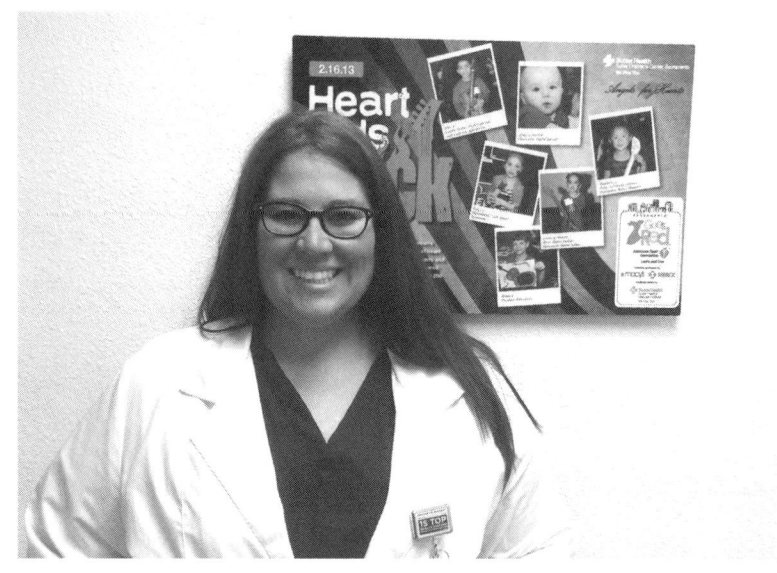

▲Physician Assistant（PA）の Nicole. アメリカでは医師をサポートできる PA は欠かせない存在です

　内科医，麻酔科医，人工心肺技師，病院の Chief Executive Officer などさまざまな人と1日にわたり話をし，昼食や夕食を伴にします．最後のほうは話し疲れてしまいますが，その中で年間症例数，期待できる執刀数，相手が自分に求めているもの，家族が住みやすい所かなどをいろいろ検討していきます．

　家族が住みやすいかどうかは，気候，日本に近いか，家族が楽しめる施設や環境があるか，アジア人や日本人が多いか，子どもの教育環境がよいかなどがあげられます．日本人が多いかどうかは特に私たち家族にとって重要でした．

　執刀数に関しては，アメリカといえど Attending になったからといって，いきなりたくさんの手術ができるわけではありません．手術できるかどうかは小児循環器内科から紹介されてくる患者があるかどうかによりますし，小児心臓外科は症例が成人心臓外科に比べて少ないといったこともあり，最初は Chief から与えられる症例を執刀することが多くなります．私は同

家族からもらったチャンス……chapter 4　65

僚となった Attending の人柄のおかげで幸いに現在執刀できています．

留学を high return なものにするために

　アメリカ臨床留学を行なうためには，USMLE に合格しないといけません．それ自体大変なうえ，その後もさまざまな困難が続きます．たとえ留学に成功したとしても，その成果や経験をその後生かせるかどうかは別問題です．アメリカ臨床留学はその大変なプロセスから考えると，high risk, high return といえるかもしれません．

　思えば，Clinical Fellow のポジションにしろ Attending のポジションにしても運に左右され，自分でコントロールできない部分が少なからずありました．それゆえ high risk であったと言えます．しかし日本で身につけた Learning 能力を生かし，アメリカで必死にがんばれば，high return にすることはできると信じています．

　アメリカ臨床留学を強く望まれるのであれば，リスクを顧みず是非挑戦してもらいたいと願うばかりです．

［参考文献］
1) Watanabe N, Mainwaring RD, Carrillo SA, Lui GK, Reddy VM, Hanley FL. Left Ventricular Retraining and Late Arterial Switch for D-Transposition of the Great Arteries. *Ann Thorac Surg*. 2015 May; 99（5）: 1655-61.
2) Watanabe N, Mainwaring RD, Reddy VM, Hanley FL. Early Complete Repair of Pulmonary Atresia with Ventricular Septal Defect and Major Aortopulmonary Collaterals. *Ann Thorac Surg*. 2014 Mar; 97（3）: 909-15.
3) Watanabe N, Anagnostopoulos PV, Shinkawa T, Johnson NC, Azakie A. Size of the Right Ventricle to Pulmonary Artery Conduit Impacts Midterm Outcome after the Norwood Procedure in Patients Weighing less than 3 kg. *J Thorac Cardiovasc Surg* 2012; 144:1091-4.
4) Watanabe N, Anagnostopoulos PV, Azakie A. Aortic stenosis in a patient with Hurler's syndrome after bone marrow transplantation: *Cardiol Young* 2011; 21:349-50.

chapter 5　オーストラリアからアメリカへ，トレーニングは続く

小川　貢

ロイヤルノースショア病院心臓胸部外科

兵庫県出身
1999 年　京都府立医科大学卒業
同　年　同　大学附属病院外科入局
2001 年　京都第二赤十字病院心臓血管外科
2003 年　京都府立医科大学心臓血管外科
2006 年　同　細胞機能分子病理学大学院
2010 年　同　心臓血管外科
2011 年　豪州ジョンハンター病院（John Hunter Hospital）心臓胸部外科レジストラー
2014 年　豪州ロイヤルノースショア病院（Royal North Shore Hospital）心臓胸部外科レジストラー
2015 年 7 月より米国セントルイスワシントン大学（Washington University School of Medicine in St. Louis）心臓胸部外科クリニカルフェロー
e-mail: mitsuogw@gmail.com

●はじめに●

私は4年半にわたってオーストラリアの2つの施設で心臓外科のトレーニングを行なった．心臓外科医として必須の冠動脈バイパス手術そして大動脈弁置換手術を最終的には指導医の補助なしで完遂するレベルまで成長させてもらえた．非常に難しい英語試験を突破する価値は十分に存在する．非正規レジストラー（Registrar）としてでも有意義なトレーニングが行なえたのは，外科医を育てるというポリシーをもった指導医たちとの出会いがあったからである．

　　　　　　　　　　⋮

かつてのオーストラリア臨床留学の魅力は特別な試験を受ける必要がなかったことであった．そのため，臨床経験を増やしたい日本人トレーニーにとって絶好の留学先であった．不運にも，英語試験導入以降は以前のように簡単には留学ができなくなったが，

1）英語のスキルは絶対に必要
2）英語試験をクリアできればよりスムーズなスタートがきれる
3）アメリカ留学とは違い医学試験を受ける必要がない（後述するSpecialist Pathwayに限定）
4）症例経験数ではアメリカより少なくなるかもしれないがトレーニングの質で満足できる

などの点でまだポジティブに考えることができる．そのようなことから私の経験が少しでもオーストラリア留学を目指す先生方のためになれば嬉しいかぎりである．

やめたら，あきらめたら終わり

いつかは留学

どうして日本国内だけで十分な心臓外科トレーニングが受けられないのか？についての議論はここでは割愛するが，留学までの道のりは長く平坦なものではなかった．私の場合，教授をはじめ諸先輩方がオーストラリアでの留学を経て活躍されていた経緯から，自分もいつかは留学し臨床経験を伸ばしたいと考えていた．実際に留学を実現するためには，暗黙の了解として，医局内での競争に勝ち抜き教授からのお墨付きをもらう必要があり，そのために日々の臨床や研究に専念していたわけである．

しかし，英語に関しては卒後8年目まで試験が課せられていなかったこともあり，論文を書く，国際学会で発表を行なう以外特に準備は行なっていなかった．そのような背景から，試験が課せられてからの自分は30代も半ばに差し迫ってから試験英語と格闘しなければならず急に大変な状況に陥ってしまったのである．

まさに崖っぷちの状況

英語試験には主に2つあり，医療英語試験である Occupational English Test（OET）と一般学生の留学試験 International English Language Testing System（IELTS）がある．私が選択した OET は，医学領域のトピックから出題されるリーディング，紹介状を書くライティング，診察と医学講義の2つが出題されるリスニング，そして患者役の試験官との間でロールプレイを行なうスピーキングの4つのサブテストからなり，すべて一度に合格（判定A〜DのB以上）しなければならない．つまりひとつでも不合格となると，すべてをもう一度受験しなければいけないのだ．この試験の規則，内容，難易度は結構頻回に変えられるので十分に注意を払う必要がある．

私は卒後9年目にあたる大学院3年目で初めてOETを受験したのであるが，その後3回受験してもリスニングが足を引っ張り合格できなかった．それまでも自分なりに英語漬けの日々を送っていたわけであるが，独学では成長が頭打ちになってしまった．本当に先の見えない，今振り返っても最も苦しかった時期であり，合格できなければ心臓外科医になる夢は諦めないといけない崖っぷちの状況であった．

　そのようなときにメルボルンにあるOET専門学校Melbourne Language Center（MLC）を見つけ，博士号の研究論文が完成した直後に6週間留学することにした．まさに背水の陣であった．MLCでは様々な国の医師や看護師たちが集まり，まさに英語漬けの環境のなか十分に効果が表われ合格するに至ったのである．合格の知らせが届いた時は本当に諦めなくてよかったと心底思った瞬間であった．

　"A man is not finished when he is defeated. He is finished when he quits（人間は負けても終わりではない．やめたら，あきらめたら終わりなのだ）"は，アメリカの第37代大統領のリチャード・ニクソンが残した言葉であるが，まさにこの英語試験で苦労していた頃自らに言い聞かせていたことであった．もし私と同じような困難と対峙している方がいれば，ぜひ諦めずに続けていただきたい．

　MLC留学に際し利用したのがオーストラリア留学を専門に扱っているKALEIDO留学サービスであった．私のOETやMLC体験談あるいはオーストラリアの臨床留学全般についてはKALEIDO留学サービスホームページにも掲載しているので参考にしていただきたい．

職探しはまずはコネから

　私の場合は幸運なことに大学医局とジョンハンター病院（John Hunter Hospital）に10年来の関係があり，英語試験に合格さえすれば採用してもらえるようになっていた．病院見学は2回行ない，不合格が続いていた時期も指導医で親日派でもあるDr. Allen Jamesと連絡を取っていたため，合格後は電話でのインタビューだけで済まされた．その後正式に採用

が決まり晴れてビザ取得のための手続きに入った．

オーストラリアのシステム

　私が取得しているビザは Long Working Visa 457 といわれるもので4年間の期限付きであった．しかし，スポンサーとなる病院が契約の延長をしてくれた場合，あるいは違う病院で雇われた場合はまた新しく4年の延長ができる．ここで厄介なのが，オーストラリアの医師登録機関 Australia Health Practice Regulation Agency（AHPRA）である．ビザを取得するためにはこのAHPRAに医師として登録されなければならない．

医師登録制度の現状
　海外からオーストラリアに臨床留学する場合3つの経路（Specialist, Standard, Competent Pathway）がある．私の場合はSpecialist Pathwayの中のLimited Registration，その中でもPostgraduate Training or Supervised Practice Registrationに属している．これはある程度の経験があり，さらに専門的なトレーニングを受ける医師のために設けられたものである．
　AHPRAが各州のBoardから統合されてひとつの機関になったのが2009年で，私が手続きを行なっていた2010年にはこちらの病院の担当者でさえよく理解していなく，かなりの無駄と時間を要した．このSpecialist Pathwayを利用することで後述する医学試験を受けずにシステムに入ることができるのである．Limited Registrationは1年限定ではあるが，スポンサーとなる病院が雇用の延長を行なうと，更新の手続きはあるものの，ある程度の年数の延長が可能である．
　Specialistと認定されるには何も特別な試験を受ける必要はなく，外科専門機関であるRoyal Australasian College of Surgeons（RACS）への書類審査が必須となる．日本外科専門医認定書のCertified Copy（こちらはすべての書類をCertified Copyで送らなければならない．そのため

にオーストラリア領事館には何度も足を運んだ）を送るだけで問題は生じなかったが，おそらく雇用病院からの書類もあったのだと推測する．

　この Specialist Pathway 以外は Australian Medical Council（AMC）の医学試験を受けなければならない．USMLE とは違い AMC Clinical は，病院で実際の患者を診察することもあり，試験官医師による口頭試験を各臨床科でクリアしなければいけないのだ．また 1 日にひとつの臨床科しか受けられないため，Clinical Exam をすべて終えるのに時間を費やすようである．

　そのような理由から，オススメなのはまず Limited Registration で一旦オーストラリアのシステムに入り，もし長くトレーニングを続けるのであれば，AMC Exam を受け General registration に切り替えるという方法である．さらに正規のトレーニングシステムにのってコンサルタント外科医になることを目指すのであれば，RACS のインタビューを受ける道が開けてくる．

　では，Limited Registration だけでどのくらい長く忍びこめるのか？ それはさすがにどこにも明記されていないが，私の場合 4 年目にロイヤルノースショア病院（Royal North Shore Hospital）に移る際，とうとう AHPRA から AMC Exam を受けるように条件を付けられた．これは合否にかかわらず general に切り替えるアクションを起こさないと登録の更新ができないというものであった．更新ができなければ医療行為が行なえなくなり大変な状況に陥る．結果的には 4 年目は条件つきのまま更新でき，5 年目には半年後にアメリカに移ることが決定していたので，その旨の手紙を書類につけて何とか更新することができた．

トレーニングシステム

　臨床業務は手術室だけではなく，術前術後管理が含まれる．パブリック病院には日本のように新患を診る外来がないため，オンコールになると他科や他病院からの数多くのコンサルトをこなさなければならない．また重要な点は，オーストラリアでは心臓と呼吸器外科は同じ臨床科であるので，

両方のトレーニングを受けなければならないのである．私はできるだけ正規レジストラーに呼吸器症例を担当してもらうようにしていたが，時には逃げられないこともあった．

オーストラリアの正規レジストラーは College から厳選されたエリート集団である．SET1 から6に至る6年のプログラムの中，実に約30人しかいないのである．日本のように教授のさじ加減で名ばかりのトレーニーができるのとは大きく異なる．そのため資格試験は超難関であり，毎年合格者は数人しかいなく，かなり良質の履歴書やリフェレンスが必要になるようだ．

アメリカの研修制度のように一般外科の必修化がないとはいえ，2年のレジデントを修了してすぐに心臓胸部外科専門プログラムに合格するものは少ない．しかし，一旦スキームに乗ってしまうと，6年かけて必要な経験値が得られるようにデザインされている．図に正規レジストラーが6年間で経験しなければならない最低症例数の一部を載せた．これで独立するのに十分な症例数かどうかは別として，教育病院としてもこれだけはレジストラーに経験させなければいけないといった拘束力があるためいいシステムである．

私が渡豪後36歳で初めて冠動脈バイパス手術（Coronary Artery Bypass Grafting: CABG）の執刀をしていた傍目に，ともに働いていた正規レジストラーは29歳でもう何例も経験していたのはまさにそのシステムのおかげであろう．

とはいえ，外国人非正規レジストラーにまったくチャンスがないかと言えば，それは間違いである．どれだけ多くの症例が経験できるかは，本人の実力，どのレベルにいる同僚と働くことになるか，またどのような指導医がいるかという運によるのである．

最終試験は SET5 あるいは6の段階で受験でき，これに合格すれば晴れてコンサルタントとして自分のプラクティスを開始できる．ただ，症例数あるいは専門的プログラムの多さではやはりアメリカに軍配が上がり，フェローシップ試験ののち，2年程度留学する正規レジストラーも多い．

Aorto-coronary Anastomosis		75
Cannulation for Bypass		50
Distal Coronary Anastomosis		75
Insertion of Coronary Sinus Cannula		50
Internal Mammary Artery Harvest		125
Median Sternotomy		200
Radial Artery Harvest		50
Redo Sternotomy		10
Saphenous Vein Harvest		125
Sternal Closure		200
Coronary Artery Bypass	Unassisted	10
	Trainee Assisted	30
	First Assistant	300
Aortic Valve Surgery	Trainee Assisted	10
	First Assistant	50
Aortic Surgery	First Assistant	20
Mitral Valve Surgery	Trainee Assisted	5
	First Assistant	30
Other Valve Surgery	First Assistant	10
Pacemakers	Trainee Assisted	20
Total Major Cardiac Procedures	Trainee Unassisted	10
	Trainee Assisted	175
	First Assistant	600

図　オーストラリアの正規レジストラーが6年間で経験しなければならない症例数　(Royal Australasian Collage of Surgeons ホームページより抜粋)
http://www.surgeons.org/surgical-specialties/cardiothoracic/

2つの施設をわたった経験

　ひとつではなく2つの施設でトレーニングが行なえたことは有意義であった．ひとつ目での経験を次に活かせられ，またより広い視野で物事が捉えられるようになったからだ．私は計9人の外科医から学び，それぞれ手術手技，考え方あるいはパーソナリティーが違い最初は混乱もあった

が，それを乗り越えると自らの外科医としての幅，奥行きも広がったと思う．

ジョンハンター病院

シドニーから北へ車で約2時間のニューキャッスルにあるジョンハンター病院では，4人のコンサルタント外科医と4人のレジストラーで年間心臓手術約250例，肺呼吸器手術約200例を行なっている．レジストラーは1人がSET3の正規レジストラーで，私を含めその他は外国人であった．

症例数的には物足りなさを感じたが，最初に選ぶ病院としては最適だったと思う．それは病院の多くのスタッフが日本人トレーニーにフレンドリーでありわれわれの英語に慣れていたからだ．また，諸先輩方のジョンハンターでの功績のおかげで，日本人に対しては手術をさせてもいいという環境が整っていたのも大きい．

私の場合，日本で卒後10年以上経っても冠動脈の末梢側吻合が未経験であった．とにかくチャンスがなかったのだ．それは本当に叶えられない遥か彼方にある幻想のように感じられたこともあった．しかし，驚くべきことに渡豪後2カ月でCABGの全執刀が与えられたのである．それはおそらく，吻合以外の手術経験がそれなりにあったのと，英語試験を合格したことから得られたスタートダッシュが功を奏したのだろう．

手術が無事終わり，患者の経過に問題がないことを確認して病院を出た瞬間，何とも言えない嬉しさがこみ上げてきたのは今でも鮮明に覚えている．このために苦労してきたのだ，それが報われたのだと思えた瞬間であった．それはそれでひとつの区切りであったわけで，その症例をスタートとして次のステップに上がっていこうとまた決意を新たにした．

その後我慢の時期があったものの，3年間で130例の心臓手術の執刀が経験できた．特に3年目では，まさに苦労して蒔いた種が収穫の時期を迎えるようにより充実したものとなった．症例を取り合っていた正規レジストラーが去り，私が症例の割り振りを行なうようになったからである．

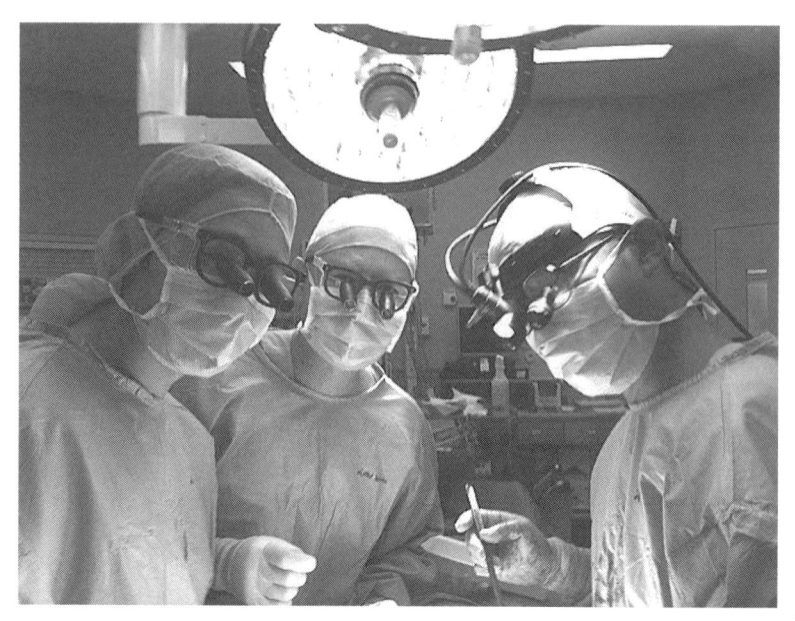

▲手術室にて Dr. Peng Seah（中央）と筆者（右）同僚（左）

　執刀症例は多岐に渡り，CABG，弁置換や胸部大動脈瘤の混合手術，大動脈基部置換，大動脈解離手術，僧帽弁形成（Mitral Valve Plasty：MVP），再弁置換や心内膜炎手術も経験した．4人の指導医それぞれが多くの症例を経験させてくれたが，中でも Dr. Peng Seah には本当に感謝している．まず私の人生で最初の CABG の執刀はもとより，その後より複雑な手術や Unassisted で手術を行なう機会を最も多く与えてくれたからである．自分がまた一段独立した外科医に近づいたことを感じさせてくれた．

次はアメリカ!?

　ジョンハンターで約1年半が過ぎようとしていたころ，再び次のステップについて考えなければならないことになった．ちょうどその頃執刀症例数はあまり伸びず，また手術内容も先進的ではないなどやや不満が募っていた時期でもあった．アメリカでトレーニングを行なっていた友人は逆にかなり多くの数をこなしていたことも知り，アメリカに行くほうがよかっ

たのではないかと後悔することさえあった．

　このままでは日本に帰れない……といった焦りが見え始めていた．そのような時に，私が所属している医局の教授夜久均先生がご家族とともにオーストラリア旅行のその足でジョンハンターを訪れてくださったことがあった．光栄なことではあったが，まさしく私の成長を視察に来られたのである．彼が見ている前で，指導医の一人 Dr. Singh の前立ちのもと CABG を執刀し無事成功した．

　手術の後，私の運転する車の中で今後のことを相談したのであるが，「次はアメリカに行ってみてはどうか」といった教授の一言で，それまでやや悶々としていた気持ちにふたたび闘志がみなぎってきたのである．

　また新たなチャレンジであり実現するのは簡単ではないことはわかっていた．OET に合格し，オーストラリアまで来たのだからそれでいいではないかといった思いもなかったわけではない．しかし留学まで行ないこの程度の実力か，と人々に失望されることのほうが自分にとって何よりも怖いことであった．

　そのような葛藤を経て一旦意思を固めると，オーストラリアに来る前に行なっていたような，目標を定めて計画，実行のプロセスを再度踏んでいくことになった．ジョンハンターでの残り1年のうちに USMLE をすべてクリアし直接アメリカに移るようにしたかったのではあるが，結局それは難しく ECFMG Certificate を取得するのがやっとであった．

　平行して進めていた職探しにも時間がかかり，一旦日本に帰るか，それとも他の施設に移るかといった選択を余儀なくされた．ただこのまま日本に帰ることだけはできず，先輩方とは違う，よりプラスαがないといけないという思いは常に心の片隅に存在していた．

　前述のようにジョンハンターの3年目は大変ハッピーであったが，このまま1施設だけで終わってしまうのはもったいないという思いと，またより先進的な手術を行なっている施設に行きたいと考えるようになった．その後シドニーのロイヤルノースショア病院にオフポンプ手術をルーティンで行なっている Dr. John Brereton がいることを知り，また彼の友人で

私の指導医のDr. Allen James（彼もたくさんの心拍動下バイパス手術を経験させてくれたが，人工心肺のもとで行なうことがほとんどであった）が素晴らしい紹介状を書いてくれ，病院のインタビューをパスすることができた．
　あくまで，シドニーはアメリカに移る間のつなぎとして考えていたが，何と言っても3年間離れていた家族を呼びよせることができたこと，また私の人生でも大きな影響を受けることになるDr. Breretonとの出会いもあり，シドニーではさらにエキサイティングな日々を送ることになった．

ロイヤルノースショア病院
　ロイヤルノースショア病院はノースシドニー近郊にある近代的な建物であり，病棟からはハーバーブリッジやシドニーの街並みが一望できる．5人のコンサルタント外科医と4人のレジストラーで年間心臓手術約400例，肺呼吸器手術250例，ペースメーカー，AICD，両室ペーシングなどのデバイス手術約200例を行なっている．
　ノースショアでの1年目は貪欲な正規レジストラーたちがいたため我慢の1年であった．また3，4週のうち1回やってくる外回りの1週間は手術室に入ることはなく，多数のコンサルト，手術予定のやりくり，指導医たちとの連絡など非常に多くの仕事をこなさなければならず，まさに苦行であった．ポジティブに考えれば，自分の英語力や総合力の底上げにつながったといえる．またそのような1年目の間にアメリカのいくつかの施設でインタビューを受け，その結果セントルイスワシントン大学（Washington University School of Medicine in St. Louis）からフェローのオファーがあり移ることを決めていた．
　2年目に入ると，幸運なことに周りの新規採用レジストラーたちはかなり若く私がチーフフェローとなったため状況が一変した．すでに半年後にはアメリカに留学することが決定していたが，その半年間は病棟業務から一切離れることが許され症例をまさに独占できる環境となった．

完成された外科医たち

Dr. John Brereton との出会い

　私はある意味オフポンプフェローという形で周りから認識されていたので優先的に Dr. Brereton の手術に入ることができた．初対面の時には，"私の知っているすべてのことを君に教える．そして，すべての失敗をここでしてどう対処するか勉強しなさい．そうすれば日本に帰ったときに迷わなくなる"と言葉をかけられその瞬間にいいボスに巡り会えたと感じた．私がオフポンプ手術の盛んな日本から学びにきたこともあり本当によく教えてくれた．

　1年目は約50例，Hands-on の形で彼のスタイルを学んだ．ほぼ全例で両側内胸動脈と一本の橈骨動脈だけで多肢（7枝まで）バイパスを行ない，しかもまったく上行大動脈を触らない（Anaortic）手術であるため必然的にコンポジットグラフトを多用する．1年目の間に少しずつ任せても

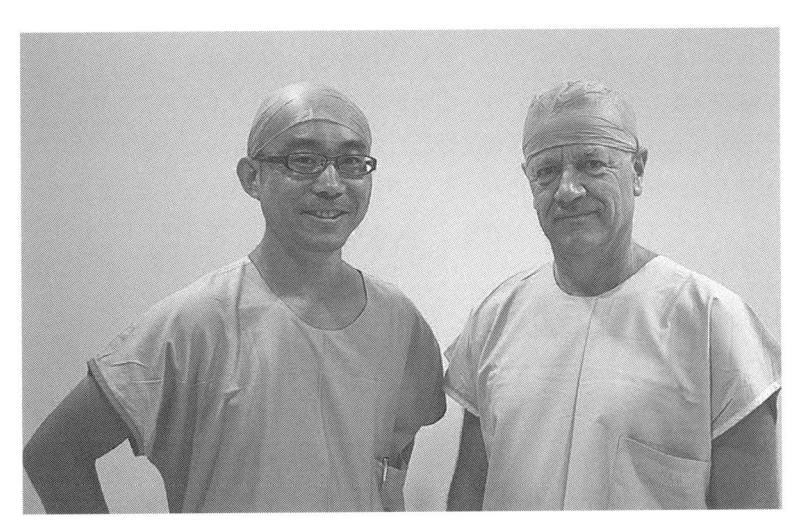

▲ Dr. Brereton（右）と筆者

オーストラリアからアメリカへ，トレーニングは続く……chapter 5　79

らえるパートが増えていき，2年目に入ると私が望めば手洗いをして助けてくれる段階までに至った．彼がプライベート病院で手術を行なっている間に，私が同僚を前立ちに手術を行なったこともあった．オフポンプ手術をトレーニーに教えることはチャレンジングなことであると思うが，それをある程度ひとりでできるところまで育てていただいた彼には感謝しきれない思いがある．

臨床家にしてよき教育者

　ノースショアの外科医たちの手術テクニックや教育者としての側面は特筆すべきものがあった．Dr. David Marshman もおそらく私の中で今後イメージし続ける外科医であろう．彼の運針，手術の進め方，すべてに意味のある手の動き，これはやはり見たものにしかわからないものがある．Dr. Manu Mathur はニューヨークマウントサイナイ病院の Dr. David Adams 直属の弟子であり，彼の完璧な僧帽弁手術にはいつも感心させられた．また 60 歳をこえてもエネルギッシュな Dr. Peter Brady はまさに生き字引のような存在であり，彼の経験から培われた引き出しの多さは常に勉強になった．

　彼らは良き教育者でもあり，自分の失敗そしてしてはならないこと，その理由，そしてどうリカバリーしたかなどわかりやすく教えてくれた．これらのことは，数多くの手術をこなしてきた彼らだからこそ教えられることであり，黙々と手術をこなすタイプとは違い，言葉にして実践して教えていこうとする臨床家，教育者としての姿勢なのだと思う．

Unassisted で手術を行なう

　アメリカや他国での状況はわからないが，オーストラリアでは前述のように指導医が手洗いをしないでレジストラーに手術をさせるレベルまでプログラムされている．外国人レジストラーであっても例外ではなく，実力が認められればそのような機会が与えられる．

　私も約 30 例ではあるが同僚と CABG や大動脈弁置換手術（Aortic

Valve Replacement: AVR）を行なうことができ本当にいい勉強になった．特にジュニアを前立ちにする場合，どのようにセットアップをするかはすべて自分で考えないといけない．また周りとのコミュニケーションを図りリーダーシップをとることも求められ，技術面だけではなく精神面においてもいいトレーニングになった．指導医と手術を行なうよりも1回の手術から反省する点やそれまで気づかなかったピットフォールも見つかり，手術についてより細かく考える契機になった．人工心肺の離脱まで前で見ていないと気が済まない指導医もいたが，多くのシニア指導医たちは一旦大丈夫と判断すると手術室には入ってくるが，いくつかアドバイスだけをして立ち去っていくようになっていったのは実にありがたいことであった．

オーストラリアを後にするにあたって

留学の目的そしてタイミング

　言うまでもないが，留学の目的や動機は大切である．私のようにまずは基本的な手術手技を身につけたいのか，あるいは低侵襲手術や弁形成手術などのより専門的手技を学びたいのかといった目的はしっかりと定めなければならない．また逆に，本当に心の底から湧き出てくる目的がなければ様々な困難に耐えられないであろう．

　完璧な留学などは存在せず，必ず我慢の時期や不条理に思える出来事もある．その中で，常にチャンスがくることを予期して，特に手術においては日頃から準備をしておくことが成功につながる．

　留学のタイミングに関しては人それぞれであると思うが，留学前には開胸，カニュレーション，グラフト採取はある程度できるようになっていたほうがベターである．英語ができないハンディキャップを経験値でカバーできるからである．指導医としても，基本的手技を英語もままならない日本人トレーニーに教えなければならないと思うと，それだけで執刀までの道のりが長くなってしまうと考えるのではなかろうか．

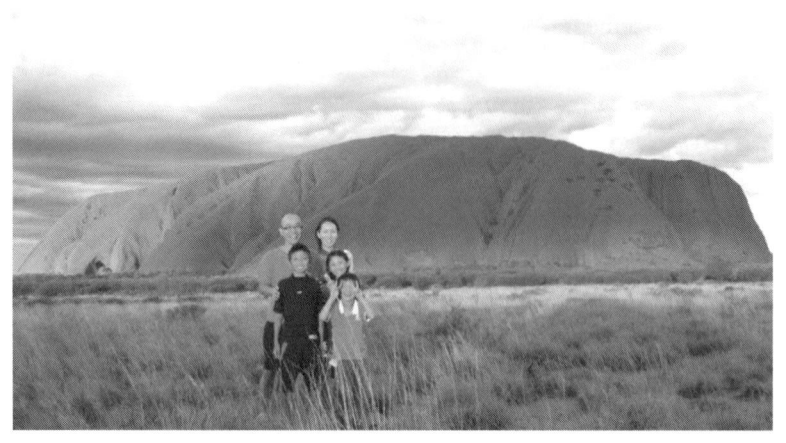

▲家族とエアーズロックにて

質の高いオーストラリア生活

　私は4年間ニューサウスウェールズ州だけにとどまったのであるが，気候は本当に素晴らしかった．夏には気温は上昇しても常に風は涼しく自然の扇風機のような心地よさがあり，また夕方には必ずクールダウンするので夜間クーラーを使用したこともない．そして冬もそれほど寒くないのでダウンを着用したこともない．スポーツも盛んで，私はテニスを通じて多くの友人ができ健康的な生活を取り戻すことができた．

　給料に関しては時間外手当が十分にもらえ，結局いくつか他病院の当直をして稼いでいた日本時代よりも多くもらっていたのではないだろうか．そして，オンコール制のもと年間合計4週間および月の3回は週末を休めるといったトータルで本当にクオーリティーの高い生活を送ることができた．

　オーストラリア留学を叶えるプロセスを通じて自分の人生を能動的，ポジティブに動かしていける術を覚え，また人生をいろんな面でよい方向にリセットできたのは大変うれしいことであった．写真はオーストラリアの思い出にエアーズロックまで家族とともに旅をしたときのものである．

OET と USMLE どちらが難しい？

　補足ではあるが，オーストラリアとアメリカの臨床留学を資格試験の観点からどちらのほうが合格しやすいのか？といった質問をよく受ける．私の場合，OET に合格しオーストラリアでさらに英語力がついた時点で USMLE を勉強したので，比較的短期間にすべてをクリア（スコアはギリギリであったが）できたのだろう．

　したがってバイアスのない厳密な比較は無理ではあるが，OET のほうが Step 2 CS よりやや難しいのではという気がしている．なぜなら OET は純粋に英語の総合力を評価されるからである．特にスピーキングに関しては，いくら正しい医学知識を話しても，発音・文法など基本的なスキルが間違ってしまうと合格には至らないからである．

　苦い経験であるが，スピーキングで狭心症の患者という設定があり，調子にのりいろいろ多く話していくうちに，三人称単数形や発音の基本的なミスを連発して（のちのフィードバックレポートに記載されていた）不合格になったことがあった．英語の総合力は机に座って勉強するだけでは身につかないことを考えると，少なくとも基礎医学や臨床の知識を問う Step 1，2 CK および 3 のほうが合格に至りやすいと思われる．

これからの展望は？

　留学そのものが目的になってはいけないと考えている．常に学ぶことはあるものだが，その施設が教えてくれるキャパシティーはある程度決まっているものであり，トレーニーとして学ぶものが少なくなればそれは移動するしかないのである．とはいえ，一旦コンサルタントになれば自分で症例を集めるしかなく，現在のようにボスに様々な症例を経験させてもらうようにはいかなくなる．反対にトレーニーのままではより複雑な症例を任せてもらえない，普通の症例以上の経験はなかなかできないというジレンマもある．

　当然自らの年齢そしてキャリア形成を考える上で今後進むべき道を定めなくてはいけない．しかし私はまだ心臓外科医として自らを何で売ってい

■データでみる臨床留学の実際　※件数はいずれも概算

	留学前 (2001〜2011.1)	留学先 (2011.2〜2015.6)
執刀数	16	184
前立ち	約200	約300

		留学前 (2001〜2011.1)		留学先 (2011.2〜2015.6)
手術内容（症例の）	ASD	10	ASD	―
	AVR	―	AVR	25
	Bentall	―	Bentall	1
	CABG	―	CABG	148
	MVP	―	MVP	3
	MVR	―	MVR	1

ASD: Atrial Septal Defect　AVR: Aortic Valve Replacement　CABG: Coronary Artery Bypass Grafting　MVP: Mitral Valve Plasty　MVR: Mitral Valve Replacement

くのかといったビジョンが見えていないと感じている．ジョンハンターで一時期苦しんでいた頃にアメリカ行きを次の目標に設定し，その後はノースショアも含めいいトレーニングが行なえたが，まだ十分ではない．

いつまでトレーニーのままでいるのかといった大きな問題はのしかかってくる．だが，数年後アメリカでのトレーニングを経験し，このオーストラリアでの経験と比較し何かを掴んでいる自分が，もっと外科医そして教育者としても成長しているところを見てみたい，そのように考えている．

施設どころか国も変わりまたゼロからのスタートになるリスクも承知しているが，必ず自分のためになると信じてセントルイスワシントン大学のクリニカルフェローとしてトレーニングを開始する予定である．アメリカでの職探しについてはこれまで多くの方が経験し記述されてきたので，ここで敢えて述べる必要はないだろう．

最後に…留学とは

あくまで個人的意見であるが，海外で何例手術を経験したという数字だけでの評価はあまりあてにならないと思っている．確かに多くを経験するに越したことはなく，そこから得られるものも大きい．それをアメリカに求めにいくところもあるのだろうが，前立ちの指導医から完全にコント

ロールされた手術をこなしても本当の実力には結びつきにくい.

　腕のいい心臓外科医になるためには，腕のいい心臓外科医を見つけ，直接手術を見て，コピーし，手術をさせてもらい，最終的にひとりで再現できるかということである．私が学んできた施設にはそれを可能にする懐の深さがあった．

　人生一度きりであり，心臓外科医になることを目指したのであれば，失敗を恐れずに思い切って挑戦されてはどうだろうか．留学とはそれを考え始めた時から始まっているのである．

［参考文献］
1) KALEIDO 留学サービス．OET 合格者として寄稿.
　　http://www.kaleidowiz.com/OETDoctors.php
2) Melbourne Language center．OET 合格者インタビュー.
　　http://www.melblang.com.au/courses/english-for-health-professionals/
3) 小川貢．「オーストラリア臨床留学　英語試験突破の秘訣と医師登録の現状」日本循環器学会総会東京フォーラム，2014 年 3 月，東京.
4) 小川貢．「オーストラリア臨床留学」『京都府立医科大学雑誌』123 巻 1 号，2014.

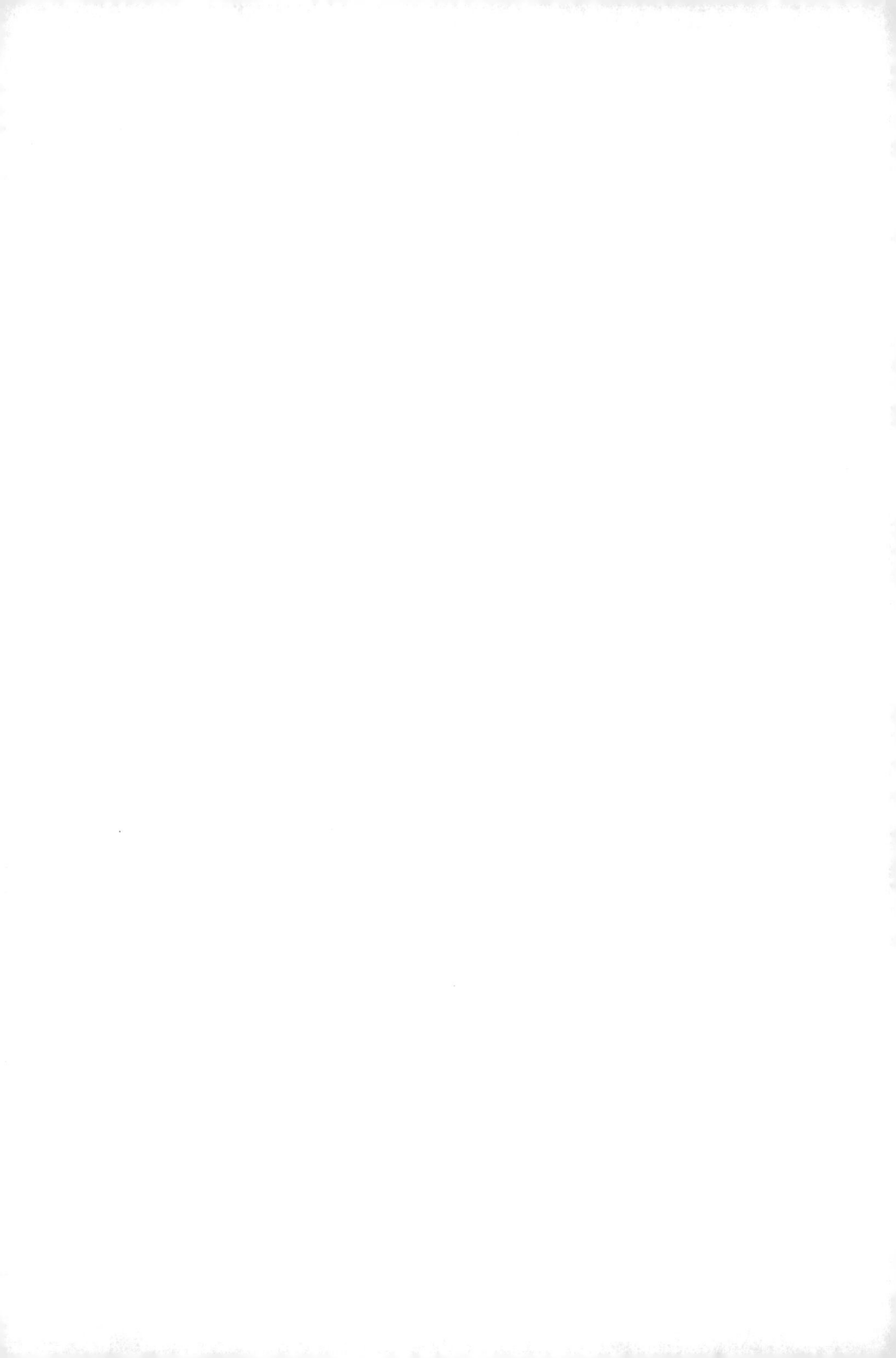

chapter 6 念願の臨床研修を実現する方法

大堀俊介

メイヨークリニック心臓外科

北海道出身
2002 年　札幌医科大学医学部医学科卒業
同　年　同　　第二外科入局
2005 年　函館五稜郭病院
2006 年　市立室蘭総合病院
2008 年　砂川市立病院
2009 年　市立函館病院
2011 年　ブリガム・アンド・ウィメンズ病院（Brigham and Women's Hospital）移植免疫研究所リサーチフェロー
2012 年　ECFMG Certification 取得
2014 年　メイヨークリニック（Mayo Clinic）心臓外科クリニカルフェロー

大学を卒業後，大学の医局に入局し，関連病院や大学を1年ごとに移動するような研修をしました．幸い，関連病院では上司にも恵まれ，心臓血管外科や肺外科など比較的多くの症例を執刀させてもらうことができました．学生の頃から研究，臨床を問わずいつかは海外留学をしたいという気持ちがどこかにあったのですが，海外留学に向けて具体的な行動はしていませんでした．
　卒後6年目ころから海外留学への思いが再び強くなり，英会話があまり得意ではない自分にとっていきなり，臨床留学はハードルが高いと考え，まず研究留学先を探すことから始めました．研究留学後，臨床留学に移行させた先生方が多くいることを知ったからです．
　卒業後，研究実績などなく，研究留学先を探すのに苦労しました．医局には臨床留学を含め海外留学された方が多く，多くのアドバイスをいただき，ボストンに留学されていた先生の紹介でブリガム・アンド・ウィメンズ病院（Brigham & Women's Hospital）の移植免疫研究所（Transplant Research Center）という施設で研究留学を開始することができました．

初めての研究で留学

世界最先端の研究が行なわれる場所
　僕の働いていた研究施設はロングウッドメディカルエリアと呼ばれる地区にあり，ボストン小児病院（Boston Children's Hospital），ブリガム・アンド・ウィメンズ病院の他にもダナ・ファーバー癌研究所（Dana Farber Cancer Institute）などの有名な病院や研究施設が密集していました．世界中から最先端の研究をするために研究者が集まり，毎日，様々な場所でレクチャーや講演などが行なわれていました．最新の情報やトピックなどをいち早く知ることができるので，研究施設同士に限らず，製薬会社や医療機器メーカーなどを含めた共同研究なども盛んに行なわれており，ボストンで研究を行なう上で非常に大きなメリットだと感じました．

上司は比較的大きなグラントを持ち，他の研究室から共同研究の話が多くあり，様々なプロジェクトを並行して行なっていました．マサチューセッツ工科大学（Massachusetts Institute of Technology：MIT）の研究者との共同研究なども行なっていました．近年，アメリカも財政難でグラントの採択率が低下し，グラントを確保するのがかなり厳しくなってきています．留学中もよく，グラントがなくなったためラボが閉鎖されたという話を聞きました．上司も常にグラント申請に追われ，グラントを取るために研究しているような感じで，本当に自分のやりたい研究を行なえているのだろうかと疑問に思ったものでした．

研究室の顔ぶれ
　研究室にはイタリア，ドイツ，フランス，中国など様々な国からの研究者がいました．研究施設のディレクターがシリア出身ということもあり，中東出身の研究者も多く，彼らは自国で医学部を卒業したあとにすぐに研究室で働き始めた人もいれば，初期研修を自国で終えてからこちらのラボでの研究を開始した人もいました．彼らの多くは研究の傍ら，USMLE を受験し，レジデンシーに応募してポジションを見つけて 2 年ほどでラボを離れていきました．彼らにとって，ここでの研究はいい業績を残して上司からいい推薦状をもらうための通過点であり，あくまでも目標はレジデンシーに応募し，ポジションを得てアメリカで医師として働くということにあるようです．
　ある時，レバノン出身の研究者が，レバノンでは爆弾は珍しいものではないこと，数メートル先で爆弾が爆発したときのことを話してくれました．ウクライナ出身の研究者からは「先日，知り合いが撃たれて死んだ」などという話を聞かされました．日本で育ってきた僕にとっては想像しがたいことなのですが，それが現在彼らの国が置かれている現状であり，彼らが祖国を離れてアメリカでレジデンシーのポジションを求める原動力となっているのかもしれません．

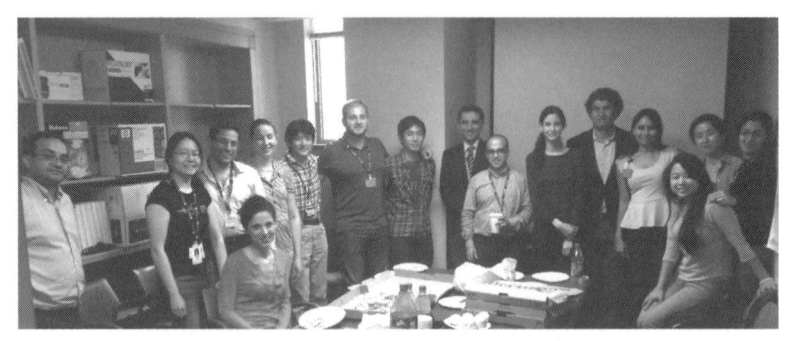

▲研究室の仲間とのランチ——アイルランド，フランス，ウクライナ，イラン，レバノンなど様々な国からの研究者とともに働くことができた

マウスの移植心モデルの作成

　研究実績のない僕にとって，移植免疫という難しい分野の研究を，しかも，日本語の通じない外国で始めるのはとても不安でした．幸い所属先ラボには日本人の研究者がおり，ボストンでの生活の立ち上げから，基本的な研究手技などを教えていただき大変お世話になりました．

　所属した研究施設には当初，主任研究員（Principal Investigator: PI）が6，7人おり，それぞれ独立したラボをもち，その下にそれぞれ4，5人のMD，やPHDなどの研究者やテクニシャンが働いていました．僕も上司のPIのもと5，6人の研究者とともに働き始めました．僕の所属したラボのPIは日本でいう講師の立場でしたが，週に1日病院で患者を診察する以外は研究に専念でき，日本の大学とはずいぶん環境が違うなと感じました．

　僕に求められたのは，マウスの心移植をして移植心モデルを作成することでした．僕以外のラボのメンバーはその移植モデルを使用してベンチワークするということで役割分担ができており，僕がベンチワークをすることは初歩的な手技以外することはありませんでした．僕が一からベンチワークを覚えて実験をするより，マウスの手術に専念するほうがラボとして効率的なのかもしれません．

試行錯誤の実験

　渡米して実際マウスに触れるまで結局1カ月ほどかかりました．というのもアメリカ，特にハーバードでは動物実験に関しては動物愛護の立場から非常に厳しく，いくつかの講習を受け，試験をパスしなくては動物実験室に入ることもできませんでした．術後のマウスには痛み止めを1日2回注射します．管理に問題があると実験の中止などのペナルティーなど課せられることがあり，獣医師からの連絡やメールはストレスフルでした．

　働き始めたばかりの頃，冗談交じりに同僚から，マウス室での序列は，獣医師，獣医助手，マウス，マウス飼育員，そして最後に僕たち研究者だといわれましたが，英語もろくにしゃべれない自分への劣等感もあってそれもまんざら冗談でもないなという感じでした．

　日本ではマウスに触ったことも注射したこともありません．幸い，ラボに日本に興味のあるおしゃべりなテクニシャンがおり，最初はそのテクニシャンについてまわり，実験室でのマウスの管理や手技など多くを教わりました．心臓外科で使う針は細くても8-0ですが，マウスの心臓は6，7mm程度と心移植で使う針はさらに細く10-0，11-0になります．ちょっと目を離すとさがすのが困難なほどの細さです．手術中初めて使う立体顕微鏡にも手こずりました．マウスの心移植はビデオで見ていたので大体の流れはわかっていたのですが，実際にやってみるとビデオのようにスムーズにいきません．最初は手術時間も長く，移植をしても心臓がまったく動かないという日々が続きました．上司がプレッシャーをかけたりするタイプでなく，時間をかけてもいいよと声をかけてくれたのでずいぶん助かりました．

　研究室の日本人研究者の方にも助言をもらい，自分でも手技を改良しながら，すこしずつ時間が短縮され，移植した心臓も問題なく動くようになり，最終的にドナーの処置からレシピエントの手術までを30分ほどで行なえるようになりました．そうして1日に7，8例移植できるようになると，やっとラボに貢献できるようになったと感じるようになりました．

　心移植モデルが安定してから，上司や同僚に頼まれ，マウスの胸腺摘出

術や血管移植を行なうようになりました．このときは周囲に聞ける人もいなかったので，文献などを調べながら自分で手術手技を工夫し，専用の手術器具までも作って成功したときはちょっとした達成感を覚えました．また，比較的難しいとされるマウスの腎移植モデルも作成できるようになり，上司からの評価も高まったような気がします．

　当初ラボのミーティングでは，心移植の指示を受け，移植後のデータを報告するのみでした．他の研究者同士の議論が白熱してくるとそこで話されている内容についていけず，眩暈すら覚えていたのですが，研究内容を理解するようになってから，断片的にも議論の内容がわかるようになり，次第に何かいいアイデアはないかなどと意見を求められ，議論に参加することもできるようになりました．

　ミーティングのほか，研究施設内の持ち回りで研究発表する機会を与えられて，慣れない英語での発表ということで準備に苦労しつつもいい経験になりました．また，いくつかの学会にも参加させてもらいました．中でもアメリカ移植学会ではプレナリーセッションでの発表となり，Young Investigator Award という賞をいただきました．

"念願"の臨床留学へ

　研究留学から臨床留学へということを考えていましたので，アメリカ生活，仕事場に慣れてきたころから帰宅後，子どもたちを寝かした後にUSMLE の勉強を始める生活を開始しました．高得点は狙っていなかったので USMLE Step 1，2 CK，2 CS を 1 年 3 カ月ほどでパスし，ECFMG Certification を取得後，臨床留学先を探し始めました．

　アメリカの主要な大学や病院に手紙を出したものの，なかなかいい返事をもらえず，それから 10 カ月ほど研修先を探し続け，ようやくメイヨークリニックでの臨床研修がアクセプトされました．

　医局から後任の研究者がやってくるのを待ち，引き継ぎを済ませてから

ボストンを離れることになりました．研究所の上司には給料アップと，グリーンカード（永住権）取得のサポートを条件に引き留められました．臨床研修をするうえでグリーンカードは魅力的でしたが，これ以上臨床を離れるわけにはいかないとの思いでした．

　外科医にとって，研究留学の期間は外科手技という点でマイナスであるのは確かでしょう．僕の場合も，臨床研修を開始してから臨床の勘が戻るのに数カ月ほどを要しました．できれば研究である程度の成果を出して，2年程度で臨床留学に移行するのがよいのではないかと考えます．

　人によっては，研究留学はアメリカの生活に慣れるのと同時に英語のスッテプアップを図り，研究先の上司によい紹介状を書いてもらい，コネを使って臨床留学先を決めるひとつの手段と見なす傾向もあります．実際，海外からのフェローでそのような方法を取っている人は多いようです．ただ，研究留学を通して得た知識や体験はかけがえのないものであり，けっして臨床留学だけでは得られなかったものであると感じています．

　僕が経験したことで言えるのは，日本で受験可能な Step 1，2 CK などは日本にいるうちにとってから渡米したほうがいいということです．なぜなら，米国にいるあいだ他の有意義なことに時間を使えるから．そうした時間を試験勉強に費やすのは惜しい気がします．また，仮に5年の一般外科レジデンシーを終えて3年間の胸部外科のレジデンシーに進むことや，7年間の Integrated Program を考えているなら卒後数年以内の留学を目指すべきです．

メイヨークリニックで研修開始

"体で覚える" という感じ

　メイヨークリニックの心臓外科は年間3,000〜3,500例の開心術を行なっています．7つの手術室と，2つのハイブリッド手術室があり，1日に13〜17例の開心術を行なっています．コンサルタントは9人います．

フェローは3カ月ごとに付くコンサルタントが変わり，基本的にそのコンサルタントが担当する手術に入ります．手術症例は冠動脈バイパス手術（Coronary Artery Bypass Grafting: CABG），大動脈弁置換術（Aortic Valve Replacement: AVR）がほとんどですが，経カテーテル的大動脈弁置換術（Transcatheter Aortic Valve Implantation: TAVI）が増えており，週に5，6行なわれています．CABGは9割5分がオンポンプです．心臓移植はあまり多くなく，年50例程度で，左心補助人工心臓（Left Ventricular Assist Device: LVAD）が100例程度です．アメリカで臨床研修をするメリットはやはり，経験できる症例数の豊富さであり，短期間で経験することにより頭で覚えるというより，体で覚えるという感じです．

　特にメイヨークリニックでは9人のコンサルタントの手術を見ることができます．それぞれの術者の手術を比較でき，その術者の学ぶべきいいところだけを自分に生かせます．フェローにどこまで手術をやらせるかはコンサルタントによって違います．手術をやらせてくれるコンサルタントには，正規のレジデントが付きます．チーフレジデントになるとその日の手術の担当を決めるなど，自分の入りたい症例や付くコンサルタントを選べます．厳しい競争を勝ち抜いた正規レジデントの特権といえます．

　コンサルタントは，だいたいは週3，4日手術をして，その他の日に術前患者の診察などを行ないます．コンサルタントによってですが，平均すると年に200から300例の症例をこなします．メイヨーのコンサルタントは年に3カ月ほどの休暇があたえられ，中には1カ月ほどの長期休暇をとる人もいます．日に4，5例の手術をこなすなど働くときは働き，休む時には休むというたいへんメリハリのある生活をしています．ちなみにフェローにも年に15日間の有給休暇が与えられています．

1日のスケジュール

　フェローとしての日常ですが，基本的に朝6時頃に病院つき，入院中の患者の状態をコンピュータでチェックし術後の患者を回診してから，コンサルタント専属の医師助手（Physician Assistant: PA）に指示を出し，

カルテを記載して，7時半の入室時間までに軽い朝食をすませて術場に向かいます．フェローと一緒に回診するコンサルタントもいるのですが，通常は手術前にコンサルタントに患者の状態とその日のプランを説明します．
　1例目は通常12時前後に終わり，患者をICUに移してから次の症例の開始まで時間があるときは昼食をとることもできます．2例目も問題がなければ4，5時くらいに終わりICUに入室後，患者が落ち着いていれば術後管理をICUドクターとPAに任せて午後6，7時ごろには帰宅となります．週に2回ほど早朝カンファレンスがあり，それぞれフェローが術後の問題症例を提示したり，各トピックに関する講義をしてコンサルタントをまじえ議論するので非常に有意義なものとなっております．

　日本との大きな違いは，手術患者が手術当日の朝に入院するということです．1例目の手術であれば午前6時くらいに来院します．朝，回診に行くと患者がベットサイドで待っていることがほとんどです．術後の疼痛に関しては積極的に鎮痛薬を使用し，術後翌日に一般病棟に移り，歩行などのリハビリを開始して順調であれば4，5日のうちに退院していきます．医療費の問題もあり，日本のように長く入院するという考えが患者にはないようです．遠くの州から来た患者は病院周辺のホテルをとり，術後，数日ホテルに滞在し様子をみてから帰るようです．

　当直は月に5日ほどです．胸腔ドレーンの挿入や出血などの急変時に呼ばれるくらいで，あとは病棟のPAとICUドクターが術後患者を管理してくれ，あまり忙しくはありません．当直翌日は連続30時間以上勤務してはいけないという規則があるために基本的に手術に入ることは許されず，半ば強制的に帰宅させられます．メイヨークリニックでは，正規のレジデントだけでなく，フェローにも勤務時間に関する規定があり，違反するとレジデントやフェローを採用できなくなるなどの罰則があるため，週ごとに勤務時間を報告するシステムをとっています．

多くの医療従事者が果たす役割

　メイヨークリニックで一番感じたことは心臓外科治療というものは心臓外科医のみでは成り立たないということでした．アメリカの入院費，特に手術費が非常に高いことは有名ですが，実際，アメリカの医療に携わり，これだけの人たちが関わればそれだけ医療費が高くなるのもある意味当然です．採血専門のナースがいるのは知っていたものの，血液培養のボトルを大量に運んでいる血液培養採血専属ナースを見たときには驚きました．

　手術場でも役割分担が細かく決められ，気管内挿管，CVラインやスワンガンツカテーテル挿入は麻酔科医でなく，呼吸療法士が手術中の患者管理も含め行なっていました．麻酔科医は気管内挿管困難症例や，人工心肺離脱や急変時に呼ばれるというシステムで複数の部屋を掛け持ちします．

　メイヨークリニックではPAの役割は大きく，専門分野に関しての知識

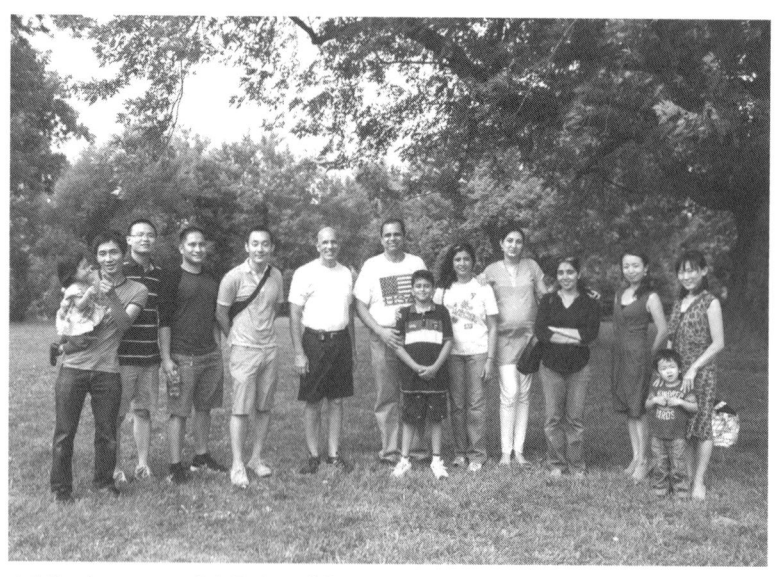

▲クリニカルフェローたち及びその家族とアウトドアパーティー——左端が筆者で左側から5番目が心臓外科チェアマンのDr. Dearani．

■データでみる臨床留学の実際　※件数はいずれも概算

	留学前 （2002.4〜20011.6）	留学先 （2014.7〜現在）
執刀数	42	4
前立ち	（詳細不明）	190

もとても高く，自分の意見をもって治療に携わっていました．患者の治療方針に関してコンサルタントとも議論し，コンサルタントのほうでもPAの意見によく耳を傾けていました．コンサルタント専属のPAは，コンサルタントの外来に付き従い，術前患者の問診，診察や，病気の説明などを行ない，軽い処置や小手術であればPA自ら同意を取り付けることさえあります．言ってみれば，入院から退院まで患者ごとにマネージメントをしてくれます．フロアーにはフロアー専属のPAがいます．胸腔ドレーン抜去，CVラインの抜去などを行ない，不整脈時など状況に応じてPAの判断で治療を行ないます．外来にはやはり外来専門のPAがいます．外来患者の創処置などの治療を自らの判断で行なっています．

アメリカでも胸部外科医の人気は医学生の中では高くはないのですが，日本の胸部外科医と比較するとそれでもワークライフバランスはしっかりしています．他の科の医師と比べて忙しいのは確かです．しかし，日本の胸部外科医のように手術以外のことでは多くを求められず，本来の仕事に集中できる環境にあります．少子高齢化が進み，医療費の増加など医師にとってますます厳しい状況にある日本こそ，PAなどの専門的医療が行なえる医療従事者が増え，医師，特に外科医が患者の治療に集中できるように変わっていく必要があります．

家族との生活に思う

ボストンには研究者や学生など含めを多くの日本人が滞在しています．日本人のコミュニティーもあり，日本食レストランや日本食材店などが豊富，生活していて手に入らないものはありませんでした．日本人が多いた

めか日本人や日本の文化に興味があるアメリカ人も多く，定期的に日本人とアメリカ人が交流する会もあり，そこで知り合ったアメリカ人に伝統的なサンクスギビングのパーティーに招待してもらったり，食事に行ったりと公私ともにいい経験をすることができました．

　残念なことに，留学中にボストンマラソン爆弾事件が発生し，住んでいたマンションから遠くないところで犯人と警察の銃撃戦などがあり，外出禁止令が出されたため病院内から一歩も出ることができずに足止めされてしまうなど日本では考えられない経験をしました．改めてアメリカにいるのだと実感させられました．しかし，ボストンは家賃などを含め物価は高いものの，住みやすさやや子どもの教育などを含め，もし，機会があるならばもう一度住んでみたいと思える街でした．

　アメリカに来た当初は，アメリカ人のルーズさや適当さなど日本との違いに戸惑うことが多くありました．ところがアメリカ生活が長くなるにつれて，アメリカ人のフレンドリーさやワークライフバランスのよさに居心地がよくなり，日本に帰って元の生活に戻れるのだろうかと不安に思うようになりました．

　年齢的に海外留学をするのには遅く，渡米したときに長男は 10 カ月でした．渡米後 1 年目に長女が，その 2 年後に次女が生まれ，子育てに参加することができました．アメリカでの生活を家族とともに楽しめたという点で，この時期に研究留学，臨床留学できたことは今から思うと幸運でした．

　USMLE 取得や留学先探しなどは多少の労力を要し，留学当初はいろいろな苦労やつらいことがありますが，少しでも海外留学に興味があるのなら，挑戦してみる価値は十分にあり，留学を通して得られものは外科医としての技量に限らず，見るもの経験するものすべてが今後の人生においてプラスになるはずです．

chapter 7

半年間の臨床研修に学ぶ

岡村　誉

自治医科大学附属さいたま医療センター心臓血管外科

神奈川県出身
2003 年　慶應義塾大学医学部医学科卒業
同　年　慶應義塾大学外科入局
2004 年　けいゆう病院外科
2005 年　多摩丘陵病院外科
2006 年　自治医科大学附属さいたま医療センター心臓血管外科入局
2008 年　さいたま赤十字病院心臓血管外科
2009 年　ECFMG Certification 取得
2010 年　自治医科大学附属さいたま医療センター心臓血管外科
2011 年　スタンフォード大学（Stanford University）心臓胸部外科リサーチフェロー
2013 年　ペンシルベニア大学（University of Pennsylvania）心臓血管外科クリニカルフェロー
2014 年　自治医科大学附属さいたま医療センター心臓血管外科
e-mail: homareokamura@hotmail.co.jp

●はじめに●

　臨床留学への確実な道はなく，運・タイミングおよびそれまでの自分の準備が必要とされる．日本で臨床をしながら年単位での留学の準備になり，その間モチベーションを保つには，明確な目的とビジョンを持つ必要がある．また，留学できても十分な研修ができるかは別の問題であり，すべての若手外科医に臨床留学を勧めるつもりはない．しかし海外での臨床経験は日本では決して味わえないものがある．未知の世界に飛び込み，自分の可能性を広げたいという挑戦者に私の経験が少しでも役に立てば嬉しい．

　　　　　：
　　　　　：

命に直結する臓器だからこそ

　私が医学部生だった当時，NHKで「プロジェクトX」という番組が放送されていた．この番組では高度経済成長期の日本における産業・文化等の様々な分野の日本人リーダーたちの挑戦と努力が毎回のテーマだった．

　医学部6年生の夏，同番組である心臓外科医が取り上げられた．拡張型心筋症で他に治療手段のない患者に対して日本で初めてバチスタ手術を行なった外科医だ．現在ではドラマなどで聞き慣れた術式だが，当時は日本で行なわれたことがない手術で，何度もシミュレーションを重ね海外から第一人者を招聘して初めて手術を成功させた，という内容であった．

　学生生活も終わりに近づき将来医者として自分に何ができるだろうと考えていた時期に，しっかりとした信念を持ち困難に打ち勝っていくテレビの中の外科医がとても眩しく映った．その人に会えば自分の進路を決めるにあたって何かインスピレーションを得られるだろうと思い，さっそく同番組で取り上げられた葉山の病院に電話し見学をお願いした．突然の電話でも快く受け入れてくださり，3日間見学させてもらった．

　病棟回診に一緒に参加させてもらった際に，葉山の海がよく見える夕日が差し込む病室で中年女性にお会いした．術後のようだが元気そうであった．その方はベッドに正座し，回診に来た先生たちにむかって満面の笑み

でいかに手術を受けて症状が楽になったかを熱く訴えていた．大学の実習で回診につくことはあったが，これほど感謝している姿はどの科でも見たことがなかった．

一緒に回診していた外科医が小声で，バチスタ手術を受けた患者であることを教えてくれた．自分の技術によって，患者自ら症状がよくなったことをはっきり実感できる科だと強く感じた．他にも整形外科などを進路に考えていたが，命に直結する臓器だからこそ厳しくもやり甲斐があるだろう．「一人前になるのに時間がかかる科」「つぶしがきかない科」など周りからネガティブな意見も聞いていたが，迷うことなく楽観的に心臓血管外科の道に進もうと決めた．

留学の5つの目的

学生の頃から特に理由はないがアメリカの医療が進んでいるのだろうという先入観と海外の医療に対する興味があった．海外の医療ドラマが日本にも入ってきており，バリバリ活躍している外科医のイメージがとても格好よく見えて，憧れがあったのかもしれない．

医学部生の時に自分の大学の先輩外科医に，「アメリカの医療のほうが本当に進んでいるのか」と尋ねたことがあった．その先輩ははっきりとは答えず，胃がんの手術のように日本のほうが進んでいる領域もあるし一概にどちらの医療が優れているということはない，と言った．学生の頃から自分の中で具体的な情報や明確なビジョンがあったわけではないが，将来留学できるチャンスがあれば是非自分の目でアメリカの実際の医療を見てみたいと思った．

医学部ではゴルフ部に所属して部活動ばかりの日々で，お世辞にも学業に真面目に取り組んでいたとは言えない．6年生の夏の東日本医科学生総合体育大会（東医体）を終えて，学生のうちにしておきたいことを考えたところ，USMLEを受けてみることにした（詳細はP.103-4を参照）．

医者になってからは毎日が学びの連続でとても新鮮だった．目の前のこ

とをひとつずつ習得していくことに集中し，海外留学については週末に英会話学校に通っていた以外は特に具体的な行動をしていなかった．

心臓血管外科を専攻しようと決めて，卒後4年目から自治医科大学附属さいたま医療センターで研修を始めた．その頃から学会発表や論文を書いたりすることで欧米の文献やガイドラインに触れる機会が増えてきた．医療の世界は欧米からの情報発信量が極めて多く，それらが世の中のスタンダードとなっていることを感じ，また心臓血管外科の一流とされる雑誌は欧米のものであるのに気付いた．

と同時に，学会等で日本の施設の成績を知り，患者の母集団が違うため単純比較はできないものの，海外の成績と比べて日本の手術成績は悪くなく，術式によってはむしろ日本のほうがいいというのも感じた．それならば日本の外科医はもっと自信をもって世界の心臓外科医療をリードしていけるはずだと思った．

しかし，なぜ日本の治療成績はいいのに心臓血管外科の世界における欧米の存在感が大きいのかという疑問が生じてきた．当然，英語の壁もあるであろう．それに世界の医療機器メーカーは市場に製品を送り出すにあたって，日本の施設よりも症例数の多い海外の有名な施設から英語で情報発信してもらうことを選ぶであろう．

そこで自分自身で実際に海外の有名施設に臨床留学して，自分が感じた疑問の答えを直接確認してきたいという気持ちが強くなった．百聞は一見にしかず，である．そこで自分の臨床留学の目的を，①自分の手術の技量を高めることの他に，②欧米と日本の技量・治療成績の違いを確認すること，③臨床研究等を通じて active に情報発信していく方法を知ること，④日本で学びにくい治療を学ぶこと，⑤多くの手術件数を効率よく行なうシステムを学ぶこと，と決めた．

留学先としてアメリカの他にもヨーロッパ，アジアなどあるが，英語圏であることと医療におけるアメリカの影響力から，アメリカのほうがより自分の求めるものがあるだろうと考えた．

ECFMG Certification の取得

・USMLE Step 1, Step 2 CK

　医学部6年生夏の東医体で部活を引退し，その夏にUSMLE Step 1 を受けることにした．勉強期間は3〜4カ月くらいであり，ひたすら暗記し続けた．その後，日本の国家試験勉強と同時にStep 2 CKの勉強をして，3月に日本の国家試験を受けた直後にStep 2 CKを受けた．日本の国家試験とStep 2 CKはオーバーラップする範囲が特に内科系では多く，医学英語への慣れの問題と精神科などの特別な領域を追加で勉強する必要はあるが，両方同時に受験したほうが効率もいいと思った．Step 1 と 2 CK のいずれも特に点数がよかったわけでないが，両方合格することができた．

・Step 2 CS

　3年間の消化器外科研修の後に心臓血管外科の世界に入り，卒後5年目にStep 2 CSを初めて受けた．この試験はOSCE形式で模擬患者を英語で診察することで，診察技術・診断能力・英語でのコミュニケーション能力をみる試験である．Step 2 CS以降はアメリカでしか受験できない試験である．

　日本でこのような試験を受けたことがなく予備校でテスト形式に慣れてから受験したほうがいいと考えた．試験直前にカリフォルニア・スタンフォード大学（Stanford University）の近くでKaplanの1週間コースを受講してから，そのままロサンゼルスに移動して受験した．

　模擬患者の病名は主訴や身体所見から明らかであることが多く，診断それ自体に困ることは少ない．ただ難しかったのは，医学的なことに関係なく不満を言ってきたり質問してくるChallenging Caseがあり，これらへの対応がコミュニケーション能力の評価に大きく影響する．入室すると，待ち時間が長いという設定で怒っている患者がいたり，うつ病でボソボソ話し何を言ってるのか分からない患者などがいた．また，室内にある電話

で小児患者の親から相談を受ける，みたいな試験もあった．医学知識，診断能力，コミュニケーション能力の3分野それぞれで評価され，どれかひとつでも合格ラインを下回ると不合格になってしまう．自分が初回受けた時はコミュニケーション能力だけ合格ラインに達せず，不合格になってしまった．

1回目のCS失敗からリスニング力のアップが必要と痛感し，1年後の再受験までリスニングを中心に練習した．今日は幸いインターネットサイトに英語の動画がいくらでもあり，医療関係のものをピックアップしてたくさん聞いた．また，発音の分からない単語は英会話学校の講師に教えてもらったりした．そして再びロサンゼルスでStep 2 CSを受け合格し，ECFMG Certificationを取得した．Step 1合格から6年近くかかっていた．

研究留学を行ないつつ臨床のポジションを探す

Step 3の受験

心臓外科の手術を日本である程度経験して卒後8年目に心臓血管外科専門医を取得し，卒後9年目の2011年にスタンフォード大学の心臓胸部外科に研究留学する機会をいただいた．医局から派遣されていた先輩の後任であり，2年間の予定である．

研究留学している間にStep 3を受験することにした．アメリカで臨床研修を行なう場合，Step 3まで取っておいたほうがポジション探しやH-1Bビザの取得に役立つと聞いており，臨床をする前に取っておきたかったのである．Step 3はStep 2 CS同様アメリカ国内でしか受験できないため，留学中に受験できて都合がよかった．幸い合格でき，10年近くかけてすべてのUSMLEを終了することができた．

スタンフォード大学での研究留学

スタンフォード大学の胸部心臓外科は伝統的に心臓移植の研究を行なっ

てきた．私の留学したFischbein Labも以前は心臓移植の研究を主にしていたが，ボスが変わったこともあり最近ではマルファン症候群による大動脈瘤研究を中心に行なっている．大動脈基部から上行大動脈にかけて動脈瘤を自然に形成するマルファン症候群マウスを用いて，動脈瘤発生の機序解明から治療方法の探求をテーマとしている．

ラボのメンバーは，心臓外科医のDr. Fischbeinを中心に，私とドイツ人の2名のPostdoctoral Fellow（ポスドク）と，スタンフォード大学の学生たちであった．ポスドクは約2年毎にそれぞれ日本，ドイツの施設から派遣されてきており，ともに今まで臨床を中心にしてきた心臓外科レジデントであった．ドイツからはLeipzig Heart Centerから来ていた．学生たちはスタンフォード大学のMedical StudentやUndergraduate Studentであり，1～2年間大学を休学してラボでの研究に専念していた．

日本では珍しいが，アメリカでは学生期間中に休学してラボに所属し，論文という実績をもとに，希望する医学部やレジデントプログラムに入ることが一般的である．逆に心臓外科レジデントになってから我々のようにポスドクをしているアメリカ人は比較的まれで，スタンフォード大学の他のラボを見渡しても海外から数年単位で研究留学をしに来ている人たちがとても多かった．

私の主な研究テーマとしては，MRIを使ったマウスの大動脈瘤壁内のエラスチンの定量化を行なった[1]．エラスチンは組織に弾性を与えるタンパク質で，大動脈瘤では組織学的にエラスチンの生成低下と分解の亢進が認められる．通常，大動脈壁の組織診断は検体採取を必要とするが，MRIを用いて非侵襲的に大動脈壁エラスチンの定量化を行なうことを試みた．

エラスチンに特異的な造影剤はメーカーから提供を受けたが，MRIでのマウスの血管を撮影するのはとても困難であった．心拍数400回/分前後のマウスで，径2mmの上行大動脈を撮影する必要があり，きれいな画像を得るまで失敗の日々が続いた．スタンフォード大学のMRIの専門家とcollaborationし研究を進め，MRIのプロトコールの作成から画像分析の手法まで実験系の確立に1年近くもかかった．それから実験開始で

あったが，幸い予想通りの結果が出て安堵したのを覚えている．

　このように自分の専門外の領域の研究を行なう場合，専門家といかに collaboration するが極めて重要で，私の研究でも MRI の専門家のみならず，造影剤を作る会社，ヨーロッパの研究者らと協力することで研究結果をまとめることができた．自分ひとりの知識や経験からできることは限られており，様々な専門家と協力することで研究の可能性が大きる広がることを身をもって経験できた．

クリニカルフェローのポジションの獲得

　研究留学も残り 1 年となった 2012 年夏から，2013 年 7 月開始の心臓外科のクリニカルフェローのポジション探しを始めた（アメリカでは 7 月から Academic Year が開始する）．留学に行く前はアメリカでは心臓外科フェローの人気が低くポジションが埋まらないと聞いていたため，当初はすぐに見つかるだろうと甘く考えていた．

　2012 年 8 月に研修先候補と考えていたブリガム・アンド・ウィメンズ病院（Brigham and Women's Hospital）に見学に行った．あらかじめ，担当者に Chief と直接会って話したい旨を伝えておいた．手術の合間に当時の Chief（主任教授）と話す機会を作ってもらったが，短時間で挨拶くらいしかできず，来年から働きたい旨を伝えたが正直まったく手応えがなかった．ついで 9 月にアメリカ国内の他の 5 施設くらいの Chief に直接メールを送ったところ，ペンシルベニア大学（University of Pennsylvania）から推薦状を送るよう返事をもらった．日本での上司 2 人とスタンフォード大学の Chief に推薦状を書いていただき，早速ペンシルベニア大学に郵送した．

　ところがその後の返事はなく，同年 11 月にロサンゼルスでのアメリカ心臓協会（American Heart Association：AHA）の学会にペンシルベニア大学心臓外科の Chief である Dr. Acker が来ることを知り，直接会って交渉しようと考えた．会場で会って来年から働きたい旨を伝えると，「来年は無理だが最近辞めたフェローがいて 2 カ月後の 2013 年 1 月からな

ら受け入れられる」とのことであった．まだスタンフォード大学で研究中の身でありまたビザの関係もあり，とても2カ月後に移動できる状態ではなかった．その旨をDr. Ackerに伝え，7月からのポジションに空きが出たら連絡をもらえるようにお願いした．しかし，その後も何度かメールで連絡をとっていたが，よい返事はもらえなかった．

　2013年になりスタンフォードでの研究期間も残り半年となった．臨床トレーニング先が決まっていない状況に焦りを感じながら，1月にペンシルベニア大学へ見学に行った．手術件数の多さ，心移植（Heart Transplantation）・低侵襲心臓手術（Minimally Invasive Cardiac Surgery: MICS）・経カテーテル的大動脈弁置換術（Transcatheter Aortic Valve Implantation：TAVI）含めあらゆる心臓外科領域の治療を行なっていること，外科医の手術のうまさ，研究のactivityの高さなどを直に感じ，なんとしてもペンシルベニア大学で研修したいとの思いをDr. Ackerに伝えたが，はっきりした返事をもらえなかった．

　7月のフェロー開始まで残り半年を切った状況で自分の希望施設などとは言っておられず，できるかぎり多くの施設に空きポジションがないか連絡してみようと考えた．アメリカ国内の研修病院を検索できるサイト[*]があり，心臓外科のFellowshipを探すと全米で70〜80施設ほど見つかった．そこにはChiefと研修担当者両方のメールアドレスが載っており，これらすべての施設のChiefと研修担当者に片っ端からメールを送ってみた．

＊ https://login.ama-assn.org/account/login

　それでも断りの返事が来ればいいほうで，ほとんどは返事すら来なかった．2, 3施設から検討してくれるという内容のメールが届き連絡をとってみたものの話は一向に進まない．

　2月，3月と時間だけが過ぎていき，もはや焦りを通り越して気持ちは日本への帰国に向きかけていた．7月からFellowshipを始めるためにはビザの準備などで最低3カ月は必要であり，すでにギリギリの時期であった．ところが3月下旬にペンシルベニア大学のDr. Ackerから突然メールが

来て，7月から半年間のフェローとしてなら受け入れられるとのことであった．自分としては1年以上のフェローを希望していたが難しく，半年間だけではあるものの臨床トレーニングをさせてもらえることに感謝し，ペンシルベニア大学に赴くこととした．

　日本の医局に所属しながら臨床留学する場合，医局の上司への説明が重要である．医局からの派遣で研究留学に来ている場合，その後は日本に戻って臨床に携わることを前提に人事は動いているため，海外留学を継続することについてきちんと説明する必要がある．

　一時帰国した際に医局の教授に前述したアメリカで臨床留学をしたい理由と臨床留学経験がその後の日本での臨床および後輩たちの指導に役立つ旨を伝え，大学の医局員が少なく厳しい状況ではあったが留学延長を認めてもらった．日本の医局に属しながら自分の意向で留学継続する者としては通常の医局人事を離れて行動するわけであり，感謝の気持ちと同時に帰国後に自分の経験を還元することが義務だと思う．

ビザ，州医師免許の申請・取得

　3月末にフェロー受け入れの連絡が来てから7月の開始まで約3カ月間しか時間がなく，書類の準備・申請でかなり忙しかった．ビザは，研究留学中は研究用J-1ビザであった．ペンシルベニア大学からは当初，臨床用J-1ビザを申請するように言われたが，J-1ビザで臨床をはじめると，①2 year ruleの問題，②ECFMGがスポンサーになるため短期間でのビザ発行に不安があったことから，ペンシルベニア大学にH-1Bビザで申請してもらえないかとお願いしたところ，希望を受け入れてもらえた．

　ビザおよび州医師免許の申請では日本での書類（医師免許，専門医証，卒業証など）をすべて英訳する必要がある．例えば医師免許証の英訳の場合，厚生労働省に依頼してから1カ月近くかかり，ビザ申請に時間がない場合は特に早めに準備をしたほうがいい．また自分自身がアメリカにいる場合，日本の代理人（家族）にお願いすることになり，その分の時間もかかる．また，結婚しているとMarriage Certificateが必要で，そのため

の戸籍謄本を日本から取り寄せたりした．

　書類を準備するだけで 1 カ月くらいかかり，そこから大学のビザ担当部署に申請を始めてもらう．H-1B ビザの説明を読むと，大学が申請してから通常数カ月かかると書いてあり，その通りだとまったく間に合わない．ところが H-1B ビザには追加料金（1,000 ドルくらいだった）を支払うと短期間で発行してくれる制度があり，これもペンシルベニア大学にお願いしたところ快く追加料金を払ってくれ，無事に期限内に H-1B ビザの申請がおりた．

　正確に言うと，ビザ自体は手元になく，アメリカに H-1B ステータスで滞在する許可が得られた．ビザはアメリカへ入国する時にのみ必要で，アメリカ国内に留まっているかぎりは大使館に行って H-1B ビザを入手しなくても，H-1B ステータスがあれば合法的にアメリカ国内にいられることをこのとき初めて知った．

　州医師免許の申請では，必要書類を提出した後にペンシルベニア州の State Board of Medicine から USMLE 取得期間が問題にされた．Step 1 から Step 3 合格まで 10 年近くかかっていたからだ．USMLE すべての試験を 7 年以内に完了する必要があるのだが，私は ECFMG Certification 取得まで 7 年以内だったらよいと勘違いしていた．「ここまで来て，州ライセンスが取れずに断念か」とも思ったが，できるかぎり交渉してみることとした．

　USMLE 取得に 10 年間かかった事実はどうにもならないので，正直に「日本のレジデント研修で毎日のように当直をしていたため，アメリカまで Step 3 を受験しに来られなかった」という旨の手紙を送った．すると驚いたことに申請が認められ，無事に州医師免許をもらうことができた．アメリカは基本的にルールをしっかり守るよう求められる国であるが，例外も認める寛容さ（曖昧さ？）がある．制度上の問題にぶつかっても，担当部署にかけあってみると解決することがあるので，諦めないことが大事である．

限られた期間で

フィラデルフィアの街

　住みなれたカリフォルニアを離れ，6月中旬にフィラデルフィアに移った．フィラデルフィアはペンシルベニア州南東部にある人口約150万人の全米第五の都市である．ペンシルベニア大学，ドレクセル大学（Drexell University），テンプル大学（Temple University）などがあり学園都市でもある．街の中心には高層ビルが集中しているものの，その周辺はのどかな住宅地であり，全米第五の都市といわれるというのが意外なほど小ぢんまりとしている．

　フィラデルフィアはアメリカの発祥と深いつながりがあり，現在でも歴史的建造物が数多く残っている．アメリカ憲法が署名された国会議事堂や自由の象徴であるLiberty Bellなどが展示されており見学できる．Liberty Bellは切手にもなっていてアメリカ人に聞くとみんな知っており，西海岸の人たちでも見に行ったことがあると言っていた．日本でいうところの京都の金閣寺や奈良の大仏みたいな存在なのだろうか．また犯罪が多い都市としても有名で，街の中心部以外，東西南北の周辺地区はどこも危険で，郊外に買い物に行く時は車に乗っていても緊張感があった．

正規フェロー，非正規フェロー

　6カ月の研修の内訳として，前半3カ月は関連病院であるペンシルベニア病院（Pennsylvania Hospital）での，後半3カ月はペンシルベニア大学病院（Hospital of University of Pennsylvania: HUP）での研修であった．

　ペンシルベニア病院はアメリカでいちばん最初に作られた病院で，手術室・病棟・図書室などが当時のまま残されている．もちろん当時の手術室を現在は使ってはいないが，自由に入ることができる．円形の部屋の中央

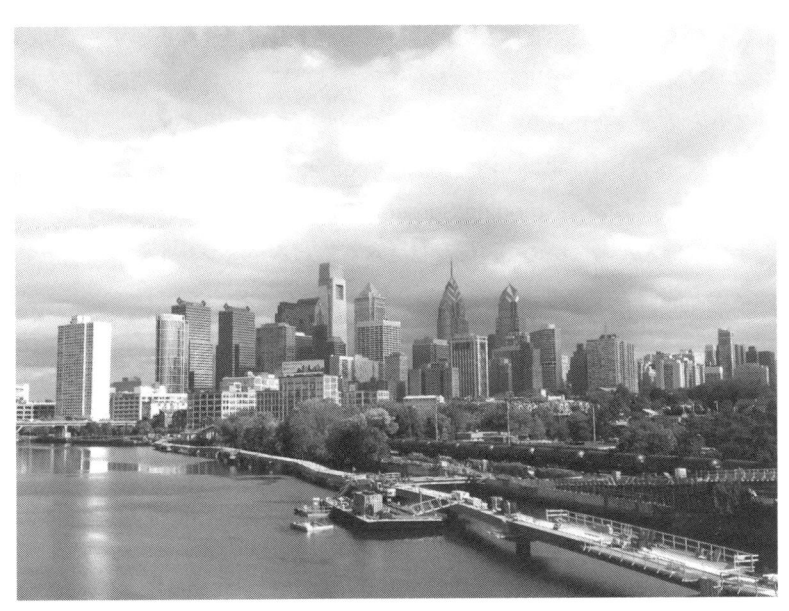

▲フィラデルフィアの街並み

に手術台がひとつあり，天井に円形の大きな窓があった．電気のない当時は，日中太陽の光で手術をしていたそうである．手術台の周囲には階段状に見学席があり，ここから若手外科医や学生が手術を覗いていたのだろか．静寂に包まれた手術室にいると，現在のように医療が発達していなかった時代の外科医たちの息遣いが感じられる．

ペンシルベニア病院の心臓外科は指導医（Attending Surgeon）1名，医師助手（Physician Assistant: PA）1名，ナースプラクティショナー（Nurse Practitioner: NP）2名と非正規フェローの自分からなる．手術件数は開心術が年間約150件で，冠動脈バイパス手術（Coronary Artery By pass Grafting: CABG）と単弁置換がほとんどで，ハイリスクな症例や大動脈疾患は扱っていなかった．

術前・術後管理は2名のNPが主に行なっているので，フェローとしてはオペに入ることが中心であった．はじめのうちは，薬剤や手術器具の名前も日本とは違うので，まずこれらを覚えることから始まった．また同

じ綴りの薬剤でも日本と呼び方が違うことがあるので注意を要する．幸い，スタンフォード大学で研究留学をしていた時に手術器具の英語の名称を教えてもらえる機会があり，とても役に立った．

　フェローの仕事は開胸・内胸動脈（Internal Thoracic Artery：ITA）採取・閉胸を行ない，Attending Surgeon の前立ちをすることであった．複合手術はほとんどないので昼頃にはオペも終わる．ペンシルベニア病院での3カ月は日本であまり見たことのなかった MICS を学べたことと，英語での臨床に慣れることが主だった．また空いた時間を利用して Case Report を *Journal of Thoracic and Cardiovascular Surgery* に投稿した．漏斗胸患者において部分胸骨切開による僧帽弁形成術における開胸器が心臓を圧迫し，右心不全を起こしたという内容の論文である[2]．

　後半3カ月は HUP での研修であった．同時期に私以外に正規心臓外科フェローが4〜5名ローテーションでまわっていた．月毎に，2名いる2年目正規フェローのどちらかがチーフフェローとなり，チーフフェローが翌日誰がどのオペに入るのかを決めていた．毎日4，5列で同時に手術を行なっているので，各部屋にフェローが1人ずつ入るようになっていた．

　HUP では年間約1,700件の心臓大血管手術を行ない，CABG や弁置換から大動脈手術，MICS，移植，TAVI など何でもやっていた．オペ室は開心術用5室と Hybrid 手術室2室であった．患者は当日朝入院し，術後1週間ほどで退院していくため手術件数の割には一般病床が40床と少なく，一方，心臓術後の ICU が30床もあった．これだけの ICU ベッドがある大学病院は日本にはないだろう．NP が ICU に2名，一般病棟に7名おり，彼らが術後管理から退院までのケアの中心となっていた．PA は3名であり，PA とフェローとで開胸閉胸を行なう．フェローの仕事は手術が中心で術後管理にはほとんど関わらない．唯一，毎朝フェローと NP とで手術創部確認の回診を行なうが，術後のオーダーや退院のマネージメントなどは NP の仕事と明確に区別されていた．

　フェローが術者を経験できるかどうかは一緒に手術に入る Attending Surgeon やオペの種類によって決まっている．専門医取得やフェローシッ

プ後のポジション探しのために執刀経験数を稼ぐ必要のある正規フェロー2年目のチーフフェローが，術者をやらせてくれる Attending Surgeon のオペに優先的に入ることになる．HUP のチーフフェローは年間 400 件ほど術者をしていた．

一方，MICS や TAVI といった Attending Surgeon が執刀する症例は正規フェローにとって人気がなく，それらの手術には非正規フェローである自分が基本的に入った．日本で単弁置換などの conventional な開心術は経験していたので，MICS，移植，TAVI（当時の日本では一般的でなかった）といったオペに集中的に入れたのはいい経験だった．

術者としての経験はほとんど積めなかったが，それ以上に日本で見慣れない手術に入り経験豊富な外科医たちの手技や工夫を間近で吸収できたことは自分にとって貴重であった．しかし，日本で執刀機会を得ることが難しく，執刀症例数を主な留学の目的として HUP に来たのなら，非正規フェローの立場では，あまり望むような研修ができる施設ではないと思う．

Dr. Woo から学んだこと

HUP にはオペが上手で有名な心臓外科医が何名もいた．特に一緒にオペに入ることが多かった Dr. Joseph Woo からは多くのことを学ばせていただいた．現在はスタンフォード大学（Stanford University）に移り，Cardiothoracic Surgery の Chief をしている外科医だ．学会や技術指導などで病院を留守にすることも多く，病院にいる時は通常1日4件の開心術をオペ室2つを使って行なっていた．移植や自己弁温存大動脈基部置換手術（Valve-sparing Aortic Root Replacement: VSARR）など何でも行なうが，特に MICS による僧帽弁形成術（Mitral Valve Plasty: MVP）に力を入れていた．PA 含めまわりのスタッフも彼のやり方を熟知し，手術が流れるように進む．MICS-MVP は手術時間が約2時間で，大動脈遮断時間は平均で 40 分であった．ちなみに STS Database[*] における MVP の平均遮断時間は 80 分弱とのことである．術式の細かいところまでルーティ化してあり1つひとつの動きに迷いがなく，その場でどうしようか

考えることがない．また手術手技動作自体が早いのだが，それでも出血することがない．毎回ほぼ同じメンバーである周囲のナースや PA も手術の流れをよく理解し，待ち時間がまったくなかった．無駄を省いて洗練されつくした，まさにお手本のような手術に，世界のトップ外科医の凄さを実感した．

＊ http://www.sts.org/national-database

また Dr. Woo はラボを運営しており，アメリカ国立衛生研究所（National Institutes of Health：NIH）の R1 グラントをはじめ数々のグラントを獲得し，毎年多くの論文を出していた．ラボのミーティングでは臨床とはまったく別世界の内容であるが的確な指示を出していた．年間 400件ほどの手術を行ない，activity の高いラボを維持し，国内外を問わず学会・技術指導をしている心臓外科医が世界にどれだけいるだろうか．教授であっても夜中の緊急手術も普通に行なっていた．Dr. Woo と共に働か

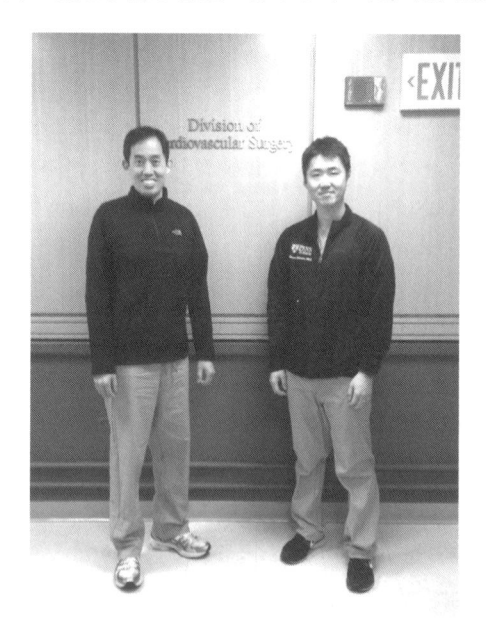

▲医局前にて Dr. Joseph Woo と

せてもらって，手術手技のみならず，世界の第一線で活躍し続ける外科医のエネルギーと時間の使い方のうまさを間近で感じ，今の自分にとって大きな刺激となっている．

　クリニカルフェローの期間は6カ月間と決められていたのでHUPに来たと同時に，その後の研修先も探し始めた．HUPでは私の次の半年間のフェローが決まっておりトレーニング継続は難しかった．他の施設とも連絡をとってみたが，1月から開始するフェローシップ自体が少なく，それでも移植フェローのポジションなどの話はもらえたが，次に自分のやるべきことはペンシルベニア大学での経験を日本で活かし，日本から情報発信していくことだと考え帰国した．

アメリカに何を学ぶか

　アメリカの医療は役割分担がはっきりしており，効率性が非常に高く，外科医のトレーニングに関して選びぬかれたフェローに手術を集中的に経験させている．一方，日本のように，1人の患者の治療における術前-手術-術後-外来といった流れを一貫して診ることができないため，「手術」に偏ったトレーニングになると言わざるをえない．留学前に考えていたアメリカで見てきたいこと・確かめてきたいことを，臨床留学を終えてどのように感じたか私見を述べたいと思う．

・欧米と日本の技量・治療成績の違いを確認すること

　手術時間という点では明らかにアメリカの外科医のほうが短い．複数の理由が考えられるが，第一に外科医1人あたりの経験症例数が圧倒的に多く，PAや手洗いナースも毎回同じなので慣れている．スムーズな早い手術を技量が高いというのであればアメリカの外科医はうまい．第二に手術手順をできるだけ簡素化している点が挙げられる．例えば，狭心症のような動脈硬化性病変の症例において，現在私のいる施設では脳梗塞予防の点から全例上行大動脈を術野のエコーで評価し，性状によってバイパス手術の中枢吻合の箇所や方法を変えている．一方，HUPにおいては上行大

動脈の性状を評価することはせず，全例で上行大動脈を遮断しCABGを行なっていた．一般的に，合併症として術後脳梗塞の頻度はそれほど高くなく，全例エコーで評価しなくても多くの患者で脳梗塞は起こらないが，少ないながらもきちんと評価していれば回避できた脳梗塞もあると思う．脳梗塞のように比較的発生頻度の低い合併症をacceptableと考えて受け入れるか，限りなく0％を目指して結果的には多くの患者にとって不要だったかもしれない術中エコー検査を全例で行なうかは文化や考え方の違いかもしれない．

　治療成績については，患者背景等が異なるので単純比較は無理があるが，HUPでMortality & Morbidityカンファレンスに参加していた印象では，少なくとも日本の成績が劣っているとは感じなかった．

・臨床研究等を通じてactiveに情報発信していく方法を知ること

　アメリカの大学病院の外科医は，手術件数が多いだけでなく学術活動にも力を入れている．Attending Surgeonになって，さらにDepartmentのChiefになった後でも自らFirst Authorとして論文を書いている姿には驚かされた．アメリカでは学生の頃から熾烈な競争を続けて外科医となり，教授になってもお互い競いあっているのが感じられる．逆にそこまでしないと最前線のacademicな世界では生きていけないのだろう．

　日本よりもずっと多くの手術件数をこなしている外科医が，残された時間を効率よく学術活動に使えるようにサポートする体制がある．Departmentには臨床データを管理する人間がおり，基本的に彼らに欲しいデータを伝え患者リストを作成してもらう．そのリストをもとに，学生たちがカルテからデータを収集し，場合によって統計解析もしている．外科医は数百，数千というカルテから自ら情報収集する必要がなく，データ解釈と学会発表と論文書きに集中している．

　このようにサポート体制を強化すると当然人件費もより多くかかる．いい論文をたくさん出していこうとする姿勢は日本もアメリカも変わらないと思うが，実際そこにDepartmentとしてどれだけ投資するかは異なっている．アメリカでは論文をたくさん書くためにはどのようなサポートが

必要かを考え，データ管理の人たちを雇い，医学に興味のある学生を積極的に巻き込んで外科医のproductivityを高めるシステムを作り上げている．一方，日本は同じゴールを目指していても，そのための人を雇っている施設は少なく，医師の努力によってデータ収集からすべてを自分でやっている病院が多い．

・日本で学びにくい治療を学ぶこと

　HUPではあらゆる心臓外科治療を行なっており，心臓移植・人工心臓から当時日本ではまだ普及していなかったTAVIまで何でもやっていた．僧帽弁のMICSも1日4件やることが普通であった．日本でもこれらの治療法は行なわれているが，施設あたりの件数が圧倒的に違う．心臓移植に関しても，年間数件の施設とHUPのように年間50件の施設ではスタッフの慣れも経験値もまったく異なると思う．トレーニングする立場からも短期間に集中して同じ手術に入ることは経験が自分のモノとして定着しやすく好ましいと言える．また，High Volume Centerでは難易度が高い手術でも長年の経験から手術が簡素化・短時間化されており，洗練された手術を直に学ぶことができる．

・多くの手術件数を効率よく行なうシステムを学ぶこと

　日本で成人開心術件数が年間1,000件を超えている施設はなく，一方海外では年間1,000件以上の施設は一般的である．1日8〜10件の開心術を行なうためには，複数の自立した外科医と同じオペ室で1日2件手術する必要があり手術時間の短縮が求められる．

　また，ICU・病棟管理の役割分担も必要になってくる．1人のレジデントが日中手術に入り，残りの時間でオーダーや退院の手配などをしていると対応が遅れることがあり，さらに緊急手術があったりした際にすべてをひとりで行なうことが困難になる．日中の時間帯にこれらの指示を出せる権限をもったNPやICU医師が手術以外の仕事を中心になってやることで外科医はより手術に集中できる．

　アメリカの医療は，これら役割分担がはっきりしており，効率性が非常に高い．外科医はよい成績で手術をたくさん行なうことが求められており，

手術以外の仕事にあまり時間を使わないように病院の体制としてサポートされている．トレーニングも同様で少数のフェローに多くの手術を経験させるようプログラムができている．また，NP，PA，治験コーディネーターといった多くのコメディカルたちがそれぞれ個別の役割を持っていて，医者が彼らの仕事をすることはない．

　一方，入院前から手術，術後，退院後のフォローにおいて1人の外科医の関与する場面が限られているため，日本ほど患者全体を診ることはできないし，そこまで求められていない．患者からしてみても自分の執刀医・主治医という意識は薄いであろう．また，外科医も直接患者という生身の人間から感謝される喜びを得にくいのではないかと感じた．

　以上が私の感じたことだが，どちらの国のシステムが一方的に優れていると言いたいわけではない．お互いの長所を採り入れる方法を模索していくことが，患者にとっても外科医にとっても望ましいのではないかと思う．

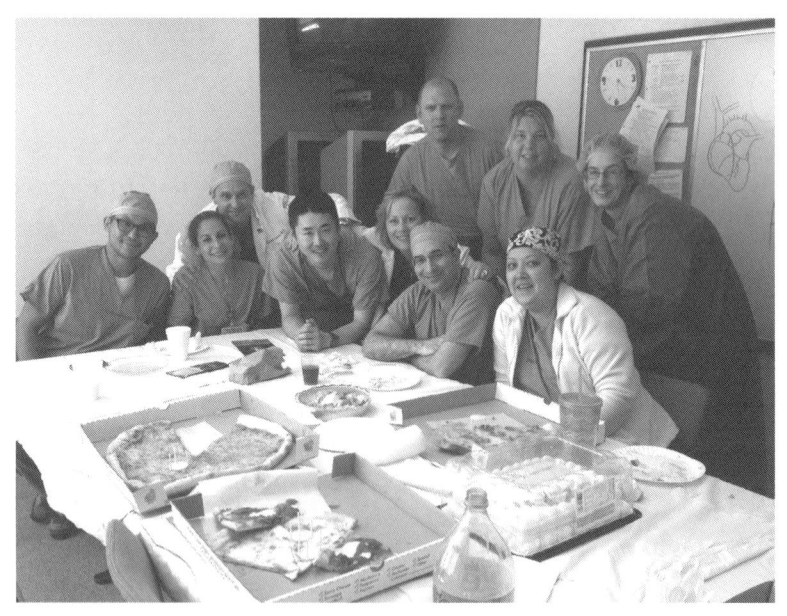

▲ Pennsylvania Hospital での送別会

臨床留学で得られたものは臨床経験や異国の医療システムを理解することだけでなかった．今までの見たことのない手術技量やエネルギーを持つ外科医と共に働くことで，自分ももっとできるのではないかと勇気付けられるとともに，Role Model とする外科医と自分を比較し何が自分に足りないのかを理解することができる．また，海外留学では日本では遭遇しない様々な困難を経験することがあり，それらを乗り越えることでトラブルに対する解決力・度胸を身につけることができる．ちなみに私がアメリカで最初に取得した運転免許証の性別は Female となっており，性別を修正するだけでもかなり労力を要した．日本ではまずあり得ない経験だった．

　私がペンシルベニア大学にいた時期に同じフィラデルフィアで，車で15分もあれば互いに行きあえる距離に8名もの日本人が心臓外科医（フェローを含む）として臨床を行なっていた．現在，海外で臨床をしている日本人心臓外科医は決して珍しくない．海外での臨床留学から何を学んできたかが今後問われるのだと思う．

今後は日本から海外に向けて情報発信を

　2014年1月に自治医科大学附属さいたま医療センターに帰任した．原稿を書いている現在，病棟医長という立場で定時・緊急手術対応と病棟ベッドコントロールを中心に日々の仕事に勤しんでいる．アメリカの施設と比べて症例数は少ないが，当施設は年間約1,000件の手術（うち開心術500件前後）を行ない，私自身は年間150件ほど執刀している．

　今後は，日本のきめ細かさを大切に最高水準の成績の手術をして日本の患者を元気にしていきたい．そして日本のいい成績と強みを海外に向けて情報発信し続けていきたい．また，自分の海外での経験を次代の若手外科医たちに伝え，彼らにとってよい刺激になり続けられたらと思う．

■ データでみる臨床留学の実際 ※件数はいずれも概算

	留学前 (2006.4〜2011.4)	留学先 (2013.7〜2013.12)	留学後 (2014.1〜現在)
執刀数	190	—	200
前立ち	800	200	150

	留学前 (2006.4〜2011.4)	留学先 (2013.7〜2013.12)	留学後 (2014.1〜現在)
手術（症例の）内容	ASD 5 AVR 50 Bentall 1 CABG 10 MVP 15 MVR 15 TAR 15 Vascular Surgery 80	ASD — AVR — Bentall — CABG — MVP — MVR — TAR — Vascular Surgery —	ASD 5 AVR 70 Bentall 5 CABG 50 MVP 20 MVR 10 TAR 20 Vascular Surgery 20

ASD: Atrial Septal Defect   AVR: Aortic Valve Replacement   CABG: Coronary Artery Bypass Grafting   MVP: Mitral Valve Plasty   MVR: Mitral Valve Replacement   TAR: Total Arch Replacement

最後に…

　私の臨床留学は，運とタイミングがマッチしたことで偶然 Fellowship のチャンスを得ることができた．アメリカの心臓外科の Fellowship は apply すればどこかでポジションが見つかるというほど簡単ではなかった．

　臨床留学はかけがえのない出会いや経験を与えてくれ，自分を大きく成長させてくれる．繰り返しになるが，アメリカへの臨床留学自体は今の時代，特に珍しくない．何を求め，何を学ぶ目的で留学するかが大事である．多少の困難があっても未知の世界に挑戦したいという若手外科医を私は応援したい．

追記：

　これまで，数多くの優れた指導者，先輩，同僚，友人たちに出会い，支えられてきた．彼らのサポートなしで今の自分はない．この場を借りて厚く御礼申し上げたい．また，私のわがままに付き合ってくれている妻・亜矢子に感謝したい．

[参考文献]
1) Okamura H, et al. Assessment of elastin deficit in a Marfan mouse aneurysm model using an elastin-specific magnetic resonance imaging contrast agent. *Circ Cardiovasc Imaging*. 2014; 7: 690-6.
2) Okamura H, et al. Transient right ventricular dysfunction caused by retractor during lower hemisternotomy mitral valve repair in a patient with pectus excavatum. *J Thorac Cardiovasc Surg*. 2014; 147: e3-5.

chapter 8

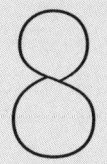

私がタイで学んだもの，経験したこと

根本　淳

済生会宇都宮病院心臓血管外科

福島県出身
2003 年　慶應義塾大学医学部卒業
同　年　同　　大学病院外科学教室入局
2004 年　佐野厚生総合病院外科医員
2005 年　公立福生病院外科医員
2006 年　慶應義塾大学病院外科（心臓血管）専修医
2007 年　埼玉県立循環器・呼吸器病センター心臓血管外科医員
同　年　慶應義塾大学病院外科（心臓血管）専修医
2008 年　東京歯科大学市川総合病院心臓血管外科助教
2009 年　慶應義塾大学病院外科（心臓血管）助教
2010 年　同　　チーフレジデント
2011 年　済生会横浜市東部病院心臓血管外科医員
2013 年　チェンマイ大学病院（Chiang Mai University Hospital）胸部心臓血管外科クリニカルフェロー
同　年　ECFMG Certification 取得
2014 年　済生会宇都宮病院心臓血管外科シニアスタッフ

● はじめに ●

　2013年4月より2014年9月まで，タイのチェンマイ大学病院で Clinical Fellow を経験する機会に恵まれました．私にとってこの留学は心臓血管外科の知識，技術の習得にとどまるものではありませんでした．異国の地での生活，異文化との交流は，自身の価値観，世界観を一変させるものでした．この体験記を通して自分の留学を振り返りたいと思います．私の体験記がどなたかの参考になれば幸いです．

なぜタイなのか

悶々とした日々

　私は2003年慶應義塾大学を卒業しました．現在の初期臨床研修医制度の導入前の最終学年です．卒業後，母校の外科学教室に入局，大学病院勤務，2年間の一般消化器外科研修の後，4年目より心臓血管外科を専攻することを選択しました．

　2年間の一般消化器外科研修の中で，Oncology に対してあまり興味がわかなかったこと，1年目の大学病院勤務の際にローテーションした心臓血管外科のダイナミックな手術の印象が強かったことが主な理由です．

　それまで自分の人生についてあまり真剣に考えてこなかった私ですが，この時ばかりはさすがに悩みました．当時の日本の心臓血管外科の実状，若手医師のトレーニングの状況については耳にしていましたので，自分が心臓血管外科医としてやっていけるのか，一人前の心臓血管外科医になれるのか，非常に不安に思い，悩んだことを覚えています．

　最終的にはやらなくて後悔するよりやってみて後悔したほうがいいだろうと考え，心臓血管外科医の道を選択しました．

心臓血管外科を専攻すると決意してから，数多くの執刀経験が得られる海外でのトレーニングが必須だと考えました．当時インターネットで，滋賀医科大学教授である浅井徹先生のニューヨークでの武者修行の体験記を読み，自分もアメリカでトレーニングを受けたいと思い，USMLEの勉強を開始しました．

　現在と比べると試験の情報も少なく，また，日常の臨床業務に忙殺される毎日の中で試験勉強を継続するのは苦痛の極みでした．試験も思うようにクリアできず，自分はどうなってしまうのだろうと悶々とした日々を過ごしていました．

交換留学プログラムがきっかけ

　私の所属する慶應義塾大学では当時より積極的に海外との交流が行なわれています．当時教室を主宰していました四津良平教授（現・名誉教授）が早期より低侵襲心臓外科手術（Minimally Invasive Cardiac Surgery: MICS）に取り組んでいたこともあり，韓国やタイでLive Operationを行なう機会がありました．

　そういった中で，慶應義塾大学がチェンマイ大学（Chiang Mai University）と姉妹校であったこともあり，2008年より交換留学Programが始まりました．同年，チェンマイ大学でLive Operationを行なった際にチェンマイ大学のProf. Weerachaiの手術に手洗いさせていただく機会に恵まれました．手術のメイン部分を終了し，"OK. Should be! You close."と私の先輩に指示して颯爽と手を下す姿に魅了されたのを覚えています．

　USMLE Step 2 CSをクリアしておらず，ECFMG Certificateを取得できていなかった私は2010年にChief Residentを終了する際の教授面接でチェンマイ大学留学の希望を伝えました．心臓外科医としてbasicな技術を身に着けてからアメリカに留学するのもいいかなと考えました．正直，USMLEに合格できるか不安だったこと，日本で漫然とトレーニングを続けるのに嫌気が差していたこともあります．

医師として11年目，2013年4月よりの留学が決定しました．私で4人目のClinical Fellowになります．

チェンマイ大学での研修の実際

古い歴史をもつMedical School

チェンマイは首都であるバンコクから北に約700 km離れたタイ第二の都市です．以前はタイの首都がおかれていました．定年後の日本人や欧米人のロングステイにも人気の都市です．チェンマイ大学は国立大学であり，タイで3番目に古い歴史をもつMedical Schoolです．チェンマイ大学病院は病床数1,500，年間手術数20,000を超えるBig Centerです．心臓血管外科も年間約1,000例の手術が行なわれています．

週に10例の手術

毎朝7時15分よりICU回診が始まります．スタッフとICUに入室している患者の状態をチェックします．週2日は8時からカンファレンスがあります．9時過ぎにドレープが完了した時点で手術室に呼ばれます．心臓血管外科専用の手術室が2部屋あり，それぞれ平日は縦2列で手術の予定が組まれています．1例目が終わったらICUに搬送し，簡単な指示を出し，2例目に手洗いします．週に10例の手術に手洗いすることになります．

手術中は英語（と簡単なタイ語で）コミュニケーションをとっていました．Staffは皆留学経験があり，またNurseも英語が堪能です．大体の手術はStaffとFellowの2人で行なわれます．タイにはPhysician Assistant（PA）制度がありませんので，NurseまたはResidentと共にGraft採取，開閉胸，人工心肺（Cardiopulmonary Bypass：CPB）確立など行ないます．症例によってはそのまま執刀を許されることもあれば，Staffが手術のメイン部分を行なうこともあります．どこまでメイン部分を行なうこと

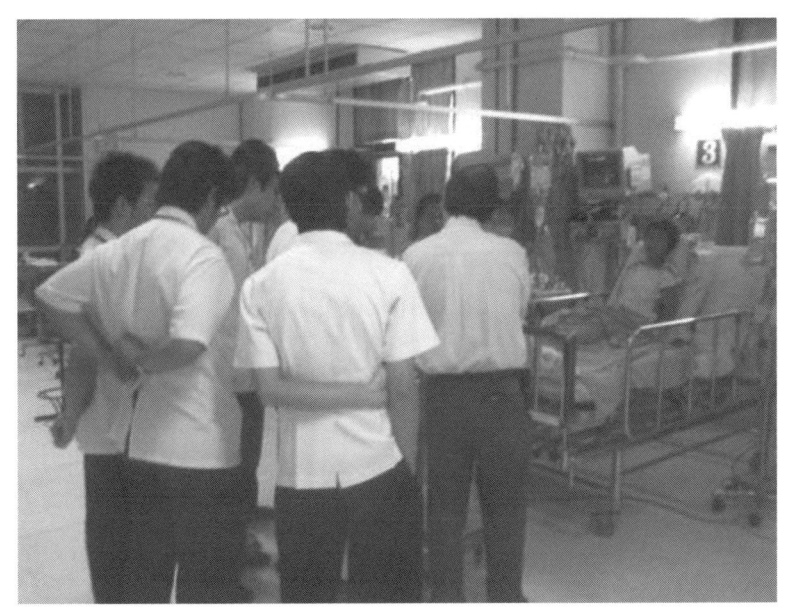

▲毎朝のICU回診の様子．Staff, Resident, Studentとともに回診は行なわれる

を許されるかは症例の状態，自身の習熟度，Staffとの信頼関係によりました．

　私自身は約500例に手洗いし，約50例執刀することができました．それほど多くの症例を執刀できたとは思いませんが，手を動かす機会はふんだんにあり，特に基本的な操作を習得することができたと思います．また，数多くの再開胸も経験することができました．

　症例の割合としましてはリウマチ熱を原因とする僧帽弁狭窄症を中心とした弁膜症が大部分でした．また，日本より比較的シンプルな冠動脈バイパス手術（Coronary Artery Bypass Grafting: CABG）も多数経験することができました．一方移植，補助循環の分野はまだ導入されていませんでした．私自身は，Visiting Fellowに近い立場で，夜間，休日のDutyはありませんでした．

タイの心臓血管外科研修制度

　タイでの心臓外科トレーニング制度についてですが，欧米と同様，各施設ごとに採用できるResidentの数が制限されています．医学部が6年，インターンを1年，その後にトレーニングプログラムに入る形になっています．

　トレーニングシステムは2コースあります．5年一貫のトレーニング，4年間のGeneral Surgeryトレーニングの後に心臓外科のトレーニングを行なうコースがあります．前者は心臓血管外科の専門医のみを取得するのに対し，後者はそれに加え一般外科の専門医も取得可能となっています．各Programは学会により定期的にその内容をチェックされます．

　チェンマイ大学では1カ月ごとに心臓外科に加えGeneral Surgery, Trauma, Cardiology, Thoracic Surgery, 関連病院などをローテーションします．最終学年ではChief Residentとして病棟管理，Residentの指導の中心的役割を担います．また，Program同士の交流も盛んで，月単位で他のProgramをローテーションすることが可能になっています．

　Residentは皆勉強熱心です．心臓外科ローテーション中は毎日病院に泊まり込んで術後管理をしていました．英文のText Book, Major Articleを読み込んでのJournal Clubや，Topic Conferenceでの発表など，最新の知識や技術を臨床に取り入れようと皆アクティブで東南アジアのパワーを感じました．

　チェンマイ大学では年に2回ほど海外より著名な心臓外科医を招いてのワークショップが行なわれていました．また，献体された遺体を用いたCadaver Surgical Training Centerがあり，そこでの実習が定期的に行なわれていました．

馴れぬ暑さと食事

　東南アジアへの留学でネックになるのはその気候，食事，治安かと思います．タイは非常に暑く，1年間タンクトップに短パン，サンダルで生活

可能でした．エアコン完備のコンドミニアムで生活していましたが，夜は寝苦しく不快でした．現在日本でも有名になったデング熱に罹患してしまい手術中に失神してそのまま ICU に搬送されたこともありました．香辛料のきいた食事にはあまりなじめず，よくお腹をこわしました．結局日本食を食べていました．

　私が留学中に政情が不安定になり，バンコクでは度々暴動が起こりました．私が師事していた Prof. Weerachai が主宰する学会も延期されました．チェンマイでは暴動とは無縁でしたが，さすがに留学中に軍部によるクーデターが起こった時は凍りつきました（2015 年 5 月現在，軍部による暫定政権が継続しています）．

　タイの物価は日本の約 3 分の 1 程度です．私自身は無給であり，貯金を切り崩しての留学でしたが，十分に楽しめました．東南アジアでは各国の LCC（格安航空）が普及しており，週末や連休には近隣諸国への旅行が楽しめます．タイは微笑みの国と言われるように皆明るく，また，親日家なので皆さん親切で助けてもらいました．

私がタイで学んだもの

Team Work

　月に 1 度 M & M conference（Mortality and Morbidity Conference）という症例検討会が行なわれています．1 カ月間の手術総数，死亡例，再開胸止血等合併症症例が提示され，およびそれらに対する文献的考察を行なう会議です．

　厳しい会ではありますが，あくまでも犯人探しではなくどうすればよかったのか，どのような割合で生じるものなのかなどに主眼が置かれていました．また，Scrub Nurse, ICU Nurse, Perfusionist は自主的にこの会に参加していました．Big Center であり，心臓血管外科専属の手術室，ICU が整備されている状況ならでは可能なことなのかもしれません．非常

に好ましいことだと思いました．

　実際の手術においても Doctor, Scrub Nurse, Anesthesiologist, Perfusionist の間のすばらしい Team Work が見られました．術者は術中決して手を止めません．唯一の例外は心筋保護液を投与している最中です．その結果人工心肺時間，手術時間ともに短縮されていました．

　皆 Doctor に対して意見や質問がある場合は平気で聞いているように見えました．ただ，Doctor の指示を待つのではなく自身の領域については自身で考え行動しているように思えました．各 Staff の手術における Philosophy を皆が理解し共有しているからこそだと思われますが，そのような Team を形成することはたいへん重要だと感じました．

Basic Science

　Prof. Weerachai が常々話していたのは，心臓血管外科医は全身を診察できる外科医でなければならないということです．解剖学，生理学といった基礎医学に精通し，呼吸，循環，脳神経，消化器とあらゆる臓器系統を理解し，管理できなければならないとおっしゃっていました．

　事実，タイの医療設備は日本と比較すると未整備です．日本では当たり前に行なっている採血検査が行なわれていないこともしばしばありました．保険制度の問題か，SG カテーテル等は全例に使用しておりません．Resident はそういった状況でも CV カテーテルと動脈圧ラインのデータ，身体所見で術後管理を行なっていました．

Hard Work & Toughness

　心臓外科医としての執刀経験が重要なのは言うまでもありません．臨床留学の最大の目標はやはり執刀です．私自身の執刀数は決して多いほうではないと思います．しかし，助手を務めながら，複雑な症例，困難な症例に向き合った時にどのような Strategy で手術に挑むのか，術中の様々な場面でどのような Decision-making を行なうか，を数多く経験させてもらいました．困難な症例に対しても凛として手術に挑む Prof. Weerachai

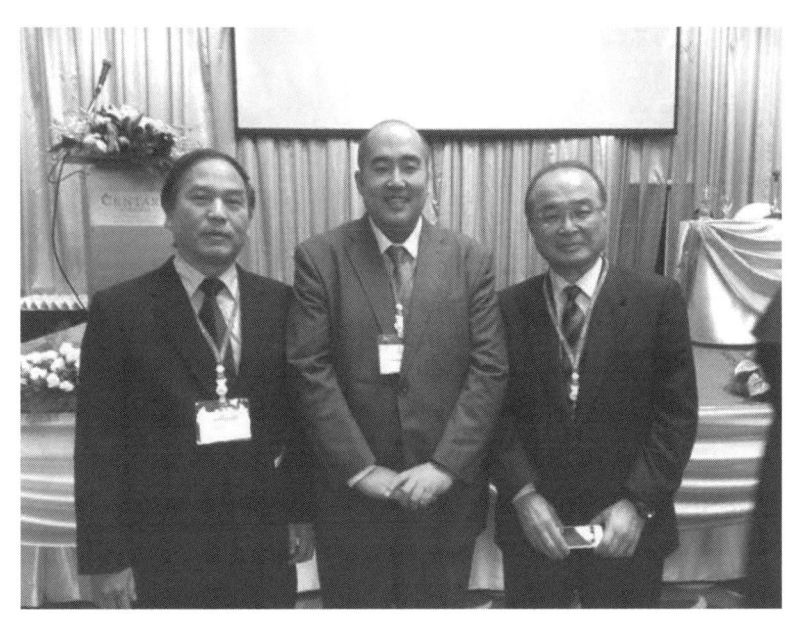

▲Prof. Weerachai（左端），筆者，四津良平前教授（右端）．バンコクで行なわれた STS Thailand 2014 にて

の姿を見て，心臓血管外科医は真の Tough Guy であるべきだと思いました．

欧米への留学との違い

タイの心臓外科の水準は？

　一般的に留学というと，皆さん欧米への留学を想像すると思います．事実私もそうでした．

　実際に留学してみると，タイの医療保険制度，設備，症例，疾患の割合などは，日本より遅れている面は多々ありました．ドレープは布製です．カニュラの Re-use は当たり前でしたし，CO_2 ブロワーは自家製でした．チェンマイ大学では Hybrid OR はまだありませんでした．ステントグラ

■ データでみる臨床留学の実際　※件数はいずれも概算

	留学前 （2006.5〜2013.3）	留学先 （2013.4〜2014.9）	留学後 （2014.10〜現在）
執刀数	80	50	30
前立ち	（詳細不明）	450	（詳細不明）

フト内挿術は最近始めたばかりでしたし，経カテーテル的大動脈弁置換術（Transcatheter Aortic Valve Implantation：TAVI）はまだ導入されていませんでした．ロボット手術，あるいは移植，補助循環の分野の経験はありません．

　私自身も何か真新しいことを経験したということはあまりありません．しかし，日本で受けていたものとは次元の異なるトレーニングを受けることができたと思います．

　やはり最新の医療技術や知見を経験するには欧米への留学が望ましいと思います．留学には各自の目的があり，それに応じた時期，場所を選択すべきかと思います．

今後はライセンス，ビザ取得の問題も

　私の留学していたチェンマイはタイの比較的地方にある都市です．バンコクにある施設では TAVI や移植なども開始しているとのことでした．

　Staff は皆留学経験があり，手術が上手でした．欧米の学会にも必ず毎年参加しており，最新の知見，技術を取り入れようとしています．若手 Staff も日本や欧米へ短期留学を行なっており，とても勉強熱心です．

　今後日本や欧米との距離は確実に縮まると思います．それに伴い欧米への留学のようにライセンス，ビザなどの取得が困難になる可能性があると思います．

やり残しは必ずある

　異国の地での臨床留学は非常に大変です．私の場合は手術室と ICU で

のDutyがほとんどという恵まれた状態でした．それでも，最初の3カ月は手術に手洗いすることで精一杯でした．次の3カ月は次第に周囲が見えてくることによるストレスを感じました．

　ひとつは外科医としての技術的な問題です．術者として，あるいは助手としてStaffの要求に応えられないことです．もうひとつは言語の問題です．外科医としての知識の不足でうまくコミュニケーションが取れない，あるいは理解はしているのだが，英語力不足でうまく答えられないことなど，苦難の連続でした．

　毎朝胃薬を飲み病院へ向かいました．ようやく休みに近隣諸国へ旅行する余裕などが出てきたのは1年を経過する頃からでしょうか．周りの仲間に支えられて研修を続けることができました．

　1年6カ月の留学を振り返ると，研修の面でも，生活の面でも，ああすればよかった，こうすれば良かったと思うことばかりです．充実感もありますが悔しい気持ちもあります．

　この臨床留学の最大の収穫は次のステップへのエネルギーを獲得できたことかもしれません．

　この臨床留学の機会をくださった慶應義塾大学，チェンマイ大学の皆さんに心から感謝の意を表したいと思います．

chapter 9 世界トップレベルを肌で感じる

三浦友二郎

ザールランド大学胸部心臓血管外科

東京都出身
2001 年　横浜市立大学医学部医学科卒業
同　　年　三井記念病院外科レジデント
2005 年　同　　心臓血管外科専門レジデント
2007 年　静岡市立静岡病院心臓血管外科
2013 年　ザールランド大学（Universitätsklinikum des Saarlandes）胸部心臓血管外科クリニカルフェロー
e-mail: yumiura-ths@umin.net

留学には人それぞれ明確な目的というものがあるであろう．
　私の場合，今回の留学の最大の目的は通称 Homburg すなわちザールラント大学（Universitätsklinikum des Saarlandes）の Prof. Schäfers による世界トップレベルの手術を修得することであった．そのためドイツのどこかで学ぶというよりは Homburg で学ぶことに意義があった．日本ではいまだ広く行なわれていない新しい臨床技術（小切開手術やカテーテル弁置換，弁形成術など）をドイツで学ぶという目的も十分に検討される意義はあるが，私の場合は今まで行なってきた標準心臓・大血管手術の技量（正確性，速さ，そして再現性）を可能なところまで高めることが自分の使命であると考えていた．
　2013年1月に渡独し今に至っている．Assistantarzt（いわゆる Clinical Fellow）として忙しい毎日を送っている．

　自慢ではないが Homburg はかなりの田舎町である．
　「どこに住んでいますか？」とドイツ人に聞かれ，「ホンブルク（Homburg）」と答えても「あぁ，ハンブルク（Hamburg）ね」と十中八九返ってくるくらい，ドイツ人にもあまり知られていない小さな街である．
　中心街もこぢんまりとしていて大都市のような華やかさはないが，普通の生活をするのになんら困らない．子どもを通わせるのに Kindergarden（幼稚園に相当），Grundschule（小学校），そして Gymnasium（中・高等学校）の選択にもそう困らないであろう．それと Homburg に住んでいる日本人は自分たちも含め数えるほどしかいない．大都市のような日本人コミュニティーもなければ Homburg 市内には日本食料理店もない．
　しかし「Sushi」はドイツでも大人気で市内のアジアンレストランで食べることができるし，車を30分も走らせれば Saarland 州で最も大きな街 Saarbrücken で和食を楽しめる．また，Saarland はフランスと国境を接しているため，フランスのスーパーにも楽に出かけられる．
　ドイツ国内は EU の中で特に治安に関してはよいことで知られている．大都市よりは田舎町のほうが交通量も少なく安全であまり贅沢を望まない

性格であるため，家族も含め言葉の問題はあれ適応しやすい住環境であると思う．日本人がいないため現地にどっぷりと浸かったドイツ生活を満喫できるのを長所と考えるかは本人次第だが，私自身は利点と考えていた．

また当大学病院がこの街での多くの雇用を生み出している様に街としても大学病院の位置付けが高い．

交通機関は主にバスで，中大都市のようにTram（路面電車）は残念ながらない．そのため市内の住人は皆車を使って移動することが多く，逆に言えば車がないと生活が成り立たない．

それとドイツでは多くの企業で年間30日（平日カウント）の休暇をとることが義務付けられており，当大学病院も同様である．

休暇にはフランスやイタリア，ベルギー，スイス，オーストリア，オランダなど電車でなくても車を走らせればEU諸国をJet Lagなしで満喫することができる．家族でヨーロッパ旅行をして過ごす休暇が，留学生活をより一層充実した楽しいものにしてくれることは間違いない．

そして，気候に関して一言．ドイツの冬は長く暗い．毎年6月から夏が始まるがHomburgでは8月後半から徐々に寒くなり夏の気配はなくなってくる．本格的に冬となるのは11月からだが，9月後半から3月までは日の出る機会が激減する．Homburg周辺の降雪量は毎年それほど多くないが，何しろお天道さまを拝めない辛さ，その大切さをドイツに来て深く心に刻むことになる．3月中旬から日の出る日数と時間が増え始め，多少の差はあれ4月には国民が待ちに待った春が訪れる．長い冬を耐え忍んだ後だからか日本で感じる春より感動が大きい．その後最高の季節，夏へと続く．

ドイツのほとんどの家庭にはエアコンがついていない．最高気温は36度まで上がることがあっても日差しを遮り扇風機をつければあまり必要とならない．日本のように湿度が高くないため太陽光を直接浴び続けないかぎり極めて快適に過ごせる夏といえる．

今やインターネットでドイツ在住日本人のブログなどから多くの情報を得ることができる時代になった．住居，生活環境などについては日本から

世界トップレベルを肌で感じる……chapter 9　　137

事前に留学準備を進めることはそう難しくないだろう．

なぜ心臓外科医か

卒業から心臓外科医になるまで

　2001年3月横浜市立大学医学部卒業時にほぼ心臓外科医になることは自分の中で決めていた．理由は扱っている臓器が心臓で何よりダイナミックに感じたから．そして外科医がうまければ回復は劇的に良い．まぁそんなところだったと思う．だが問題はそれまでの道のりである．

　心臓外科医である前に一人の医師であることの重要性を説かれ，同大学第一外科・高梨吉則教授の勧めもあり内科，外科研修で実績のある三井記念病院外科に入職．アメリカのフェロー教育方式を採り入れ系統だった指導様式，上級フェローからの責任ある教育とチーム意識．そして何よりフェロー（当時三井ではResidentと呼ばれていた）としてのフットワークのよさを身につけるに駆け出しの外科医が叩く門としては非常によい選択をしたと思っている．と同時に結果がすべて，言い訳のきかない「外科医の世界」の厳しさを叩きこみ，術後も毎日病院に泊まり続け文字通り病院の"Resident"になった6年間であった．

　4年間のうちに一般外科，消化器外科，乳腺内分泌外科，呼吸器外科，心臓血管外科，麻酔科，救命救急科を一定期間ローテーションする．鼠径ヘルニア，虫垂炎，腹腔鏡下胆嚢摘出手術に始まり最終学年には胃全摘術，低位前方切除術，肝切除や膵頭十二指腸切除術まで．各学年各位の実力に合った手術を定期的に割り当てられ，助手として手伝うだけでなく上級医の指導のもと，執刀医として患者の命に関わる責任の重大さを学ぶのに4年では短いくらいであった．また手術だけでなく術前検査から積極的に検査術者として関わるシステムは諸検査の本質を短期間で理解するのに最も適した教育システムといえる．

　4年の外科研修を終えた後の2年間は同病院の心臓血管外科チーフフェ

ローとして年間 150 例前後の全開心術の第一助手と術後管理．さらに月 1〜2 例の開心術執刀医を定期的に任されることで，上級医師との細かい技術の差を連日学べた極めて濃密な 2 年間であり，この 2 年間で「良い手術を見ていれば自分も外科医としてある程度のレベルまでは行ける」と確信することができた．

　三井記念病院外科の 6 年間で学んだ症例だけで当時の外科認定医，後の外科専門医，そして心臓血管外科専門医を取得するのには十分な症例数を蓄積できたのは同病院外科の研修システムを作り上げた諸先輩と根気よく指導してくださった上級指導医に心から感謝したい．

　多くの消化器系，乳腺・内分泌と肺臓器の手術を執刀させてもらい解剖も含め心臓以外の臓器への興味は増す一方で一時は心臓外科以外の道も考えたが，たとえ合併症のない素晴らしい手術をしてもその後の再発入院を経験する度，絶望感に襲われ，癌を外科医として扱う限界を感じ，心臓血管外科医として生きていくことを決めた．

　また，外科医 4 年目の時 New Orleans で開かれたアメリカ外科学会（American College of Surgery: ACS）を皮切りにアメリカの病院を見学してまわった．当時 Pittsburgh Medical Center で働かれていた豊田吉哉先生（現 Temple University），津久井宏行先生（現・東京女子医科大学）のお世話になり，大きな刺激を受けた．その後海外臨床留学を考え USMLE の勉強を始めた時期もあったが，日々の臨床業務に忙殺されまともな準備をするには至らなかった．

心臓外科医としての Career Building

　同病院でのチーフフェローも 2 年の契約であったため，2007 年さらなる可能性を求めて静岡市立静岡病院にお世話になることになった．当時毎年 350 例前後の開心術症例があり，その他にも腹部大動脈・末梢血管症例やペースメーカなど含めると 700 例以上の手術症例を抱えている非常に忙しい地域の基幹病院であった．ここでは幸い多くの症例に恵まれ特殊な難症例を除き 300 例以上の心臓・大血管症例を執刀させてもらった．

自分が定期的に執刀していく中で一番感じたのは自分の手術のクオリティであった．肩書上は「心臓血管外科専門医」になったものの国内の名だたる心臓外科医と比べた時，まだまだ一流とは言えるレベルではないと客観視していた．専門医取得年次にもよるが，手術技量含め外来からの治療プラン，術後管理を自身でTotal Managementできる本当の意味での「専門医」が執刀50例ではいささか寂しく感じる．

「本物の心臓外科医」とは

　当時自分なりに考える成りたい心臓外科医像があった．
　「私が手術で必ずよくしますから安心して受けてください」
　この言葉を少しの虚栄心もなく手術前不安に駆られている患者にかけてあげられる，そして期待される結果を難なく導き出すことのできる「本物の心臓外科医」であった．その言葉を言うだけの溢れ出る自信がなく，手術前説明でどうしても合併症が強調され伝わってしまいがちで，結果不安にさせてしまっていたことがあった．
　そんな自分との見切りをつける意味でも更なるbreak throughを常に探していた．どうすればそれができるのか．その答えは毎日飽きるくらい手術に入ってひたすら手を動かす集中的なトレーニングが必要だと．そして難しいと思われる手術も短時間で難なくこなしてしまう今まで出会ったことのないタイプの執刀医の存在について常々考えていた．
　そのチャンスを国内で得るのは難しく，どうしても海外臨床留学を考えざるを得ない．留学施設検討に当たり，手術症例数が遥かに多く，かつ今より高い手術のクオリティであることを再優先に考えた．そうなると米国とドイツ以外に自分の中では考えられなかった．

Prof. Schäfersとの出会い

　2010年多くの大動脈弁温存基部手術（Valve-sparing Aortic Root Replacement: VSARR）のChampion Dataを出していた世界的にも有名な

Prof. Schäfers が同年関西胸部外科学会のゲストとして招聘されていた．そこでの講演で年3回行なわれていた Homburg での手術 Workshop に参加する機会を得た．手術室内と Workshop での手術 Live を通して見たのはいわゆる Super Surgeon の手術だった．極めて抽象的な表現で恐縮だが，自身の言葉で表現するとそれは「観る者誰をも黙らせる手術」といったところであろうか．

　手術時間も日本で見てきたものの半分以下．出来上がりも完璧で治療戦略も理論的に明らかであった．また VSARR（Remodelling（Yacoub））手術という当時 David 手術に比べ日本では一部の施設でしか行なわれていない手術を短時間で終わらせ，しかも長期成績も David 手術に劣らない良好なものであった．これぞ探していた「本物の心臓外科医」だと思った．

　Homburg では当時國原孝先生（現・心臓血圧研究所付属病院）が働かれていた．アドバイスをいただきながら必要な書類の準備を進め，2013年1月ついに渡独することができた．書類の準備にあたり一番苦労したのが奨学金の取得であった．ドイツでは EU 圏以外からの医師は基本的に労働許可が出た後もドイツ医師免許がなければすぐに給料をもらえるわけではない．これは語学力の問題が一因にあると思われる．そのため Homburg においても，奨学金または日本からの給与証明がなければ労働許可を得ることができない．

ドイツで見た現実

語学試験合格まで

　ドイツに潔く渡ったものの正直ドイツ語はまったくの素人であった．大学教養時代に学んだという事実があるだけで，微かに覚えていたのは定冠詞の変化くらい．ほぼゼロからのスタートとなった．Homburg があるのが Saarland 州であったため，語学学校は大学からほど近い学生の街

MannheimのGoethe InstitutのIntensive Courseに入り語学勉強の毎日をスタートした．ここにはEU随一の経済大国ドイツでの大学，高等教育のほか，ドイツで何かしらの職を得ようと経済状況が不安定なEU諸国のみならず北中南米，中東，アジアなど世界中から目をギラギラさせた老若男女が集まっていた．

　労働申請をするのにドイツ語学試験が最も高いハードルとなる．

　医師がSaarland州労働申請時に求められるレベルは「CEFR B2 Level」（ヨーロッパ共通フレームワーク，Common European Framework of Reference for Languages；CEFR）．日本人には馴染みのない言葉だが，ドイツすべての大学や高等教育機関に入る時に受ける試験DSH（Deutsche Sprachprüfung für den Hochschulzugang）やTestDaFとほぼ同レベルと言われていた．また少し前のデータ比較になるが，英語で言うとTOEFL（Test of English as a Foreign Language）のスコア換算で87〜109点に相当する[1]．

　以前はB1で労働申請ができたと聞いていたがドイツに流入する多くの外国人医師を統制するため年々語学のハードルは高くなっていき，私が受験するときには最低でもB2．この体験記を書いている2015年2月現在も私が働くSaarland州ではすでに上記B2に加えてC1 Medicalというさらにひとつ上のレベルの習得を義務付けられるように変わっていた．ドイツが医療先進国かつ経済大国であるかぎり，職や高度修練機会を求めて今後も語学資格が難しくなることはあっても簡単になることはないであろう．ちなみにC1というのは語学学校の教師曰く「新聞を辞書なしで読めるレベル」とのこと．

　B2取得にあたり私の場合は1カ月の休憩を挟み計9カ月を要した．途中大きな挫折感を何度も味わいながらも何とか合格できたのは家族の支えとProf. Schäfersのもとで臨床医として手術の勉強をしたいという強い意思があったからこそと今では思う．

　余談ではあるがGoethe Institutはドイツ連邦共和国が認める最も理想的な語学習得環境を提供してくれる語学学校であるが，数ある語学学校の

なかでも検定試験が難しいということで有名であった．そのため試験のみ他の場所で受けるという輩もいたようである．また日本からドイツに行く場合，滞在延長ビザの下準備は必要ないがドイツに入国した日から 90 日以内に自分で当該外国人局に行き必要書類を揃えて Aufenthaltsbenehmigung（滞在許可）を申請する必要がある．この時に必要となるのがドイツ国内での保険と預金（奨学金）証明で，Goethe Institut に属している限り「ドイツにいる理由」となるもうひとつの書類を準備してくれる．

　Goethe の費用は高いが教育方針がシステマティック，かつ洗練されている．教師によってはすぐにドイツ語に馴染めないアジア人などにも適宜対応してくれ，ドイツ語知識のみならずドイツの歴史，ドイツ人思考などドイツで生活する上で最低限必要な知識にひと通り精通することができた．

労働申請
　晴れて B2 試験に合格しすべての必要書類が揃ったところで Landesamt für Soziales Saarland（ザールランド州保険局）に行き担当官と面接を行なう．必要書類については一言で言えないほど多いため保険局の HP を参照されたい（英文記載もある）[2]．以前は担当官の言うことひとつで必要な書類が増えたりすることがあると聞いていたためかなり身構えていたが，2013 年以降に赴任された現担当官はとても紳士的で必要書類が揃っていて要求を満たす内容であればすぐに申請の手続きに入ってくれた．

　医師労働許可は 2 週間ほどで下りたが，その後外国人局での滞在許可申請時担当官からなぜかケチがつき 2 カ月もかかった．滞在許可が延長できなければ大学病院との雇用契約は結べないため正式雇用とならず手術を毎日外から見学している日々が続いた．だがこの見学で Prof. Schäfers の手術のコンセプトや流れ，使う器具などを頭に叩き込みあらかじめ準備できた．

　2013 年 1 月に渡独し正式に大学との雇用契約を結べたのは 11 月の終わり．語学研修と申請準備期間含め労働開始までほぼ 1 年を要した．

以上述べた労働許可申請や滞在許可申請など役所の事務手続きに関しては 2013 年 10 月時の Saarland 州におけることであり，州や時期により異なる可能性があることをお断りしておく．

やっとドイツの医師に……

就労開始
　大学病院との雇用契約が済んで間もなく Homburg での臨床医としての仕事が始まった．開始時の身分は Gastarzt である．

　胸部心臓血管外科学は一般病棟 24 床，中間病棟 10 床，ICU10 床の計 44 床を回しながら主に術後管理を行なう．医師は Prof. Schäfers（以下 Chef）の他 Oberarzt（米国で言ういわゆる Attending Surgeon）が 5 人とその下に Assistantarzt が 16 人の計 22 人．Oberarzt は 8 割がドイツ人であるが，Assistantarzt は私を含め 6 割が非ドイツ人であり，主に EU 諸国からが多いが，アジア・中東・アフリカ・ロシアなど多岐にわたる．仕事仲間は日本より入れ替わりが激しく 1 年の間に同僚が何人も変わることは日常である．

　ドイツには，日本と異なり大学の医局というものが存在しないため，一度ある科に足を踏み入れても，そこから抜け出ることはなんら問題がない．

　2013 年の全手術数はざっと 1,800 例で人工心肺を使用した開心・大動脈手術は約 1,200 例であった．内訳は弁手術が 30％，冠動脈手術が 24％，それらの複合手術が 14％，大動脈手術が 18％である．また，先天性心疾患に対しても定期的に手術があり，その中でも新生児に対する Norwood や Jatene 手術，Fontan 手術など経験することができる．また日本では限られた施設でしか行なわれていないが慢性肺動脈塞栓症に対する肺動脈血栓摘除術は Chef の得意手術のひとつであり定期的に行なわれ今まででざっと 500 例を数える．マンパワーなどの問題もあり心移植はないが，年間約 10 〜 20 例の片・両肺移植手術も行なっている．

日本でも始まった経カテーテル的大動脈弁置換術（Transcatheter Aortic Valve Implantation: TAVI）だが，当科でも2009年より経心尖アプローチ大動脈弁移植術（Transcatheter Aortic Valve Replacement：TAVR）が定期的に行なわれ，日本で普及していないSutureless Valve Implantationも使われる．しかしながら小切開手術は基本的に行なわれておらず，アプローチは正中切開が基本となる．開心術の執刀医は教授が約5割で，Leitender Oberarztが3～4割．残りをOberarztで分けあっている．大動脈弁形成術（Aortic Valvuloplasty: AVP），VSARRが特に有名であり今やドイツ（ならぬEU）No.1の名医に執刀してもらうためドイツ国内を問わずEU諸国やロシア，中東，アフリカなどからも噂を聞きつけ患者がやってくる．
　朝6時半からICU，HCU（High Care Unit），一般病棟の順に回診を行ない7時半から麻酔科，人工心肺技師との合同カンファレンスで本日の手術症例6～7例について担当医がプレゼンテーションを行なう．手術は8時30分執刀開始でChefがいる日は毎日最低4例彼自身が執刀し，

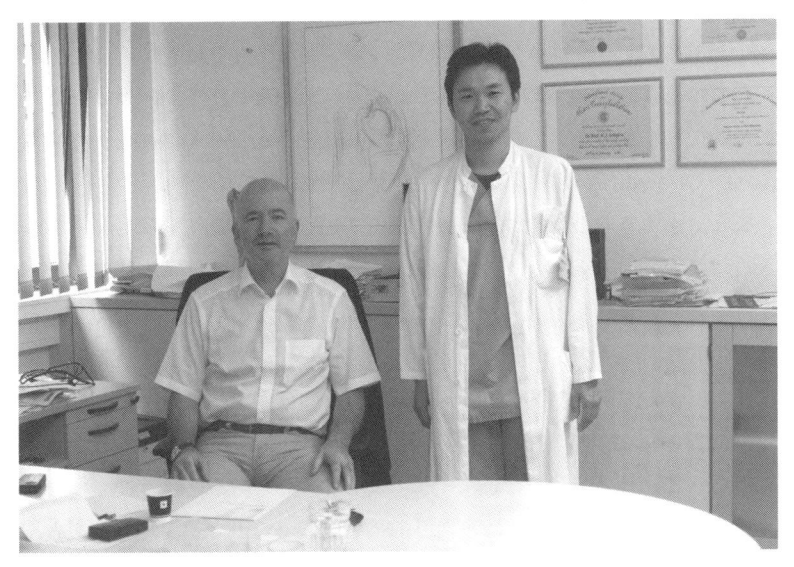

▲ Prof. Dr. med. Hans-Joachim Schäfersと教授室にて

2〜3室ある手術室を効果的に使い4例目の主要部分はほぼ2〜3時には終わっている．手術が早いのは先にも述べたとおりだが，麻酔科との連携がよく，止血中に麻酔準備室で次の患者が挿管されて待っているため，開閉胸担当医にも確実性と迅速さが求められる．

　麻酔科との連携以外にも Chef の手術器械の好みや器械の使用順序など手術室スタッフすべてに浸透している．また器械台に載っている器械の数が日本に比べて圧倒的に少なく極めてシンプルに感じる．執刀医の場所に Chef 以外が立っても基本出てくる器械の順序が一緒なので，Chef と同じようにやるかぎりは何も言わなくてもほしい器械が同じように出てくるのは外科医として働きやすいことこの上ない．ここでは1日6例を就業終了時間の午後4時までに効率よく終わらせる仕組みが確立されており，手術の早さ以外にも日本が見習うところは多いだろう．

　ちなみに Homburg で有名な日本語は「サムライ」「ハラキリ」「ヤクザ」「ユビキリ」「カロウシ（過労死）」で，手術中 Assistantarzt が何か失敗をするとこれらの言葉を上手に絡めた「指導」が Chef から入る．

Assistantarzt の毎日と専門医教育システム

　Assistant はその名の通り基本的に手術の助手をし，中間病棟と一般病棟の術後管理を行なう．集中治療室は専属の若手心臓外科医が2人常在し，Chef，Oberarzt との相談の上で集中管理を任されている．

　また，当たり前の話ではあるが卒後1年目であろうが10年目であろうが役職名が同じ Assistantarzt であれば求められるものは基本的に一緒．とは言えいきなりドイツ人と同じようにはしゃべれないし，ある程度日本での質の高い臨床経験をしてからの渡独ということもあり，就業開始後暫くしてから Chef の開心術に1日2件，週10例第一助手として継続して参加できた．年間400件以上の質の高い手術に毎日参加することが可能になった．

　海外で臨床研修する上では当たり前のことかもしれないが，母国でどんな手術をどれだけやったと言って胸を張って来ようと，Chef の前でその

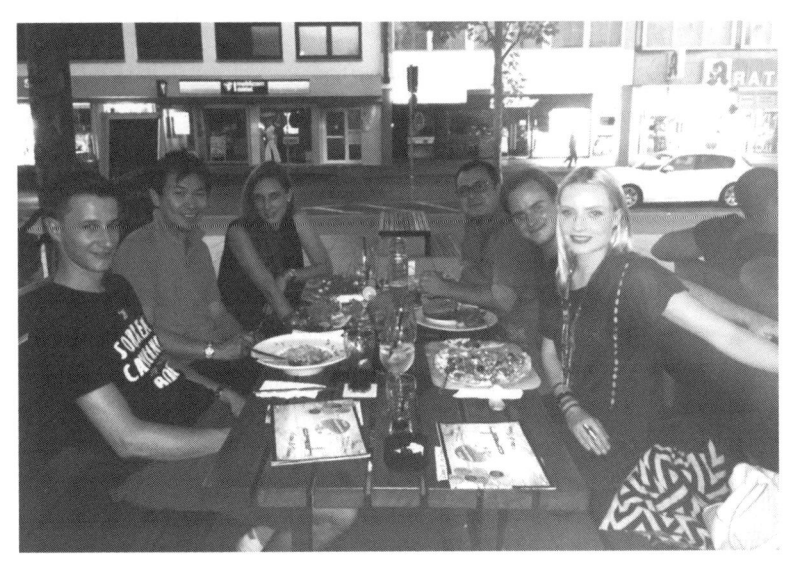

▲たまの同僚との食事は大切なコミュニケーション・ツール

　時々に課されたTaskを期待通りにこなせなければいつまで経っても第二助手のままで，開閉胸すらまともに任されない年数を経た同僚もいる．チャンスはそう多くないがここぞというアピールチャンスを確実にものにすべく日頃から訓練とイメージトレーニングを怠らない．
　1日2例の手術に入って病棟に戻ってくると，前日手術を受けてICUから病棟に戻ってきた患者，翌日の手術患者，そして翌日退院していく患者などに対する諸検査評価，回診，手術説明と検査確認，そして退院報告書作成などを行なう．また，Assistantarztとして週1〜2回の夜間当番と月2回の週末当番をこなさなければならず，特に週末はOberarzt 1人，Assistantarzt 1人，ICU当番1人だけで入院患者の回診，他科往診や緊急手術をこなすための殺人的な忙しさとなることが多い．
　患者の手術を実際に執刀するのは開心術では基本的にChefまたはOberarztであるが，ドイツ医師免許（Approbation）を取得後は私にも開心術執刀機会がまわってくるようになった．日本では大動脈弁閉鎖不全症に対する大動脈弁置換術（Aortic Valve Replacement：AVR）が若い医

師の初めの執刀症例になることが多いと思うが，当科では多くが Chef の AVP にまわるため石灰化のない大動脈弁閉鎖不全症例が弁置換の適応となるケースは皆無である．術中検討で AVP の適応外となった弁置換症例をまだ結紮も十分にできないような若手医師と 2 人で引き継ぐこともしばしばであった．

　ドイツ心臓血管外科専門医試験は，1 年間の Intensiv 業務，最低 6 年間の規定研修年数と執刀手術数（人工心肺手術 150 例）などをクリアした後，医療行政を担当する管轄医師会の専門医選考委員会において口頭形式にて行なわれ，医師としての適性も厳しく審査される．このような厳しい試験を経て初めて専門医（Facharzt）になることができ，給与面でも優遇される．

　また，ドイツでは昔は異なっていたが，現在胸部心臓血管外科希望者は初めからその仕事のみに専従するため，若い医師が専門分野以外の全身臓器の素養を吸収する機会に乏しい．これは一般外科 4 年間の集中トレーニング後に心臓外科を選択した私にとってはとても寂しく感じた．

ドイツ医師免許（Approbation）

　ここでは 2014 年 1 月から大幅に改定されたドイツ医師国家試験について私の知るかぎり詳しく書いてみたいと思う．

　ドイツ国は 16 の Bundesland（州）から成る．私が働く Saarland 州はフランスと国境を接する小さな州で，第二次世界大戦後はフランスの管理下にあり 1957 年に住民投票によってドイツへの復帰を選択した．当州には 5 つの Landkreis（郡）と郡と同等の都市連合（Stadtverband）から成る．郡のひとつ Homburg に私どもの大学病院（ザールランド大学）がある．大学病院がある都市のなかでは Homburg はドイツで最も小さな都市である．

　Bundesland によって多少の差があるのかもしれないことを前置きしておく．Klinik のある Saarland 州では労働許可を得てから 2 年間の間にド

イツ医師免許（Approbation）を取得することが義務付けられている．この免許を取得すればドイツの正式医師となり，労働許可の有無にかかわらずドイツ国内での滞在許可を得ることが可能で，ドイツの医師免許はEU内すべての国で通用する．この試験は2年間に3回受けるチャンスがあり，初めの1年間に2回，2年目に1回ある．

　2013年までのApprobationはある程度ドイツ語が話せれば正直それほど難しくないと聞いていたのだが，2014年1月からドイツ全土で統一され試験内容が大幅改定されることになった．ドイツで医師として働くのだから医師免許を取得するのは当然という意見はごもっともである．しかし，以前はもっと簡単だったと聞かされるといささか損をした気がするものである．

　運よく（？）私は大幅改定後のドイツ医師国家試験受験第一期生となった．試験対象範囲は内科・外科一般，放射線防護，輸血学，法医学，薬理学で，午前9時から始まり午後6時まで．試験は4人1組，すべて口頭試問で行なわれる．試験担当官は外科，麻酔科，循環器内科の教授またはチーフドクターの3人で，内科または外科の担当患者をくじ引きで決め制限時間内に担当患者の紹介資料を作成，提出後，担当官と患者の前で患者紹介を行なう．この際A4で2〜3枚にまとめ上げた患者資料を暗記しなければならない．対象患者は急性心筋梗塞から急性腹症，脳梗塞，外科手術後化学療法患者など様々である．

　患者紹介後に各担当官との主に診療技術（聴診，打診，視診）や問診構築上で大切な点，当該疾患治療上の注意点や鑑別疾患などについての質疑応答を行なう．4人の診療実技が終了した後は会議室にこもって担当官3人と受験者4人が面と向かって対峙し，受験者1人ひとりに一般的な質問から踏み込んだ治療方針まで主に内科，外科，輸血学，法医学についての質疑応答を約2〜3時間行なう．試験はすべてドイツ語で行なわれる．

　私はHomburgでの労働開始後6カ月で一度受験．医療ドイツ語にいまだ慣れておらず1回は失敗したが，その6カ月後に行なわれた2回目で合格し，正式なドイツの医師となることができた．

試験後の総括で担当官が強調していたのは視診，問診，聴診，打診などの基本診療技術の重要性で，「検査機器がない小さな診療所で患者を診ることになっても困らないよう修得するべきこと」であった．医療先進国ドイツにあっても高度検査機器に頼らない医師の根底となる基礎診療技術を叩きこまれたのは，若干忘れかけていた本来あるべき医師像を思い出すよいきっかけであった．

　今後も同じような試験内容で行なわれるかは分からないが，医学ドイツ語に慣れるためにも試験合格にはそれなりの準備期間が必要と考える．1日2件の手術後病棟での仕事を終え，夕食後子どもたちを寝かせた後に試験の準備をしつつ翌日の症例の準備も行なう．私自身ドイツ語に不慣れだったこともあり，この時が最もハードな期間であった．ドイツ医師資格を得れば法律上通常の医師としての給料を雇用側は支払わなければならないので，基本的にはそこで低収入生活から抜け出すことができる．やはり外国で医師としての給料を得るということはそれほど簡単なことではない．

Homburgでの将来像

日本とドイツ──心臓外科医環境の差──

　Homburgで働くようになり，同僚や見学に来たゲストに必ず聞かれるのがドイツと日本の心臓外科医の現状比較である．心臓外科領域で最も大きな違いは施設と専門医の数．そして根本的に医療制度が異なる．日本は山岳地帯が多い島国であるため単純比較はできないが，両国の国土面積はほぼ同じである．

　少し前のデータになるが，ドイツは施設数82，心臓外科専門医数は約1,000人である．対して日本は施設数539，専門医数は2,700人（現在は約1,800人）．日本での年間の全症例件数は約5万5,000といわれ，単純計算すると専門医1人あたり20例という少なさである（ドイツは約100例）．

多くの施設により患者配分を行なう状況から施設数当たりの患者数，専門医当たりの患者数が少なくなってしまう．

病院の数が国によって厳しく管理されているドイツでは心臓病センターであれば人口 100 万人に対して 1 施設と決められていて，ドイツの医療制度の根本には「質のよい医療は量をこなして初めて生まれる」という思想がある．日本胸部外科学会においても日本の問題点は明確で，「施設集約化」を掲げた改革運動は始まっているにもかかわらず，いまだに大都市など新たな心臓外科クリニック開設が認可されているのは理解に苦しむところである．

日本のトップにいる心臓外科医の腕が世界と比べて劣っているとは思わない．けれど，日本には欧米に匹敵するような症例数のある施設が少ないため，十分な症例経験を積むのに欧米に比べて長くかかってしまう．それと施設ごとの症例数が日本の場合米，独などと比較すると圧倒的に少ないため，世界的にインパクトの強い論文がどうしてもアクセプトされにくいという現状がある．

そして医療制度でも日本と大きな違いがある．膨大な累積赤字を掲げて崩壊寸前にある日本の保険医療をみると，ドイツが改革の道をたどってきたように「バジェット制」や質の高い「ホームドクター制」など抜本的な改革が必要とされている．

なぜ Homburg なのか？

先に述べた通り，私の場合，今回の留学の最大の目的は Homburg の Chef による世界トップレベルの手術を修得することであった．Homburg で，Chef のもとで学ぶことに意義があったわけである．

ここで簡単に Prof. Schäfers について書かせていただく．

Hans. Joachim. Schäfers は，第二次世界大戦後米国システムで設立された Hannover 医科大学で，1982 年 Elephant Trunk 法というユニークな術式を考案し大動脈外科の歴史に名を刻んだ Hans.G.Borst 教授のもと，胸部心臓血管外科勤務の後ザールランド大学胸部・心臓血管外科学の主任

教授に 1995 年，当時 38 歳という若さで就任している．畏敬の念で皆から Chef と呼ばれた．

Homburg の最大の特徴はドイツで（おそらく EU 内でも）最も多く AVP，VSARR（Remodelling）を行なっている施設である．2015 年 1 月の時点で症例数は単独大動脈弁形成術 746 例，Remodelling は 850 例，弁形成＋上行（部分弓部）AVR435 例と過去の Reimplantation などすべての AVP を含めると 2015 年 1 月時点で 2,073 例を数える[3]．この数字は米国を含めても世界でもトップクラスの数で世界中から多くの名声を得ていて，その手術を一目見ようと教授の手術がある日は誰かしら世界各国から心臓外科医が見学にやって来る．Chef の年間心臓手術症例は平均 700〜800 例の間で，その他に肺手術など胸部外科も行なう．Chef の功績はなんといっても多くの解剖学的基礎データと臨床成績を集積，比較し，大動脈弁基部複合体の morphology を明確にすることで，一昔前は一部の優れた外科医だけが行なっていた大動脈弁形成手技を単純化し，高い再現性を実現したことであろう．

日本では多くの施設で Reimplantation（David）手術が行なわれていたが大動脈遮断時間が約 2 時間 30 分〜3 時間かかっていた．しかし Chef による Remodelling は平均遮断時間が 50〜60 分と極めて短く長期臨床成績も David 手術と比べてもなんら遜色のない良好なもので，初めに見たときに感じたのは何より Neo-Sinus Valsalva の出来上がりの美しさであった．

私自身日本では多く Reimplantation を見てきたが弁の開放運動など解剖学的にみても Remodelling のほうが構造上より生理的ではないのかと常々考えていた．また早くできれば手術侵襲も少なく，大動脈基部手術が大動脈弁手術の延長のような感覚で行なえていることも大きな魅力のひとつであった．

そして多くの名医に共通して言えることだと思うが，再手術も格別に上手で早い．

癒着を損傷なく剥がすところから初回手術と同じような視野を確保する

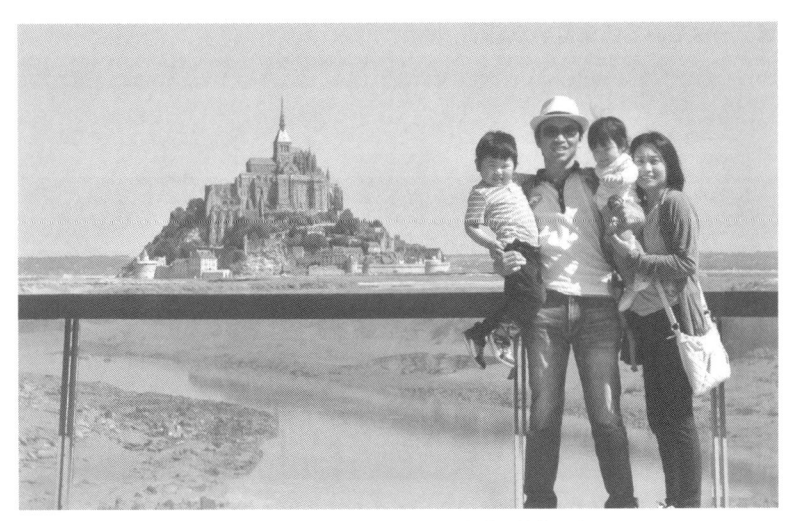

▲家族とヨーロッパ中を気軽に旅行できるのがドイツ留学の最大の楽しみ

までのステップに無駄がなく，初回手術症例よりも多少時間はかかるものの損傷がないため無駄な止血時間が極めて少ない．常々上手な外科医というのは，無駄がなく手はゆっくりでも1つひとつの手技が正確で結果的に短時間で効率よく終わらせることができると聞いていたが，まさにその通りの外科医であると思う．Chefは手術外では極めて紳士的だが，手術中は「理想的な手術」への激しい情熱と120%の集中力をもって臨む．そのため集中力の欠けた助手や手術についてこられない助手が他の外科医と入れ替えられることはHomburgではあまり珍しくない．

また弁形成手術を多く行なう上で必ず頭に入れて置かなければならないのが再手術である．再手術のリスクを最小限にする外科医の技量が弁形成術という治療の根底を支えていることを痛感させられる．さらに日本と違うところは再バイパス手術が比較的多い．ドイツの経皮的冠動脈形成術（Percutaneus Coronary Intervention：PCI）とバイパス手術の割合は世界的標準の3対1で，また医療費抑制の観点から3回以上のPCIには制限が付されている．日本のような極めて積極的なPCIはあまり見かけない．

Homburgでも日本と同様，弁やバイパス，大動脈などの複合手術を行

世界トップレベルを肌で感じる……chapter 9　　153

■データでみる臨床留学の実際　※件数はいずれも概算

	留学前（2005〜2012.12）	留学先（2013.11〜現在）
執刀数	380	10*
前立ち	1,000	600

＊Vasvular Surgeryを含む

<table>
<tr><th colspan="2"></th><th>留学前（2005〜2012.12）</th><th>留学先（2013.11〜現在）</th></tr>
<tr><td rowspan="5">内容</td><td rowspan="5">手術（症例）の</td><td>ASD　　　　　　　10</td><td>ASD　　　　　　　—</td></tr>
<tr><td>AVR　　　　　　　50</td><td>AVR　　　　　　　10</td></tr>
<tr><td>CABG　　　　　　80</td><td>CABG　　　　　　—</td></tr>
<tr><td>MVR　　　　　　　20</td><td>MVR　　　　　　　—</td></tr>
<tr><td>TAR　　　　　　　10</td><td>TAR　　　　　　　—</td></tr>
</table>

ASD: Atrial Septal Defect　AVR: Aortic Valve Replacement　CABG: Coronary Artery Bypass Grafting　MVR: Mitral Valve Replacement　TAR: Total Arch Replacement

なうが，再手術例を含めても120分の遮断時間を超える症例を見ることはまずない．いかに無駄なく必要手技をこなすか順序がすべて一様であることが特徴である．

更なるチャンスを求めて

「よい外科医に成るにはまずよい手術を見ること」．これは研修医時代のオーベンからいただいた言葉．今でもこれは120％正しいと思っている．よい手術を真似られるかどうかは本人次第で，後は執刀のチャンスが来た時に胸の内に秘めていたオペレーターへの強い情熱を一気に爆発させ（つつも頭は冷静に），良好な転機に患者を導かなければならない．

ドイツに渡り早2年が過ぎた．外科医としては多くのよい手術を見れば見るほど自分自身でそれを実践したいという思いが強くなる．母国日本が恋しいという思いは正直それほどない．ドイツ国内，ここHomburgでも定期的に開心術を執刀するのは基本的にOberarzt以上である．Oberarztになるには原則ドイツ心臓外科専門医（Facharzt）の認定を必要とする．ただ，すべての専門医が十分な執刀チャンスを得られるかというと現実はそうでない．せっかくドイツのHigh Volume Centerに来たのだか

らOberarztとして1日2例以上の開心術執刀を任され，患者からの満足が得られる外科医になりたいと思う．そのためにはまずドイツで専門医になり，日々爪を研ぎながら虎視眈々とOberarztのポジションを狙える存在にならなければならない．

新たな自分の「物差し」を手に入れる

　留学には人それぞれ明確な目的がある．大切なのは行く時期と場所．名うての外科医のもとに行くのであっても自分の目で手術技量を客観視し，日本と比べて具体的にどんなチャンスを得られ，その結果どのような手技が習得できるのか，ある程度見極めることが肝要だ．そして何よりここで学んだものをいつか日本に戻って患者に還元するという強い決意である．

　留学は本人だけで決められるものではなく，家族，医局人事，留学先のポジションの空き，語学試験結果などに左右され，それらを乗り越えてもまた別な壁にぶつかるだろう．多くの諸先輩が海外留学の意義として文化・習慣の違い，言葉など，異文化の中で地に足をつけて生活することの難しさについて書いている通り，日本では体験しない困難が伴う．

　せっかく海を渡ったのだから，その国の文化や生活に対して敬意を払い，その国の人々と交流をはかることで新しい価値観を学び，広い世界に目を向けられるような，新たな自分の「物差し」を手に入れることができるだろう．新たな「物差し」で日本を振り返って見れば，今まで見えてこなかったものが見えてくるかもしれない．

　過去も現在も，海外臨床留学の道は長く険しく，こうした諸問題を乗り越えるエネルギーを持ち，目標まで決してあきらめない情熱によってはじめて多くの人との出会い，未知の世界の発見があり，多くのことを学ぶことができると思う．本稿が読者の皆さんの留学のヒントになれば幸いである．

［参考文献］
1）Educational Testing Service：Compare TOEFL Scores.
　　https://www.ets.org/toefl/institutions/scores/compare/
2）Landesamt für Soziales Saarland
　　http://www.saarland.de/landesamt_soziales.htm
3）Reexamining remodeling：Schäfers HJ, Schmied W, Takahashi H, Miura Y, Kunihara T, Aicher D, J. *Thorac Cardiovasc Surg*. 2015 Feb;149（2 Suppl）:S30-6. doi: 10.1016/j.jtcvs.2014.09.048. Epub 2014 Sep 18.

chapter 10

2年間のドイツ留学が私をかえた

田畑美弥子

埼玉医科大学国際医療センター心臓血管外科

北海道出身
1998年　日本医科大学医学部医学科卒業
同　年　同　　第一内科研修医
1999年　同　　第二外科入局
2000年　日本医科大学附属千葉北総病院胸部外科助手
2002年　東京女子医科大学附属第二病院（現：東医療センター）心臓血管外科助手
2004年　順天堂大学心臓血管外科助手
2007年　埼玉医科大学国際医療センター心臓血管外科助教
2012年　ジャーマンハートセンター・ミュンヘン（Deutsches Herzzentrum München）クリニカルフェロー
2013年　埼玉医科大学国際医療センター心臓血管外科講師
e-mail: m_tabata@saitama-med.ac.jp

●はじめに●

ドイツで臨床留学をするのは簡単ではない．語学試験から医師免許の取得と難関を越えなければいけない．その後もドイツ語でのプレゼンテーションや患者とのコミュニケーションなど困難は多々ある．それらを乗り越えた先には世界をリードする心臓手術の経験，同僚との友情や上司との信頼関係など得られるものは計り知れない．

ドイツ留学への第一歩

Tenderich 教授との出会い

　女性なのになぜ心臓血管外科医になったのかと聞かれることが多い．そもそも私は医学部のころ心臓の勉強だけは好きだったので，当初循環器内科を選択した．ところが循環器内科で受け持った患者の手術に立ち会って感銘を受けた．執刀医，助手，麻酔科医，看護師，臨床工学士，手術室のすべての心が手術台の上の命に向かっていた．こういう治療を自分もしてみたいと心臓血管外科の道を進むことに決めた．

　心臓血管外科医を目指す医師のなかには学生や研修医の頃から海外留学を計画している人も多いだろう．しかし，語学力やコミュニケーション能力が高いと言えない私は海外留学をあまり具体的に考えたことはなかった．医学部卒業後8年経過し，心臓血管外科専門医を取得し，学位を取得した頃から次のステップとしての留学を考えるようになった．なぜ留学か，留学して何を学びたいかという明確な答えはなかった．ただ，留学を経験した先輩は必ず，留学は絶対にすべきだと言う．経験してみないとわからない何かが留学にはあるのだろうと思った．

　ドイツ留学を決意したのは所属先の埼玉医科大学国際医療センターと交友関係のあるルール大学ボーフムの Tenderich 教授の来日がきっかけだっ

た．当時，ドイツでは冠動脈バイパス手術（Coronary Artery Bypass Grafting: CABG）の内胸動脈グラフトの採取に超音波メスによる Skeletonizartion 法があまり普及していなかったため，私にドイツに来て手伝ってくれないかというのだった．

語学試験に合格するまでの 8 カ月

　2011 年，卒後 13 年目の時にドイツへ渡った．ドイツで臨床を行なう資格を得るためにはドイツ語の検定試験に合格している必要があった．しかし語学試験に合格してさえいれば日本の医師国家試験の資格で医師免許を得ることができる．そのため Goethe Institute というドイツ語学校へ入学した．A1 レベルから始まり目標の B2 レベルの終了まで最短でも 6 カ月はかかると言われ気が遠くなった．

　ドイツの大学教授の後ろ盾があり，受け入れ先の病院も決まっているのだからと簡単に考えていたが，語学試験合格までの道のりは遠く何度もくじけそうになった．その間 Tenderich 先生がゲスト医師として招いてくださったので，病院を訪れ手術に入ることができた．そのたびに，なんとしても語学試験に合格してドイツでの医師免許を得るのだと志気を奮い立たせた．病院では若い医師たちも気持ちよく受け入れてくれた．ゲスト医師として手術に入り，超音波メスによる内胸動脈採取の手伝いをしたり，人工心臓の植え込みを勉強させてもらったりしてモチベーションは高まった．

　ドイツ語学校で 5 時間の授業の後，自習室でさらに 5 時間自習し，土日も図書館へ通ってドイツ語の勉強に明け暮れた．6 カ月後に B2 レベルのクラスが終了し，いよいよ Goethe Zertifikat B2 の試験を受験した．しかし結果は不合格だった．一度で受かる人は少ないとは聞いていたが，何度受けても合格せず，臨床留学を断念した人もいるという．

　このままゲスト医師として過ごすのでは手術に入ることはできても執刀まではさせてもらえない．目標はドイツの病院に正規の職員として就職することだったので，何度でも試験にチャレンジするしかなかった．

Lange 教授との出会い

　そんな折，世界屈指の心臓外科医であるジャーマンハートセンター・ミュンヘン（Deutsches Herzzentrum München）の心臓外科教授 Lange 先生に面会する機会を得ることができた．ジャーマンハートセンター・ミュンヘンといえば，年間 3,000 例以上の手術を行なうハイボリュームセンターで，それまで私が日本で経験したことのなかった低侵襲小開胸手術や経カテーテル的大動脈弁置換術（Transcatheter Aortic Valve Implantation：TAVI）を多く行なっている施設だ．

　自分の能力の限りのドイツ語で，世界の心臓血管外科をリードするドイツで最新の心臓外科治療を学び，技術身につけたいというようなことを夢中で語った．Lange 先生は，今の語学力があれば十分に働けるから，是非自分の施設に来なさいと私の受け入れを承諾してくれた．

　渡独して 8 カ月後，ついに Goethe Zertifikat B2 の試験に合格することができた．さっそく Lange 先生のジャーマンハートセンター・ミュンヘンへ報告に行き，バイエルン州当局に医師免許の申請を提出した．

医師免許を取得にいたる 6 カ月

　これでやっと念願かなってドイツでの臨床留学のスタートに立てると胸が高鳴った．医師免許の申請をしてから認可を得るまで 2〜3 カ月かかると聞いていたが，これが容易ではなかった．外国人が就職するためには様々な書類を提出しなければならないが，提出した書類に不備があるというのだ．ここから州当局担当者とのやりとりが始まった．

　不備の内容を知らせるメールは当然ドイツ語なので解読に時間がかかる．なんとか理解してメールで返信するが，その返事を 2 週間以上待たされることもあった．自分のドイツ語の能力が低いためとはいえ，このやりとりにやきもきする日々が延々と続いた．病院の担当の方や，書類の翻訳をお願いしたドイツ人翻訳者の方に間に入ってもらい，申請から 6 カ月後にようやく Approbation いわゆる医師免許を手にすることができた．

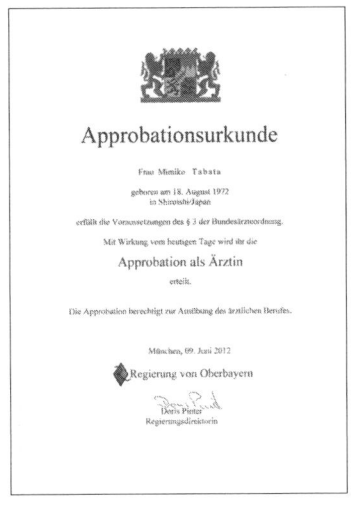

▲筆者が取得した Approbation

ジャーマンハートセンター・ミュンヘンでの経験

新任医師の苦悩

　こうしてジャーマンハートセンター・ミュンヘンへの就職が決まった．世界屈指の心臓センターに日本からの最初の留学者として赴任する．期待は大きく膨らんでいた．はじめの3カ月間は病院の職員寮を借りることができ，その間にアパートを探すことになった．

　病院での初日は事務手続きや役所への書類の提出などで終えた．翌日よりいよいよ勤務が始まった．朝は7時15分からのカンファレンスで始まる．語学試験に合格したといっても画像を見ながら症例についてようやく理解できる程度だった．医師になって14年目にして自分をとても小さく感じた．

　手術室はハイブリッド手術室と小児心臓手術室を含めて5ルームあり，開心術はTAVIを含めて1日に7例から多くて13例行なわれる．当日の

2年間のドイツ留学が私をかえた……chapter 10　161

手術予定表に手術チームのメンバーが書かれており，通常は1日2～3例の手術に入る．手術中は言葉が不自由でも手を動かしていれば仕事になるので楽しかった．

　CABGグラフトの大伏在静脈の採取はすべて内視鏡で行なうが，私は日本で経験したことがなかったので内視鏡の操作は難しかった．ずっと年下のレジデントがとても上手に内視鏡を扱うので，彼らに教わりながらグラフトの採取を行なった．その代わりと言ってはなんだが，内胸動脈の採取は私が教えた．それまでSkeletonizartion法はあまり行なわれていなかったが，私が採取した内胸動脈をLange先生にも気に入ってもらえた．

　問題は手術以外の仕事だった．ある時，翌日の手術予定表の自分の名前の横に小さな＊印がついていた．なんの印だろうと思いながら，誰か教えてくれるだろうとそのままにしてしまった．翌朝のカンファレンスで自分が入る手術の患者のプレゼンテーションをしなければいけなかったことがわかった．準備もせずにドイツ語でプレゼンテーションをできるはずがなく，赤恥をかくことになった．

　その日の手術を終えると，小児心臓外科教授Schreiber先生から声をかけられた．「君は新任なのだから一日に何百回でも質問をしなければ仕事ができるようにならない．待っていても誰も教えてくれないが，聞けば誰だって教えてくれるのだから」．そう言われてガーンと後頭部を殴られたような気がした．そうだ，ここは日本ではないのだ．その日から誰かが教えてくれるだろうという考えは捨てた．

　翌日の予定表にも＊印があった．患者の診療録を読み，プレゼンテーションの原稿を書くのに辞書を引きながら2時間はかかった．翌朝のカンファレンスでプレゼンテーションを行なった．自分のドイツ語を理解してもらえたかはわからない，ただその時間が過ぎてくれさえすればよかった．

Voss先生からの指名

　自分の会話能力の低さはわかっていたので，それからは週2回仕事の

後夕方7時から9時までのドイツ語学校に通うことにした．何日か過ぎたころ，成人心臓外科のリーダーであるVoss先生の手術の助手をしていると，Voss先生が私にこのあと心囊ドレナージの手術があるから執刀するようにと言ってくれた．執刀医と聞いてまず気になったのが，患者への説明と手術記録のことだった．しかし患者への手術説明はさせられないと思われたのだろう，他の先生が説明しておいてくれた．

　手術は問題なく終わったが，問題は手術記録だった．Voss先生が察してくれたのか，手術の後ディクテーションルームに私を呼んだ．コンピューターを開くと，ここに自分の手術記録が入っているからと言ってVossと名のついたフォルダを見せてくれた．術式ごとに整理されて手術記録が保存されている．これからはいつでもこれを見て手術記録を書けばいいと言ってくれた．その後に付け加えて「君のドイツ語は完璧だよ．プレゼンテーションもわかりやすい．自分が日本へ行ったとしたらこうはできないだろう」．そう言ってくれたのでお世辞とわかっていても嬉しかった．手術が天才的にうまくて，仲間からの信頼も厚く，他人の身になって考えられる心臓外科医に初めて出会った気がした．

　それからも朝のプレゼンテーション，上司からの指示，同僚との会話，間違いのないように仕事をこなすことに，不安と緊張の毎日を送った．手術前の消毒から，患者移送までどんな小さな仕事も手を抜かずに行なった．Voss先生はできるだけ自分の手術の助手に私の名前を書いてくれた．特に私がドイツで学びたいと言っていた低侵襲小開胸僧帽弁形式術の際にはいつも私を助手にしてくれた．

　Voss先生とは相性がよかったのか，何度か助手を務めるうちに手術はとてもテンポよく進むようになり，手術室ナースや麻酔科医からも，気持ちよく仕事ができると言ってもらえた．Lange先生が最も信頼を置くVoss先生からよい評価を得られたことでLange先生からも周囲のスタッフからも徐々に信頼を得られるようになった．

ドイツでの執刀

　そして赴任後1カ月目からLange教授から執刀の許可を得た．ドイツでの1例目の開心術は大動脈弁置換術（Aortic Valve Replacement: AVR）だった．手術室のナースはとても慣れており，私の手技を見ながら次々に器械が出てくるので手術はとてもスムーズに行なえた．人工心肺の技師も的確に声をかけてくれた．麻酔科医，助手の先生の協力により問題なく手術を終えることができた．念願のドイツでの開心術の執刀はどんなに緊張することかと想像したこともあったが，いざその場に立ってみると肝が据わるのか平常心で行なうことができた．患者の経過も良かったので翌週も執刀の機会を与えられた．

　その頃から夜間と休日のオンコール当番も始まった．緊急手術は執刀医とオンコール医師の2人で行なう．CABGの際の内視鏡下グラフト採取は相変わらず苦手だった．時間がかかってしまい術者を苛立たせたり，時には病棟当直をしているレジデントと交代させられたりと悔しい思いをした．

　それでも週に1〜3例の手術を執刀させてもらえるようになり，慣れてくると患者への手術説明も自分で行なえるようになった．初めは私の説明で理解してもらえるか，私が説明したことに不満を言う人がいないかなど不安だったが，ほとんどの患者は日本人の私に友好的に接してくれた．あらかじめ内科医から手術の内容を聞いていたり，インターネットなどで勉強していたりする人も多く，説明内容もわかってもらえた．

　手術記録は当初2時間近くかけて記載した．慣れてくると30分くらいで書けるようになった．複雑な手術や1日に2例執刀した日は夜遅くまでかかった．半年が過ぎたころから，レジデントたちから手術手技や検査所見などについて質問されるようになった．ドイツ人の先輩よりも質問しやすいのだそうだ．

　こうしてCABG，低侵襲小開胸大動脈弁置換術，弁形成術，大動脈基部置換術，そして目標であった低侵襲小開胸僧房弁形成術までを執刀することができ，1年間で90例執刀，500例以上の心臓手術に参加し学ぶこ

とができた.

病院外での時間

　仕事以外の時間はというと，ドイツではオン・オフがはっきりしていたので時間を自由に使うことができた．夜間の患者の管理は完全に当直医の責任で行なわれることになっており，日本の流れで手術が終わって遅くまで病院にいると，明日も手術があるのだから早く帰るようにと急かされた．

　夜は家で食事をとったりくつろいだりする時間が十分にあった．時には同僚と食事に出かけることもあった．ドイツの夏は9時半ごろまで明るいので，仕事の後でビアガーデンへ行くと明るい時間からお酒を飲んでいる感じが妙に楽しかった．

　アパートはドイツ語学校で知り合ったオーストラリア人の友人と同じ所に部屋を借りることができた．彼女はとても友好的で，ドイツ人と婚約しており結婚式にも招待してくれた．休みの日は彼女らと一緒にサッカー観

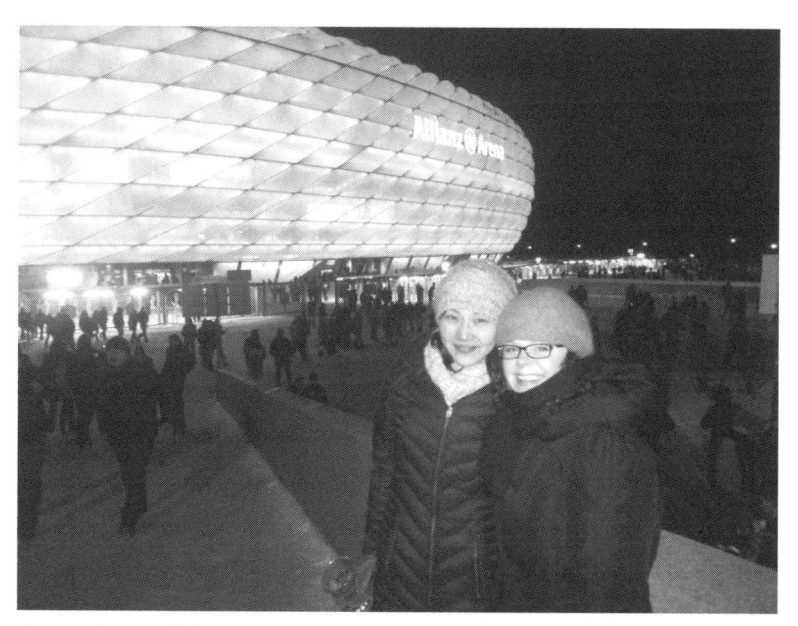

▲友人とサッカー観戦へ

■データでみる臨床留学の実際　※件数はいずれも概算

	留学前 (2000〜2010.12)	留学先 (2012.9〜2013.8)	留学後 (2013.9〜現在)
執刀数	173	91	171
留学先（2012.9〜2013.8）での手術（症例）の内容	AVR (conventional)　　　7 AVR (partial)　　　　　　8 AVR + AsAo + Myectomy　1 AVR + AsAo plication　　2 AVR + AsAo repl　　　　4 AVR + MAZE　　　　　　1 AVR + MVR + Myectomy　1 AVR + Myectomy　　　　5 Bentall　　　　　　　　4 Isolated CABG　　　　　20 CABG + AsAo　　　　　2 CABG + AVR　　　　　5	CABG + AVR + TAP + MAZE CABG + MVP CABG + MVP + TAP + MAZE MVP (conventional) MVP (MICS) MVP + MAZE MVP + TAP MVP + TAP + MAZE MVR Myxoma Myxoma + AsAo TVR	1 3 1 5 2 5 5 3 3 1 1 1

AVR: Aortic Valve Replacement　CABG: Coronary Artery Bypass Grafting　MICS: Minimally Invasive Cardiac Surgery　MVP: Mitral Valve Plasty　MVR: Mitral Valve Replacement　TAP: Tricuspid Annuloplasty　TVR: Tricuspid Valve Replacement

戦や美術館，映画などに一緒に行ったりした．休暇は年に6週間とることができるので休みを利用してドイツ国内外に旅行することもできた．

留学は大きな山のようなもの

留学を考えはじめた頃は，症例数や執刀の機会，最先端の技術などを重視していた．しかし，実際に留学で得られた最も大切なものは，上司や仲間からの信頼や友情だったように思う．

私の生い立ちも学歴も職歴も何も知らない人たちの中で，ひとりの日本人心臓外科医として飾ることなく体当たりしていくうちに，徐々に受け入れられ信頼されていく手応えを感じることができ自信へとつながっていった．

病院との契約は1年であったが，Lange先生は何度も引き留めてくれた．Voss先生とはすでに名コンビとなっていたため，私の帰国をとても悲し

んでくれた．もっとも厳しかったSchreiber先生からもてもいい仕事をしたと言ってもらえた．

ドイツでの手術経験はすばらしかったし，術中に教わったことは今でもひとつひとつ細かく覚えている．ドイツで得た経験を日本で生かし，発信していくことで恩返しをしたいと思っている．

留学前は医師として中堅となり，職場でもある程度わがままを言えたり，横柄な態度をとったりしていたように思うが，言葉や習慣の異なる外国で弱い立場，不安な立場を経験して，ささやかな気遣いや優しさのありがたみを知り，年下の人や立場の弱い人にも尊敬と感謝の気持ちを持って接するようになった．また，ドイツは女性が活躍しやすい国で，医師はもちろん警察官，電車やバスの運転手など日本では男性の割合が高い職業につく女性が多く，外科医としてはとても働きやすい国である．

留学はいいと経験者は必ず言う．経験してみてその意味がようやくわかった．留学は大きな山のようなもので，越えなければ見えないものが確かにあるのだ．

このような得難い機会を与えてもらえたことに心から感謝したい．

chapter 11

留学と小児心臓外科という選択と

平田康隆

東京大学医学部附属病院心臓外科

山口県出身
1996年　東京大学医学部医学科卒業
同　年　同　　医学部附属病院研修医
1998年　ECFMG Certificate 取得
2002年　日本赤十字社医療センター心臓血管外科
2005年　東京大学医学部附属病院心臓外科助手
同　年　コロンビア大学（Columbia University Medical Center）小児心臓外科クリニカルインストラクター
2009年　国立成育医療研究センター心臓血管外科スタッフ
2013年　東京大学医学部附属病院心臓外科講師
2015年　同　　心臓外科准教授

◉はじめに◉

卒後10年目でアメリカに渡り小児心臓外科のトレーニングを受けました．その約3年半は私の人生にとってかけがえのない経験になりましたが，そこに至るまでの道のりはあまり平坦なものではありませんでした．「小児心臓外科」という領域を選んだのも，悪く言えば「いきあたりばったり」の結果です．しかし，常にあったのは「手術がちゃんとできる外科医になりたい」という強い思いでした．

様々ないきさつ

心臓外科を選んだ理由

　私は学生時代から心臓外科志望というわけではありませんでした．学生時代は肝臓外科が面白そうに見えたので，将来はそういう方向に進もうと思っていました．

　しかし，大学での研修が終わって一般病院に出るときに「誰がどの病院に研修に出るか」を決めるくじびきがあった──当時，外科は人気で同期は20人くらいいました──のですが，そこで運悪く人気のない病院に行くこととなりました．人気のない病院というのはつまり症例の少ない病院ということです．

　もともと若い人に手術をやらせるタイプの上司ではなかったのですが，運悪く，研修先では以前よりもさらに症例数が減っていたようで，術者になることもほとんどありませんでした．大学での研修が終わって1年後くらいに，同学年で集まる機会があり，人気病院にいった友人は「胃切をxx件，腸切をxx件やった．アッペ（虫垂炎）は下の研修医に指導している」などと話しています．自分は胃切や腸切どころかアッペもほとんどやっておらず，本当に悔しい思いをしました．

手術ができないなら外科の勉強だけは他人よりも圧倒的にしようと思い，毎晩遅くまで，睡眠時間を削って一般外科や周術期管理の教科書を読んで勉強しました．ところが，重症患者もいないのに意味もなく病院に泊まって勉強していたため，日中眠くなり，鉤ひきしながら眠りそうになったことが何度かあり，もともと手術数が少なく不満があったために良好とはいえなかった上司との関係がさらに険悪になってしまいました．

　結果，「お前は手術に入るな」といわれて完全に干されてしまい，術者になるどころか，手術に入れなくなってしまいました．その時の絶望感は今でも覚えています．しかし，上司の言ったことは，今でならば理解できますし，これらのことで当時の上司を恨んでいるようなことはまったくありません．

　その後，私は他の病院へ異動しました．当時，母校の心臓外科の教授が漕艇部OBの高本眞一教授であったこともあり（私は大学時代，全学の漕艇部に所属していましたが，医学部の漕艇部とも縁がありました），その紹介でなんとか別の病院で一般外科の研修をすることができるようになりました．そして，一般外科の研修を終えたら心臓外科の医局へ進むことを決めました．高本教授に恩があるからです．自分が「心臓外科」の道に進んだのはこういう経緯です．あまり積極的な理由ではありません．

　ただ，結果的に言えば，心臓外科を選んだということは自分にとっては幸運なことだったように思います．さらに言えば，この「手術に入れない時代」があったからこそ，そういう時にどんな練習をしてどういう工夫をすれば手術がうまくなれるか，ということを人一倍考えられるようになったような気がします．人生なにがどうなるかわからないものだと思います．

「手術がちゃんとできる心臓外科医になりたい」

　病院を移り一般外科の研修を終えて大学の心臓外科の医局へ入局しました．もともと心臓外科を希望していた，というわけではなかったので専門も小児とも成人とも決めないままでしたが，とにかく術後管理で毎晩へとへとでした．

術者になることはほとんどないものの，一般外科の研修の時のような「焦燥感」はそれほどありませんでした．周りの同期もそれほど心臓手術をやっていなかったから，ということもあるかもしれません．しかし，「自分が心臓手術を執刀している」，という未来がまったく見えなかったのも事実でした．心臓外科医としての道を選んだならば，「手術がちゃんとできる心臓外科医になりたい」，そう思っていました．
　その頃，臨床留学についても考えはじめていました．当時は，臨床留学といっても，なかなか手術はやらせてもらえない，あるいはやっても数十例程度，という認識でしたので，それではあまり意味がないのではないかと思い躊躇していました．

　そうして主に術後管理の日々を送っていた頃，ネットで情報を集めていると，現在はなくなってしまっている「USMLEと海外臨床留学の掲示板」というサイトにあった「自分の施設ではフェローもかなり手術をやらせてもらっている」という書き込みが目に留まりました．
　その書き込みを見た直後，記載されていたメールアドレスにメールを出し，早速連絡をとって話を伺うことにしました．それは当時コロンビア大学（Columbia University）で成人心臓外科のクリニカルフェローをやっておられた坂口太一先生の書き込みで，非常に丁寧な返事をいただきました．
　その後，同施設で心臓外科のスタッフ，心移植・VAD（Ventricular Assist Device）の責任者として活躍しておられる中好文先生と連絡をとる機会をえて，「小児のほうでフェローを探している」という話を聞きました．
　その時は，まだ小児をするか，成人をするかも決めていなかったのですが，なかなかこういうチャンスはないだろうと考え，とりあえずすぐに渡米して（2003年1月），小児のProgram DirectorであるDr. Moscaと面接．私が見学に行った時はDr. Chenがフェローをやっている最中で，次のフェローも決まっていました．その次が私ということを決めてもらい，

2005年の7月からコロンビア大学の小児心臓外科でクリニカルフェローとして採用されることとなりました．

　小児のフェローは1人なので，基本的にはオンコール（On-call）はすべてとることになります．それが忙しくて大変とは思わず，むしろ1人のほうが，たくさん手術に入れるわけですから，フェローにとっては経験が積めてよいことだと思いました．USMLE Step 3 までパスしていたのが幸いし，H-1B ビザを取得できました．

　とにかく，実際に渡米して，実際にフェローが手術を執刀しているのを見て，心が浮き立ったことをよく覚えています．「自分もこうやって手術をやらせてもらえるのだ」という実感がわきました．これは，留学を相談された時に皆に言っていることですが，「とにかく何としてでも実際に自分で見学してスタッフに会って話を聞いてみるべきだ」ということです．人からの話だけではなく，自分で見た雰囲気，実際の様子などを感じて留学先を決めることが大事です．

　とにかく，これが心臓外科の中で「小児心臓外科」を選択した理由でした．「小児で留学先があったから」というのは，ある意味消極的理由かもしれません．しかし結果的には小児心臓外科という領域は自分に合っていたように思います．

　今から当時を振り返って，自分の行動でよかった点が思い浮かぶとすれば，「情報を収集して」「最善と思われることは何かと考え」「すぐに行動に移した」点ではないでしょうか．海外留学に限らず，こういう姿勢は人生がどんづまりになった（ように思える）ときに役立つのではないかと思っています．

アメリカで得た信頼

日本での臨床経験が生きる

　NYの州医師免許の書類手続きなどにややてこずり，結局，開始が2カ

月遅れ，2005年の9月から仕事を開始しました．

　最初の1カ月はやはり，ことばやシステムの問題があって，ストレスがたまりましたが，徐々に仕事で使う英語にはなんとか慣れ，また，周りのスタッフ，ナース（ICU，オペ室）たちにも支えられて，仕事をこなせるようになりました．英語で一番大変だったのは電話での会話でした．電話がきたらとにかく，"OK. I'll be there in five minutes." と言って，その場へ向かいました．実際に患者を見れば状況がわかりますし，なによりそういう風に仕事をやることで，自分を信頼してもらえるようになったと思います．

　そういう意味では，日本である程度経験を積んでから留学したことは自分にとってはかなりプラスになったと言えるかもしれません．特に，術後管理は臨床的な経験はもちろんのこと教科書的なこともしっかり勉強していたので自信がありました．

　また，日本では外科医が患者の状態を把握するために心エコーをやったり，胸腔穿刺や腹腔穿刺をやる前にエコーをやってフリースペースを確認する，などということは普通に行なわれていますが，アメリカでは（少なくとも私のいた施設では）「エコーは内科（小児科）がやるもの」と決まっていたので，私がエコーの器械を求めると最初は奇異な目で見られました．しかし，結果的にそれが合併症を減らすことがわかるようになると，PICU（Pediatric Intensive Care Unit）や NICU（Neonatal Intensive Care Unit）のドクター，ナースから大きな信頼を得られるようになりました．こういったことも日本で研修を行なった外科医ならではの利点であると思います．

　フェローの1日の始まりは早く，6時半に出勤，約1時間で PICU，NICU の患者を診察してカルテを書き，抜去できるドレーンや Central Line はこの時に抜去します．

　手術は月曜日から金曜日まで毎日あり，手術室は2部屋を使用．だいたい1日2，3件の手術があります．患者の入室は7時半ですが，基本的に当日入院，当日手術です．患者は当日朝7時までに病院に到着してから

麻酔科の診察を受け，飲み薬の鎮静剤を内服してから手術室へ向かいます．

手術はすべて術者と第一助手だけで行ない，第二助手はいません．そのため，Stay Stitch などをいろいろとおいたりして場の展開をうまくしないと手術ができないので，勉強になりました．また，小児のフェローは私ひとりだったため，基本的に夜はすべてオンコール状態でありましたが，当直はなかったため，それほど体力的にはきつくありませんでした．先天性心疾患の心臓移植症例（成人も含む）も年間 20 例ほどありました．すべて私がオンコールでしたので，ほとんどの術者をやらせてもらうことができました．3 年目くらいからは再手術症例でない場合は私が第一助手をしてレジデントに執刀してもらう，という形でやらせてもらいました．

身を削ってくれた指導医に

コロンビア大学の小児心臓外科には，3 人の Staff Surgeon がいました．Dr. Quaegebeur，Dr.Mosca，そして Dr. Chen です．

Dr. Quaegebeur は，Dr. Q と略して呼ばれています．もともとはオラ

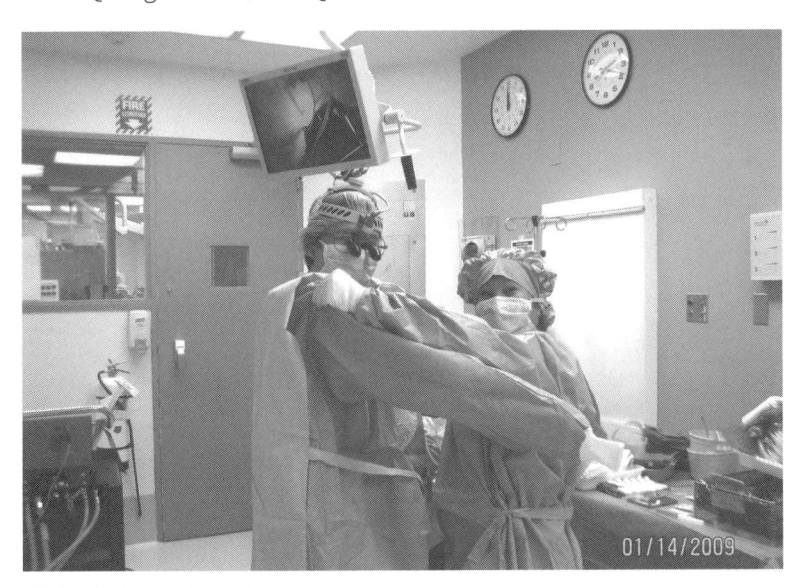

▲手術室のナース，Anna と

留学と小児心臓外科という選択と……chapter 11　　175

ンダで働いていましたが，Arterial Switch の手術で素晴らしい成績を残したことなどで有名となり，1990 年にコロンビア大学に招かれました．気難しく，術中は助手が少しでも気に入らない動きをすると，怒鳴ったりします．ただ，いくら怒鳴っても，それがあとをひくことはなく，また，操作や判断は常に冷静でした．

　Dr. Q は開閉胸以外は全部自分でやってしまうので，彼と手術に入ると執刀の機会はありません．しかし，助手をしているだけでも，スムーズな手術の流れ，視野の展開などを見るのはとても勉強になりました．

　Dr. Mosca はコロンビア大学で胸部外科の研修を終えたあと，ミシガン大学（University of Michigan）の Dr. Bove のもとで小児心臓外科のフェローとなり，そのままミシガン大学でスタッフとなりました．2000 年からコロンビア大学で働き始め，当時は Pediatric Cardiac Surgery の Program Director でした．

　彼が一番私に手術を執刀させてくれました．特に最後の 1 年は，ファロー四徴症（Tetralogy of Fallot: TOF），房室中隔欠損症（Atrioventricular Septal Defect: : AVSD），フォンタン手術（Fontan），総肺静脈還流異常症（Total Anomalous Pulmonary Venous Connection: TAPVC）など多くの症例を執刀させてもらえました．

　アメリカでは多くの場合，小児科医「個人」から，心臓外科医「個人」へ患者が紹介されます．つまり，同じ病院内でも，外科医個人の手術成績によって，ある外科医にはたくさん紹介があり，別な外科医には紹介があまりない，ということがありえます．

　つまり，手術成績が直接自分への患者紹介数にかかわってくることになります．故に，Dr. Mosca がもし自分の手術成績だけを考えるのであれば，自分も Dr. Q のようにフェローに手術をおろさない，という選択は十分あったと思います．彼はある意味，自分の「身を削って」手術をおろしてくれた，という風に私は考えています．ですから，「もっと執刀させてもらいたい」と思ったことは何度もありましたが，そこは結局，自分自身で乗り越えていかなければならない，と考えられるようになりました．

これは，日本にいたとしても同じことで，「手術をやらせてもらう」ということは，指導医が「身を削っている」のだということを忘れてはいけません．

Dr. Chen は，コロンビア大学で一般外科，胸部外科の研修をしたあと，小児心臓外科のフェローをやはりコロンビア大学でおこない，そのままスタッフになりました．当時，同じマンハッタン内にある，コーネル大学（Cornell University）の小児心臓外科のチーフを兼任しており，そのためコロンビア大学ではそれほど手術はなかったのですが，心移植のオンコールをとっていたこともあって彼と一緒に心移植や VAD などを多く執刀しました．

おかげで再手術症例を含め，ほぼすべての症例を術者として執刀する機会に恵まれました．

経験豊かなコメディカルスタッフ

欠かせないのが，ナースプラクティショナー（Nurse Practitioner: NP）の存在でした．

コロンビア大学には小児心臓外科専門の NP が 1 人（途中から 2 人になりました）おり，いずれも女性でした．彼女たちは小児心臓外科の中核となって働く存在で，術前のコンサルトをはじめ，術後管理，胸腔ドレーン挿入などにも習熟しており，困るといつも相談していました．また，病棟だけではなく，場合によっては，手術の第一助手をつとめ，手術を執刀しない以外はなんでもできました．こういう職種が日本でも育っていけば，心臓外科ももっと若い人が手術に集中できるのではないかとも思います．

オペ室のナースはフィリピン人が大半を占めていました．みな陽気で，非常に協力的でした．オペ室のセッティング，ドレーピングなどについていろいろ教えてくれたり，いろいろと身のまわりのことを気遣ってくれました．症例数が多いこともあって，多くのナースが介助に慣れている印象を受けました．

ICU のナースは，日本の ICU のナースと比べて，かなり権限を与えら

れています．ある程度，方針が決まると，薬を減らしたり，呼吸条件を変えて，抜管へもっていったりするのはナースが自分の判断で行なっていました．これも，一施設の症例数が多く，各ナースの経験する数が多いからできることなのだと思います．

3年半のフェローシップを終え，帰国するときには，心臓外科，小児科，麻酔科，手術室の多くのスタッフやレジデントが集まって送別会を開いてくれました．海外で働く1人の日本人外科医のために，これだけ多くの人が集まってくれたこと，そして，自分自身がこれだけ多くの人に支えられていたことを実感し，胸が熱くなりました．

送別会の会場となったDr. Moscaの豪邸には，プールはもちろんのこと100人くらい収容できる映画館なみのホームシアター（！），バスケットコート，『料理の鉄人』のキッチンスタジアムなみのキッチンなどなどの信じられないほどの設備があり，アメリカの心臓外科医の裕福さを思い知らされました．

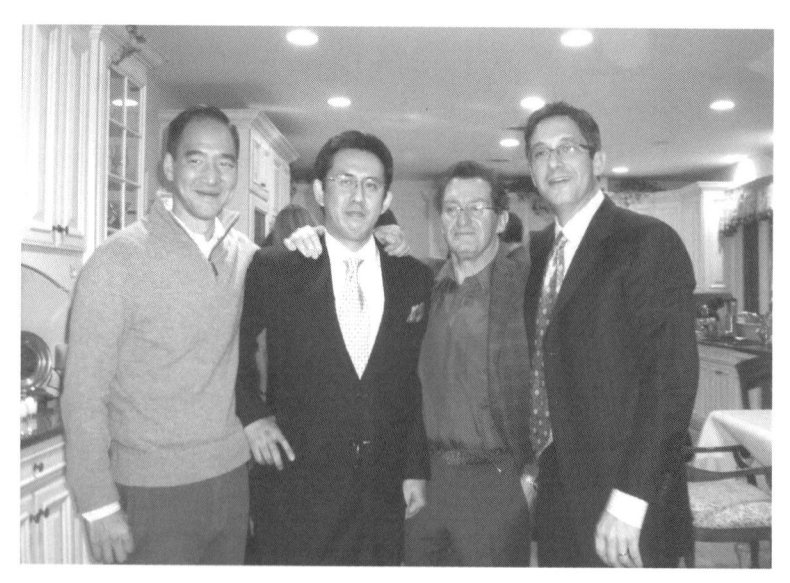

▲ Farewell Partyにて——左からDr. Chen, 筆者，Dr. Quaegebeur, Dr. Mosca

帰国後の道

あらゆる選択の責任は自分にある

　日本に帰国する場合は，どういう形，どういう立場で帰国するか，ということも重要だと思います．私は留学して3年ほど経った頃，日本に戻るか，アメリカに残るか，あるいは他の国（オーストラリア，ニュージーランド）などで働くことなども考えていました．日本に帰るとしたら，ちゃんと手術ができるポジションでなければ帰らない，というように決めていたので，どうするかを悩んでいました．そして最終的には日本に帰ることを選択しました．

　アメリカに残っていたら，果たしてどうだったかわかりません．時おり「〜に言われたから」とか「〜の命令で」と言って，自分の周りの環境に不満をも漏らす人がいます．たとえそれが誰かに言われたことであっても，結局自分の人生ですから，あらゆる選択の責任は自分にある，という自覚を持ちたいと私は考えています．

　そして最も大事なのは「自分の実力を高めておくこと」だと思います．実力さえあれば，多少自分の環境に不満があったとしても，自ら立て直したり，あるいは異動する，ということも考えられます．そのくらいの覚悟が必要ではないでしょうか．

　帰国してから役立ったのは，留学中に書き留めていたたくさんの手術メモです．助手をやる場合でも，術者が何をどんな順番で何をしているのかをひとつひとつ覚え，右手と左手にそれぞれ分けて書き留めました．右手と左手に分ける，というのも非常に重要です．なんとなく自分ではわかっているつもりでも左手の動きがわかっていないとなかなか再現できません．一度ですべて覚えることは無理だったので，同じ手術などは何度かに分けて，完全に再現できるように図を書き入れてメモしました．なるべく，「ここを切る」というのではなく，「こことここの間，ここから何ミリの場

留学と小児心臓外科という選択と……chapter 11　179

■データでみる臨床留学の実際　※件数はいずれも概算

	留学前（2000〜2005.8）	留学先（2005.9〜2009.1）
執刀数	約35	約230
前立ち	約60	約700

手術（症例）の内容　※（　）内は前立ち数

	留学前（2000〜2005.8）		留学先（2005.9〜2009.1）	
ASD		5	ASD	13(9)
AVSD		(1)	AVSD	7(43)
CABG		(13)	CABG	—
CoA		(2)	CoA	34(7)
Fontan		(1)	Fontan	27(25)
Hemi-Fontan/Bidirectional Glenn		1(2)	Hemi-Fontan/Bidirectional Glenn	17(47)
HTx		—	HTx	39(21)
Jatene		(1)	Jatene	(45)
Norwood		—	Norwood	(58)
PAPVR		1	PAPVR	8(5)
PDA		4(1)	PDA	25(3)
Ross		—	Ross	(12)
TAPVC		(2)	TAPVC	2(24)
TOF		(5)	TOF	9(50)
VSD		16(14)	VSD	21(40)
そのほか		8(20)	そのほか	30(300)

ASD: Atrial Septal Defect　AVSD: Atrioventricular Septal Defect　CABG: Coronary Artery Bypass Grafting　CoA: Coarctation of the Aorta　HTx: Heart Transplantation　PAPVR: Partial Anomalous Pulmonary Venous Return　PDA: Patent Ductus Arteriosus　TAPVC: Total Anomalous Pulmonary Venous Connection　TOF: Tetralogy of Fallot　VSD: Ventricular Septal Defect

所を切る」というように，具体的な記述をするよう心がけました．こういったメモが帰国してから自分でその手術を再現するのに非常に役に立っています．

外に出たからわかった…

　留学する前は，「臨床留学はとにかく，手術がうまくなるために行くものであって，それがすべてだ」という考えでした．ところが，留学はそれ以上のものを与えてくれました．

　まず，外から見ただけではない，アメリカの医療の姿．たかが3年半

ですべてわかったなどというつもりはありませんが，それでも実際に中に入ってやってみるのとそうでないのとではまったく違うと思います．そして，逆に，外から見た日本の姿．それは日本の医療に限らず，日本人の生活，良いところ，外国に出てはじめてわかった部分もあります．

もちろん留学しなくても世界一流の腕を持った心臓外科医は日本にたくさんいらっしゃいます．そういう意味では留学そのものは心臓外科医にとって必ずしも必要というわけではありません．しかし，一度きりしかない自分の人生にとってはかけがえのない経験となりました．

最後に，小児心臓外科の魅力について述べておきます．
1）患者が劇的によくなる
2）3Dでの構築を必要とする縫合など，手術が立体的で多様で面白い
3）患者の長い人生の始まりを担うことができる

こういったことだと思っています．これは，日本にいたとしても海外にいたとしても同じでしょうが，自分で責任をもって手術をするようになってより感じられるようになったものです．

自分を支えてくださった多くの方々，そして私の妻，2人の娘たちに感謝の言葉を述べて，本稿を終えたいと思います．

chapter 12

カナダでの経験なくして今の自分はない

恒吉裕史

倉敷中央病院心臓血管外科
JANAMEF Fellow 2008

兵庫県出身
1994 年　鳥取大学医学部医学科卒業
同　年　京都大学医学部心臓血管外科
1995 年　医仁会武田総合病院外科・麻酔科研修
同　年　大阪赤十字病院心臓血管外科
2001 年　京都大学大学院医学研究科心臓血管外科大学院
2005 年　同　　博士課程（医学）修了
同　年　康生会武田病院心臓血管外科
2006 年　カナダ・オンタリオ州サニーブルック病院（Sunnybrook Health Sciences Centre）リサーチフェロー
2008 年　同　　クリニカルフェロー
2010 年　トロント総合病院（Toronto General Hospital）チーフクリニカルフェロー，心臓移植&LVADフェロー
2012 年　京都大学医学部心臓血管外科助教
2013 年　公益財団法人大原記念倉敷中央医療機構倉敷中央病院心臓血管外科部長
e-mail: tuneyosi_ca@yahoo.co.jp

● はじめに ●

　京都大学心臓血管外科に入局し，心臓外科医として 12 年間日本での心臓外科トレーニングを受けた後，2006 年 Clinical Fellow を目指してカナダ・トロントに留学．サニーブルック病院とトロント総合病院で多くの開心術，心臓移植などを経験．2012 年帰国し，現在は倉敷中央病院心臓血管外科に勤務．カナダでの臨床経験が現在のポジションでどのように生かされているか論じたい．

外科医になるため医学部へ

　いつ頃からは記憶しないが，医者になろうと思った時点から，外科医を目指していたと思う．自らの手で，薬や機械に頼ることなく，病気を治せることができる外科医に魅力を感じていた．外科医になるために医学部へ入学したと言っても過言ではなかったであろう．

　当初，私は脳外科医になりたいと思っていた．脳という未知の臓器にメスを入れ治療をすることにあこがれをもち，当時，再放送で見ていた白黒のアメリカドラマ『ベン・ケーシー（Ben Casey）』で主人公の脳外科医が困難に立ち向かっていく姿にも感動していた．

　当然，卒業後は脳外科医を目指して最高のトレーニングを受けることができる場所を探すため，その当時脳外科で有名な大学付属病院をいくつも見学実習に行っていた．しかし，どの脳外科病棟にもひっそりとした病室があり，そこには，脳手術はしたけど機能障害や出血性脳梗塞をきたして意識がまったくなく身動きひとつしない患者がおり，担当の脳外科医は「手術で腫瘍は取れたのだけどなー」と言っていた．

　その光景を見ているうちに，脳外科自体に疑問を持ち始め，そんな時，京都大学付属病院の脳神経外科へ病院見学をした際にエレベーターホールの行き先案内の「心臓血管外科」という文字を偶然見つけた．私の母校で

は，総合外科の一部として心臓手術をしている感じで，心臓血管外科単科は存在せず，またポリクリでは，心臓手術は見ることもなく，血管手術のみを行なっている感じであった．

「心臓外科単科で成り立つのだー」という驚き．そして，どんなものか見てみたいという興味が涌き，さっそく，心臓血管外科の医局を訪れ手術見学の申し込みをした．生まれて初めて見る心臓手術は，その当時の私には驚きの連続で，心臓が止まった後，何事もなかったかのように再び心臓が動き出す様に感動した．また，心臓手術の術野は，無数のチューブが張り巡らされており，近寄りがたい雰囲気であったが，音楽を奏でるように手術が進んでいた．

術後の患者の回復も，その当時の医学生の私には驚きだった．術前に胸痛や心不全で動けなかった患者が，術後は元気に手をふって歩いて帰り，不幸にも心臓機能が回復しなかった患者は，息を引き取られてしまうという．1か0かの世界で，手術がその多くを決めるという特殊性に挑戦してみたくなった．

渡加したものの

Research Fellow をしながら英語の勉強

学生時代から休みの度に，海外へ出ることが好きで，日本と違う文化を間近に感じられることがとても面白く，特に，秘境への旅行を繰り返していた．ネパールやインド，アフリカやオーストラリアのバイク一周など，10 カ国以上は行ったと思う．

いつもひとりで旅行するので，当然，ドミトリーに泊まり，そこで知り合いを作るという感じだったが，コミュニケーションでもっとも大事だったのは，やはり英語だった．旅行に行く度に，英語力の拙さにめげて，帰国しては，英語の勉強をするという感じで，医師となって働きだしても，常に英語の勉強をするくせが付いていたと思う．

仕事の合間に，駅前留学や，ヒアリングマラソンなどにも取り組んでいた．いつか，海外で働ける日が来ればいいなと思っていたが，心臓血管外科の研修医時代は，日々の臨床業務や，手術の勉強など，留学について考える暇はまったくなかった．留学について考え始めたのは，卒後7年で京都大学大学院へ入学した頃からだと思う．その当時の京都大学心臓血管外科教授の米田正始先生は，日本より海外での臨床経験が多いという，海外の一流施設をわたり歩いてきた人で，海外への人脈も非常に多く，私にとっては，目標となる人物だった．

　京大には，海外留学する人も多く，そんなおりに，米田教授から，「今度帰ってくる先生の後に，トロントへ行ってみるか？」との話をいただいた．ふたつ返事で「よろしくお願いします」と答えたが，米田教授が「英語の試験を通らないと臨床はできないよ」と念を押された．その時は，あまり深く考えてなかったのだが，その後TOEFL iBTでこれほど苦労するとは思ってもいなかった．

　私が，留学する2006年頃のカナダの臨床に必要であったのは，カナダ医学試験（日本心臓外科専門医で免除）とTOEFL（CBT），TSE（Test of Spoken English）だった．CBTにはスピーキングセクションがなかったので，TSEを課せられていた．しかし，私が留学する直前に，CBTが廃止されスピーキングセクションもあるiBT TOEFLに移行し，TSEは廃止される方向となっており，臨床にはTSEが必要なのかiBTで代用されるのか決まっていない状態で，渡加することになった．

　最初のiBT受験はトロントで受けたが，結果は散々たるもので，臨床免許を得るために必要な総合得点8割とスピーキングセクション8割（24点/30点中）には程遠い状況だった．留学先のサニーブルック病院（Sunnybrook Health Sciences Centre；以下，Sunnybrook HSC）心臓外科のトップのDr. Fremesも日本人の英語能力については理解しており，まずはResearch Fellowから始めることで調整をしてくれ，リサーチをしながらiBTの勉強を行なうこととなった．

10回以上受験…ついにクリア

　iBT 高得点が当面の目標になったわけだが，この試験は，非常によくできており，英語という語学の読む，書く，聞く，話すがバランスよくできないとけっして高得点は取れないようになっている．問題も，問いに答えるために，まず英文を読んで，その後，それに関する講義をリスニングして，最後にコンピューターに向かって英語で答えるという総合力が問われる．日本人にとってもっとも苦手なスピーキングセクションで 8 割を取ることは至難の業であった．

　数回受けると，総合得点は 8 割取れるようになったが，スピーキングは相変わらず 10 点代後半をうろちょろしており，それまで，日本で行なっていた英語の勉強が単なる旅行会話であり，けっしてアカデミックな状況で通用するものでないと痛感した．

　カナダに渡ってからは，Research Fellow として，術中グラフト造影に関する研究をしながら，Surgeon や手術室のスタッフと英語でのやりとりを日々行なっていたが，もちろんそんなもので，iBT の高得点を取れるわけではなく，英語を真剣に勉強しなければ，けっして目標には届かなかった．

　世の中に存在する iBT と名のつく英語テキスト（日本語の iBT 参考書はイマイチ）はすべてやりつくしたと思う．そんな中で，英語個人レッスンを受けていた Lisia 先生の勉強法がもっとも役に立った．彼女は英語を母国語としない生徒や移民の英語の教師で，彼女いわく，Writing がしっかりできないのに，英語が話せるわけがないとの理論で，ひたすら，Essay や英語感想文など，書くトレーニングをさせられた．書く時には，時間的余裕があるのに対して，話すことは，瞬時に英作文を完成させるようなもので，書くトレーニングは Speaking の上達につながるという理論である．

　これは，日本人がもっとも苦手とするトレーニングで—— Writing もやはり Native Speaker に添削をしてもらわないと意味がないのだが——，一見遠回りのように思うこの方法は，効果てきめんで，iBT の Writing の

点数が伸び始めると，Speakingセクションが伸び始め，結局，Writingで満点の30点近くが出て，ようやくSpeakingセクションの24点が取れた．そこまでiBTを10回以上受け，Fellowの空きが出た時点で，Clinical Fellowになれることが決まった．

術者になるためのトレーニング

Clinical Fellow開始

　Sunnybrook HSCは，Dr. Fremes, Dr. Cohen, Dr. ChristakisのStaff Surgeon3人とClinical Fellow2～3人で年間の700～800例をこなしていた．専用の手術室は2部屋で，月曜日から金曜日まで，ひとつの部屋で縦に2例の開心術を行ない，Fellowはそのすべての手術に手洗いで入ることとなる．

　Sunnybrook HSCはトロント大学のTeaching Hospitalであるため，Division HeadのDr. Fremesをはじめ，できるだけFellowに執刀させてあげようという教育熱心なSurgeonが多く，私もFellowをスタートして3カ月ほどしたら，Skin to Skinで開心術をさせてもらえるようになった．この施設の後にトロント総合病院（Toronto General Hospital: TGH）でも働いたが，Sunnybrook HSCでの臨床経験は術者になるためには最高のものであった．

　慣れてくると，Staff Surgeonは麻酔科サイドから少し覗く程度で，すべてがFellowに任される．通常の施設では，Fellowが執刀しても必ず，Staffが前立ちなどで手洗いしており，お膳立てをしてもらっている状態の執刀は真の術者とは言えない．やはり，どこに吻合して，何の弁を使ってなどを自分自身で決めることが重要である．カナダでの真の術者トレーニングができたのがSunnybrook HSCである．ただ，Fellowの中でも，このような立場になれない者もおり，留学前のトレーニングがどこまで済んでいるかに左右される．私の場合は，留学は卒後12年目であったので，

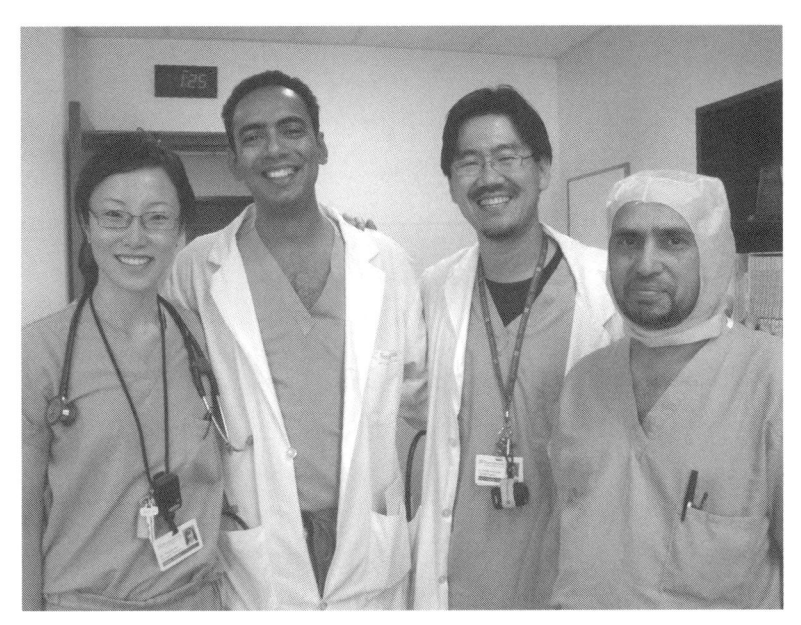

▲Sunnybrook HSC での Clinical Fellow と Resident

時期的には非常によかった．

　カナダでの心臓外科研修システムに少し触れておくと，カナダは自国の心臓血管外科専門医養成のハードルを非常に高く設定しており，人口250万都市のトロントで年間1人だけが心臓外科の養成コース（Residency）に入れる．例えてみれば人口260万の京都府で年間1人だけ心臓外科の研修医になれる感じである．そのため，当直や病棟業務のマンパワーの不足を International Fellow が補い，それと同時に手術の修練をさせてもらうことができる．

　自国の Resident の競争は激しく，また，カナダ全土で College が認める心臓外科医は約150人と決まっているので，誰かが辞めなければ Staff 枠はない．Staff として残ることができるのは3〜4年に1人の逸材のみで，残りのほとんどがアメリカに就職口を見つける状態であった．

異動，スター Surgeon とともに

　Sunnybrook HSC で 1 年 8 カ月 Fellow として働き，約 200 例を自らで執刀し，主に冠動脈バイパス手術（Coronary Artery Bypass Grafting: CABG）と大動脈弁置換術（Aortic Valve Replacement: AVR），たまに僧帽弁といった内容であったが，心臓移植や補助人工心臓（Left Ventricular assist Device: LVAD）などが Sunnybrook HSC では認定施設ではなかったため，同分野の修練が心残りとなり，TGH へ心臓移植 LVAD Fellow として 2010 年 7 月異動した．

　TGH は，心臓血管外科領域で有名（神のような存在？）な Dr. Tirone David 先生がトップでおり，私を含め 6 人の International Fellow が在籍していた．私が Chief Fellow となり，心臓移植 Fellow を兼任していた．通常手術にも参加するので，Dr. David の僧帽弁形成術（Mitral Valve Plasty：MVP），大動脈弁温存手術（Aortic Valve Sparing），Tirone と共に大動脈弁 Reimplantation 術を開発した Dr. Feindel の完璧な手術，カナダ全土の閉塞性肥大型心筋症（Hypertrophic Obstructive Cardiomyopathy：HOCM）に対する Myectomy を一手に行なう Dr. Ralph-Edwards，若き Division Head で移植プログラムトップの Dr. Rao の埋め込み型 LVAD 手術など多くの症例を経験することができた．

　心臓移植の際には，ドナーの摘出手術も含め，すべての過程に関与し，カナダ東半分で心移植ドナーが発生した際には，プライベート飛行機を駆使してひとりで摘出術を行なっていた．カナダは，英語とフランス語が公用語であり，カナダ東部のケベック州はフランス語圏で，看護師や患者は英語をまったく理解できないため，摘出術の際には苦労することも多かった．TGH 在籍中にドナーの摘出は 40 例，心臓移植の執刀は 20 例以上行なうことができた．心臓移植を経験したことにより，心臓解剖の理解が深まり，僧帽弁手術の術野展開や，再手術の際の剥離，心臓腫瘍症例の心臓再建などに恐れがなくなった．心臓移植を通じて心臓を切り開くことを多く経験したことが役立っていると実感している．

　TGH の研修システムは Sunnybrook HSC とは違って，システムとして

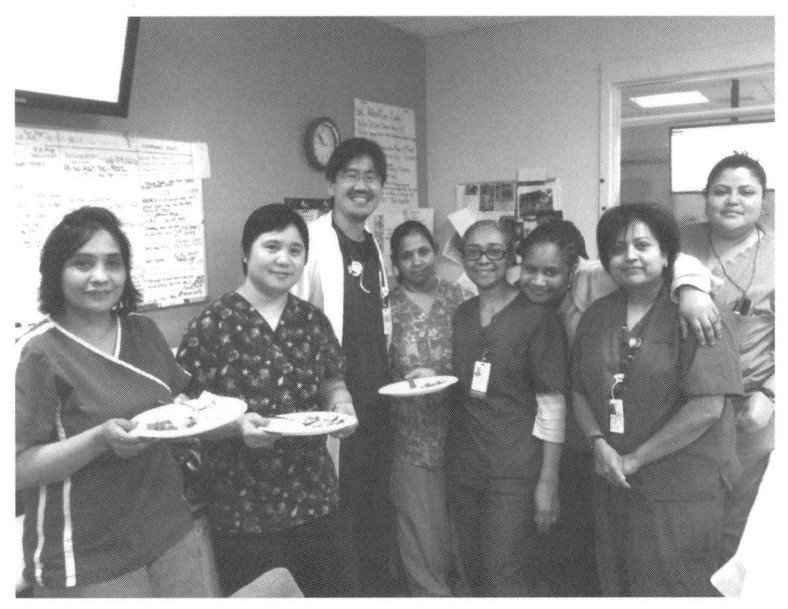

▲Toronto General Hospital での当直中の一コマ——さまざまな人種の Nurse たちと

出来上がっており，Fellow の Duty の病棟当直，ICU 当直は月に 10 回までとなっており，Sunnybrook HSC のように同僚 Fellow の夏休暇で私が 1 カ月毎日当直することなどもなかった．しかし，年間開心術が 1,500 例あるものの，Fellow 執刀のチャンスは限られており，助手として手術に参加することが多かった．ただ，世界一の Dr. Tirone David の手術を前立ちとして見られることは，この上にもない幸せで，彼の三次元能力の高さにいつも驚かされていた．

そんな中で，Dr. Yau は心臓移植からバイパスまでこなすオールラウンダーであるが，彼と手洗いする時には，彼は，いつも「Hiroshi，病院の規則で僕は君の手術に入らないといけないが，術野は見ないから」と言って，オペ台の端で Nurse と談笑していた．彼のバイパス技術は素晴らしく，そんな彼が，吻合を見ずに Fellow にさせるという Teaching スタイルに，日本との違いを感じさせられ，果たして将来，自分にそんなことができるのかと思った．

カナダでの経験なくして今の自分はない……chapter 12　　191

指導医としての自分

6年ぶりの日本

　カナダでの5年半にわたる生活から，日本に戻ってきて，まず感じたことは，単一民族の単一社会で，右に倣えの文化であること．カナダでの多国籍でさまざまな人の考えが，入り混じって，悪く言えば混沌とした文化であったが，それが非常に心地よかった．

　帰国後に京都大学へ戻ったのであるが，TGHで心臓移植Fellowとして日々鍛錬したことは，心臓移植認定施設でない京都大学では，あまり生かすチャンスもなく，また心臓移植認定施設申請も受理されなかった．

　通常の心臓手術に関して，大学であるがゆえに症例数はあまり多くなく，年齢が近いスタッフが多く在籍していたため，執刀できるチャンスも限られていた．せっかくカナダで多くの症例を経験してきたのにという思いも

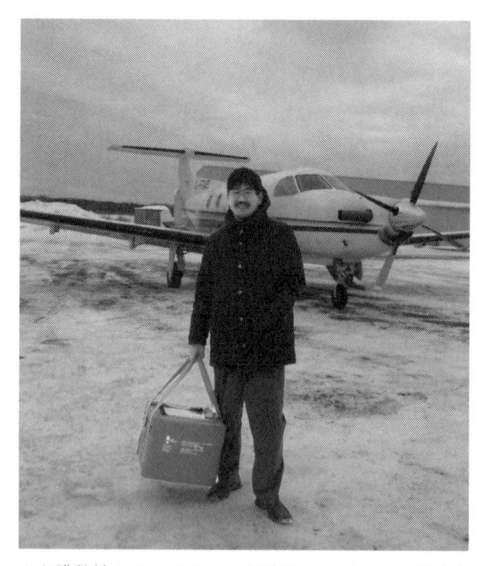

▲心臓移植Fellowとして，極寒地でのドナー心臓摘出

あった．

　プライベートでは，2人の子どものうち長男が日本の学校になじめず，いじめなどにもあった．彼にとっては，物心ついてからの生活はすべてカナダスタイルで日本の記憶もなかったので，困惑するのも当然であろう．

　公私共に暗雲が立ち始めていた頃，京大心臓外科教授の坂田隆造先生から，倉敷中央病院への異動の話を持ちかけられた．倉敷中央病院は日本のトップクラスの病院であり，京大医局の関連病院でも一番人気の施設である．手術に関して，隙がなく妥協を許さない坂田教授が，私が助手として入った数回の手術で，私の力を認めて倉敷中央病院へ推薦してくれたことは，非常に嬉しかった．カナダでの経験なくして今のポジションを得ることはなかったであろう．

北米式の倉敷中央病院

　倉中央病院はベッド数の規模や，医療の質が優れた病院であることは知っていたが，実際働いてみると，患者のみではなくわれわれ職員に対する経営姿勢の素晴らしさを実感した．

　心臓血管外科は循環器内科と心臓病センターを作り，合同で治療を行なう．循環器内科医は約35人，心臓外科医は14人と巨大心臓センターである．年間の心大血管手術は約500例であるが，心臓外科スタッフは3人のみで，あとは全国から集まった，Residentや修練医で，北米スタイルに似ている．

　主任部長の小宮達彦先生は，手術の腕が優れていることは全国的に有名であるが，教育者としても素晴らしい．手術前の術式検討カンファレンスでは徹底的に討論し，起こりうるシナリオなどを綿密に議論するが，いざ手術となると，手洗いはせず，われわれスタッフや修練医に症例を任せる．私が，北米で受けたTeachingスタイルを実践しているのである．私個人もResidentや修練医にチャンスをできるだけ与え，任せる教育ができればと日々努力をしているが，まだまだである．

　読者の中で，北米への留学や，倉敷中央病院での修練を希望する者がい

■留学前後の開心術経験数の比較　※件数はいずれも概算

	留学前 (1995〜2006.8)	留学先 (2006.9〜2012.3)	留学後 (2012.4〜現在)
執刀数	80	350	460
前立ち	1,200	800	350

	留学前 (1995〜2006.8)		留学先 (2006.9〜2012.3)		留学後 (2012.4〜現在)	
手術（症例）の内容	ASD	20	ASD	10	ASD	10
	AVR	100	AVR	150	AVR	100
	CABG	500	CABG	700	CABG	350
	HTx	—	HTx	30	HTx	—
	MVP	60	MVP	100	MVP	80
	MVR	60	MVR	40	MVR	30
	Ross	—	Ross	10	Ross	—
	TAR	30	TAR	10	TAR	50
	TAVI	—	TAVI	15	TAVI	—
	VAD	—	VAD	30	VAD	—

ASD: Atrial Septal Defect　AVR: Aortic Valve Replacement　CABG: Coronary Artery Bypass Grafting　HTx: Heart Transplantation　MVP: Mitral Valve Plasty　MVR: Mitral Valve Replacement　TAR: Total Arch Replacement　TAVI: Transcatheter Aortic Valve Implantation　VAD: Ventricular Assist Device

れば，いつでも相談してほしい．

留学経験者の責務

　昨今，要求ライセンスや語学試験のハードルが上がり，日本人が海外で臨床を行なうことは，ますます難しくなってきたが，若い外科医には是非海外での臨床経験を積んでほしい．両国を経験した私には，日本の外科医のレベルは，北米にくらべても遜色がないとはっきり言えるが，やはりある時期に，毎日手術漬けの日々を送ることは，体に心臓外科医としてのルーティンを覚えこませるには最も適している．

　ただ，海外に行かずとも，日本で助手の立場で手術に入った場合でも，常に自分が手術をしているイメージを持つことも大事である．何も考えずに入る手術は，何も残らない．それは，海外でも同様で，上級医相手に執刀をしても，常に考えて手術を遂行しなければ，あやつり人形と同じで何

も残らない．

　現在，多くの若手医師を指導する立場になって，私が海外で受けた指導方法を実践しようとしている．これが，海外で臨床経験をし，日本に戻ってきたわれわれの責務であると自覚している．

日本人フェローの評判
　読者の中には，今すぐにでも留学したいと思っている者が多いと思う．しかし，留学するタイミングを熟考してほしい．その後の人生を決める上でも留学の時期は非常に重要である．初期研修直後の場合は，やはり正規レジデントプログラムに入る必要があり，学生時代から十分な準備をしておく必要がある．レジデント修了後，現地にとどまるか帰国するかも考えておく必要がある．帰国を希望しても国内の就職先が見つからないと苦労している者も多くいた．

　私の場合は卒後12年目での留学であり，心臓外科としても基礎トレーニングをすべて修了し，あとは術者経験をするのみという状況であったので，Clinical Fellowというポジションは好都合であった．受け入れ先も実力に応じて症例を割り振るので，多くの経験をさせてもらった．また，日本人フェローの評判はどの病院でもよく，手術から術後管理まで，なにもかも任せることができると好評である．これは，日本の研修システムで，手術だけではなく何でも屋としてこき使われてきたことが功を奏しているのであろう．

　また留学にあたっては，家族の存在も大きい．北米では，日本のような仕事後の飲み会などはなく，独身なら週末に寂しい思いをするかもしれない．私の場合は3歳と0歳の子どもを連れ渡加したので，休みには子どもを通じて多くのことを経験でき，知り合いも増えた．異国の地で，家族以外誰も知人がいない状況を経験すると，家族の絆が深まることは間違いない．このような充実した留学生活を送ることができたのはひとえに妻のおかげである．妻に感謝したい．

chapter 13 普通の"国"の普通の"病院"でのトレーニング

北村　律

北里大学医学部心臓血管外科

高知県出身
1996 年　東京大学医学部医学科卒業
同　　年　同　　医学部附属病院外科系研修医
1997 年　東京都教職員互助会三楽病院外科医員
2000 年　東京大学医学部附属病院胸部外科助手
　　　　　総合病院国保旭中央病院心臓外科医員
2001 年　東京大学医学部附属病院心臓外科助手
2004 年　三井記念病院心臓血管外科チーフレジデント
2005 年　東京大学大学院医学系研究科博士課程修了
2006 年　ロイヤル・アドレード病院（Royal Adelaide Hospital）心臓胸部外科レジストラー
2007 年　同　　心臓胸部外科シニアレジストラー
2008 年　同　　シニアメディカルプラクティショナー（Senior Medical Practitioner）
2010 年　東京大学医学部心臓外科助教
2011 年　北里大学医学部心臓血管外科講師
2012 年　同　　准教授
e-mail: funcorogash@hotmail.com

● はじめに ●

　臨床留学の行き先を考える場合，動機を明確にすることが大切だと思います．とりわけアメリカ以外を考える場合，特化した先進医療を学ぶためヨーロッパに行くこともあるでしょうし，なるべく多くの症例数に暴露されるためにアジアの国に行くこともあると思います．僕は定型手術をなるべくたくさん経験したい，しかもできれば英語圏で，ということを考え，オーストラリアを選択し，4年間留学しました．この経験は現在日本の大学病院で臨床・教育を行なう上で大きな財産となっています．

　僕は，1996年に東京大学医学部を卒業後，外科の道に進みましたが，癌治療になじめず，心臓外科を選びました．心臓外科においては言うまでもなく手術が最も重要ですが，手術トレーニングの階段をどのような形で昇っていくかは人それぞれだと思います．

　僕は最終的にはオーストラリアへの臨床留学を選び，ロイヤル・アデレード病院（Royal Adelaide Hospital）で2006年から4年間にわたり臨床に従事しました．ここでは当時の状況をお話しさせていただきます．

オーストラリアに行くまでの10年間

一般外科から心臓外科へ

　僕は高知県内の内科開業医の家に生まれ，父が毎日外来患者，入院患者の診療をしているのを身近に見ていたので，子どもの頃から将来の職業については「医者か医者以外」という考え方をするようになっていました．ここでいう「医者」とは，当然臨床医のことです．

　医者は患者を診るのが仕事だと思っていて，医学部に入ってからも，まさか大学病院の医者が普段の診療と並行して，実験をしたり研究をして論

文を書いたり，そのうえ留学したりしているなどとはつゆ知らず，5年生の臨床実習で各科の先生方からそのような学術的な活動の話を聞いて愕然とした記憶があります．クラスメートの中には国家試験の勉強をしながらUSMLEを受けている者もいましたが，彼らが何をしているのかもよくわかっていませんでした．

1996年に卒業するにあたって，何科に進むべきか迷いました．実家に帰って内科の病院を継ぎ，地域の医療に貢献することも非常に魅力的な選択肢でしたが，手術で勝負できるという魅力を捨てることができず，最終的には外科を選びました．父の影響もあり，Generalな科に進みたいと思っていたので，当時は外科の中でも一般外科を考えていました．

研修医を終え，市中病院で一般外科のトレーニングを受けました．ところが外科医として毎日，胃癌，大腸癌，乳癌，胆嚢，甲状腺，鼠径ヘルニアなどを切っていく中で，手術がうまくいったと思った患者でも遠隔転移などの再発でがっかりさせられることもあること，リンパ節郭清の概念が今ひとつしっくりこなかったこと，消化管粘膜のネバネバした感じが好きでなかったことなど，ネガティブな側面を感じ，より手術で勝負できる要素の多い心臓血管外科を選び，東大の医局に入局しました．なるべく多くの疾患を外科治療で治せる医者になるのが目標でした．

留学を考えるまで

入局後は同級生にも恵まれ，大学病院とその関連病院で充実した生活を送りました．学位はあったほうが将来のためによかろうということで大学院に入り，少し実験もやりました．実験テーマを決める際も，手術トレーニングにもなるものをと思い，ラットの同種大動脈移植に関するテーマを選び，顕微鏡下手術の実験を行ないました．

大学病院内でのチーム配属，関連病院への派遣などの際も，可能な限り手術トレーニングの要素を優先させました．それでも当時の日本の環境では，成人心臓手術では単純な冠動脈バイパス手術（Coronary Artery Bypass Grafting: CABG）でも上級医が執刀し，トレーニング医は心房中隔

欠損，単弁手術くらいというのが実情でした．最も仲のよかった同級生とは，「もし40歳になっても上の先生から手術を『やらせてもらっている』状態だったら，心臓外科医やめような」といつも話しており，40歳になった時に外科医としてある程度完成していることが当時の目標でした．

そんな中，その同級生は目標に向かってステップアップすべく，アメリカでレジデントからやり直すという長く険しい道を選択し，渡米しました*．この出来事が僕も留学を考えるようになった最も大きなきっかけでした．それ以降，通勤の車の中では英語の教材や米軍放送を聞き，アジア心臓血管外科学会には演題を出して，その間だけでも英語をしゃべるよう心がけました．

*『〔シリーズ日米医学交流No.10〕外科診療にみる医学留学へのパスポート』，高山博夫「8章 外科医がアメリカ臨床留学する理由とその方法」(2010年，はる書房) 参照

オーストラリアに決めるまで

このまま国内にいても40歳になるまでに完成するのは難しそうだと考えるようになった東大の大学院時代，教授には常に手術トレーニングができる環境に身を置きたいという相談をしていました．

2003年頃に，シンガポールへの留学を勧められたため，現地に見学に行きました．実際行ってみてわかったのは，トップ同士の話し合いでは「よっしゃよっしゃ，いくらでもやらせてあげるよ」ということになっていても，人口400万人程度の小さな国に，心臓手術のユニットは2カ所しかなく，結果，評判が極めて大切になるため，フェローにはCABGの中枢吻合程度しかさせられない状況であるということでした．加えてフェローの月給は日本円で6万円程度であるにもかかわらず，外国人は公営住宅に住めないため，持ち出しになってしまうということもわかりました．

アメリカやイギリスの主要大学の大学院卒業者は給与が高く設定されていたため，シンガポールのMedical Boardに，東大の大学院も同様の優遇をしてもらえるよう掛け合いましたが叶わず，また妻もシンガポールで

2人の子育てはしたくないということでシンガポールはやめにしました．

　妻はもともと外国生活には反対していたのですが，このとき時間をかけて相談した結果，英語圏で，生活に十分な給与がもらえるところであれば考えてもいいということになりました．

　その直後に，当時の上司が過去にオーストラリアで留学していたシドニーの施設の部長が来日される機会があり，個人的に話をさせてもらい，興味があるのであれば一度見学に来なさい，ということになりました．渋る妻と就学前の2人の娘を連れてシドニーに見学に行きました．妻の課題は，僕が見学している2日間，子どもたちに昼食を食べさせることでした．いろいろ困難はあったようですが何とかファストフード店で昼食ができ，子どもたちは無邪気に喜んでいました．僕のほうは2005年1月からのRegistrar職の内定をもらい，2004年の7月に正式にApplication Letterを送るように言われました．

　2004年からは三井記念病院に勤め，少しずつ手術もさせてもらえるようになっていきました．7月にシドニーの病院にApplication Letterを送り，8月末に来ることになっていた返事を待っていました．ところが9月になっても返事がなく，どうなっているのか問い合わせる手紙を書いたところ，「あなたからApplication Letterが来なかったため，他の人に決めました」という返事が返ってきました．

　落胆していたところ，その3日後に「申し訳ありません．あなたからのApplication Letterは開封されないまま私の机の上にありました．2006年1月からの職は確約します」という手紙が来ました．今思えば，おそらく僕よりも優先度の高いコネクションのある他のApplicationを優先させただけだと思いますが，僕には割と不誠実な印象が残りました．

　大学院の卒業が2005年3月であったため，その点ではプレゼンテーションの時に海外にいなかったことは好都合でした．また，この時妻が第三子を妊娠しており，上の2人が帝王切開であり3人目も帝王切開の予定であったため，面倒がなくなってよかった部分もありました．三井記念病院では忙しかったものの充実したトレーニングを受けられたので，この

1年間の遅れは決してマイナスではなかったと思います．

　2005年になり，本当にシドニーでいいのかどうかと考えはじめました．百聞は一見に如かずで，春にもう一度シドニーの病院に見学に行きました．そこでわかったことは，症例数がそれまで350程度だったのが前年には270に落ちていたこと，また部長が2005年末でリタイヤすることでした．となると2006年からは状況も変わるかもしれないと思い，他の施設も考えたほうがいいと思いました．

　一瞬アメリカのことも頭をよぎりましたが，三井で週3日当直しながらUSMLEの勉強をするのは現実的でなく，また，研究留学をしながらUSMLEの勉強をするのも，その間手術トレーニングができないのがもったいない気がして，アメリカは考えないことにしました．ヨーロッパ各国も，入手できた情報の範囲内では，語学ができないかぎりは「お客さん」で終わってしまうことが多いという意見が多かったので，やはり制約の少ないオーストラリアに行こうと考えました．

　ただ，どこにどんな施設があるかもわからず，CTSNetのSurgeonの名簿から，オーストラリアの外科医で，何らかの"Committee"のメンバーになっている人に30人くらい片っ端からラブレターを書きました．およそ人事とは無縁の人も交じっていたと思います．返事をくれたのが5，6人いて，2施設は自国からFundが出るのであれば，という返事でした．唯一ひと施設だけ，ロイヤル・アデレード病院が，「何月何日に電話インタビューをするので，アデレード時刻の朝8時にこの番号に電話をしてください」という返事をくれました．

　三井記念病院の電話の中で，国際電話をかけられるのは，守衛室の電話だけだったので，守衛室から日本時間の朝7時半に電話をしたのを覚えています．これが6月のことでした．トントン拍子で話が進み，6月末には2006年1月から2年間のRegistrarのポジションが決まり，7月に施設見学をして正式決定しました．

　当時ロイヤル・アデレード病院には北海道大学出身の先生がひとりおられて，人事担当の先生がその先生の働きぶりを見て次も日本人を，と思っ

たようです．どこでも聞く話ですが，日本人の諸先輩方の頑張りにより，今があることを痛感しました．

留学先が決まってから

ビザは Royal Australasian College of Surgeons が endorse する 442 Occupational Trainee VISA（職業訓練ビザ）でしたが，ビザの申請には特に問題ありませんでした．ところが7月になって，Medical Board of Australia から，2006年より外国人医師に IELTS（International English Language Testing System）の Academic Module の4教科ともスコア7点以上を獲得することを課する旨通達が送られ，英語との格闘が始まりました．

後から知ったことですが，以前からオーストラリア国内で，特に南アジアからの外国人医師と患者との間のコミュニケーション不全が原因となった医療事故が散見されており，英語の試験を課することは前々から議論されていたようです．運悪くその制度の初年度に当たってしまいました．

当時は IELTS のテストは一度受けると3カ月間受けられないことになっており，直近の東京での試験が9月だったので，それを待っていると一発勝負になってしまうため，8月中に行なわれる名古屋での試験を申込み，受けに行きました．Writing で失敗し，7点に届かなかったため，11月末の東京での試験で勝負することになりました．

三井の院長，部長には，英語が受かれば12月いっぱいで辞めたいが，ダメだった場合は受かるまでいさせてほしいという，極めて自己中心的な要求を受け入れていただき，今でも感謝しています．ロイヤル・アデレード病院側からは，11月の試験がダメでも「当分の間は」ポストを空けておいてくれるというあやふやな約束をもらいました．

とにかく IELTS に受からなければと思い，Reading は問題文が長いので，まず設問をざっと読んで，次に問題文の本文を設問の箇所を探しながら読むようにし，Listening はひとつ聞き逃すとそのあとが雪崩のようについていけなくなるので「耳を皿に」しながら聞き，Writing は結論，その根拠，

考えられる反論，反論の棄却，最後にもう一度結論，という流れを意識し，誤字・時制に注意し，Speaking は Yes, No だけで答えるのではなく，時制を合わせることに気を付けながらゆっくりと文を完結することを心がけました．

　12月10日ごろにIELTSの通知が届き，各セクション7点以上で留学が本決まりになりました．院長，部長に頭を下げ，飛行機を予約し，自宅マンションは放置したまま，1月1日からのスタートに向けて大急ぎで12月30日に家族5人で成田を発ちました．直前に家族全員インフルエンザにかかってしまい，タミフルを飲みながらの出発でした．

オーストラリアでの4年間

オーストラリアに着いてから

　気温2℃の東京からアデレードに降り立った2005年12月31日は気温40℃でした．当時のアデレード空港は Boarding Bridge がまだなく，大きな荷物をたくさん持ってダウンジャケットを着たまま灼熱のアスファルトの上を前途多難な気持ちで歩いたのを覚えています．

　何の下調べも下準備もないまま，予約してあった病院の "Residential Wing" に入りました．入口には日本から送った段ボールが14, 5個山積みになっていました．ロイヤル・アデレード病院は約 500 km × 3,000 km をカバーする公立病院で，実はこの "Residential Wing" なる建物は，遠くから来た患者が退院後数日過ごしたり，患者家族が泊まったりするための粗末な建物で，夏だったからよかったもののシャワーのお湯もほとんど出ず，窓のない暗い建物でした．

　1月1日からの契約だったにもかかわらず，確か3日くらいまで病院事務がクリスマス休暇で誰もいません．また，街なかの店もほとんど閉まっていて，子どもたちに食べさせる心配をしなければならない状態でした．毎晩家族5人でゾロゾロと病院のカフェテリアに行き夕食をとると

いう寂しい3日間でした．

　4日になって病院事務に行き，すぐ働けるのかと思いきや，当たり前ですが州のMedical Boardの登録が済まないと医療行為はできないとのことで，そのアポイントを取ってもらいました．アポイントが確か17日ごろだったと思います．事務のスタッフは気さくな人で，どの辺に住んだらいいかという相談に乗ってくれ，土曜日の新聞に物件情報が出ているからと直近の土曜日の新聞をくれ，いろいろ内覧できるよう病院のタクシーチケットをくれました．

　プリペイドの携帯電話を買い，銀行に口座を開設し，高知の実家に送金を依頼し，妻と一緒に地図とにらめっこしながら物件情報をチェックしていき，内覧の予約を取りました．銀行口座に入金されるまでは車が買えないのでタクシーチケットが非常に役立ちました．

　アデレードはオーストラリアの州都の中では最も小さい田舎町で，日本人学校もないため，子どもたちはまずCentral Business Districtの小学校で，New Arrivals Program（移民向けのクラス）のあるところへ行かせることにしました．家はCentral Business Districtから約10 kmの場所に決めました．そして車を買い，Residential Wingから何往復もして引っ越しました．

　家具が何もなかったので，テーブル，ソファ，ベッド，テレビなどを買っては組み立てる日々でした．配達が決められた日時に来ない，テーブルを組み立てるのにネジが足りない，といった，日本ではありえないけれど海外ではよく聞く話をたくさん経験し，またまた先行き不安になりました．インターネットを接続できたのは1月末でしたが，その遅さにはびっくりです．

　Medical Boardの医籍登録では，病院側から提出されていると思っていた書類が提出されておらず，それでは1週間後に来てください，ということになりかけました．その頃ロイヤル・アデレード病院のRegistrar当直は3人で回しており，皆，僕の医籍登録を心待ちにしているところでした．しかもこの日の当直は僕です．皆に迷惑をかけてはいけないと思い，

とにかく1時間だけ待ってくれと拝み倒して，車を飛ばして家に帰り，買ったばかりのプリンターで書類を印刷し，終了間際のMedical Boardに提出して登録を済ませました．

夕方病院に戻ると，待ちかねていたRegistrarが僕にポケットベルを手渡し，そそくさと帰っていきました．そして初日から独りで当直をすることになりました．

Registrarとしての2年

オーストラリアの胸部外科は他の欧米諸国と同様Cardiothoracic Surgeryで，心臓・呼吸器手術を担当します．ロイヤル・アデレード病院は当時620床で，医師数500人程度，Cardiothoracic surgeryは独立した手術室2室と8床のICU，20床の一般病棟があり，年間550〜600例の心臓手術と250〜300例の呼吸器手術を行なっていました．心臓・呼吸器の手術をするAttendingが3人と呼吸器専門のAttendingが1人，その下にRegistrarのポジションが5つあって，このユニットで近隣のPrivate Hospitalでも250〜300例の心臓手術と200例程度の呼吸器手術を行なっていました．

僕が始めた2006年は，IELTSの縛りのために外国人Registrarが減り，もともとオーストラリア国内のTraineeの間では不人気な施設であったため人手不足となっていたわけです．月曜から木曜は毎日2部屋で2件以上の手術を行なっており，金曜は朝Grand Roundを行なった後，急ぐ症例を1件のみ行なうというスケジュールでした．当直は週2回ほどあり，当直明けのRegistrarがPrivateの助手に行くことになっていました．

給料は2週間おきに支払われ，当直回数にもよりますが2週間で4,000〜6,000ドル，それに加えてPrivateの助手に対して手術の種類に応じて1件当たり200〜350ドルの小切手が送られてくるというシステムでした．

当直表はSenior Registrarが作成し，働き始めのころはICUの外回り業務，呼吸器手術の助手，金曜日の当直といった，皆がやりたがらないところに当てられることが多く，ストレスフルな業務が続きました．夏です

ので金曜の夜は繁華街で薬物中毒者同士のケンカが多く，外傷性血気胸が頻繁に来て，ただでさえ英語がわからないのに，街中で酔っぱらってケンカしている若者たちのしゃべることなど理解できるはずもなく，彼らにドレーンを挿入するのは嫌な仕事のひとつでした．けれども少しずつ救急のレジデントたちと仲良くなり，「ドレーンの入れ方を教えてあげるよ」などと言いながら彼らにやってもらうことで，少しずつ困難をクリヤしていきました．

　ICUや病棟からも頻繁にポケットベルで呼び出されるのですが，言っていることがよくわからないので，「取りあえず行きます」という感じでいちいち顔を出しているうちに，「今度日本から来たRegistrarは眠剤ひとつ出すのにも口頭指示でなくわざわざ夜中に病棟まで足を運んで処方箋を書いてくれるとってもいい人だ」という評判になり，ナースからの信頼を得られるようになっていきました．そうやって少しずつ顔見知りを増やしていき，ナースの名前を覚えていくうちに，いろんな人たちが代わりに電話をしてくれたり通訳をしてくれたりして助けてくれるようになりました．

　ICUはリーダーナースがかなりの裁量を与えられているのですが，僕は日本でやっていた分，挿管，動脈ライン，中心静脈ライン，胸腔ドレーン挿入などはオーストラリア人，インド人に比べるとはるかにうまかったので，リーダーナースがそういった面倒な手技を日勤のRegistrarにやらせず，僕の当直に合わせて当直帯に順番に僕に頼んでくるようになり，大きな信頼を得るようになりました．

　手術室は器械の名前さえ覚えてしまえば，やることは日本と変わらないので一番ストレスの少ない場所でした．Attendingは皆それぞれ違ったやり方で手術するのですが，それをひとつひとつメモしながら合わせてやっているうちに，CABGの中枢吻合をやらせてもらえるようになり，5月には執刀させてもらえるようになりました．ただ，どのRegistrarがどの日にどの手術室に入るかの配置表を作成するのはSenior Registrarであり，偏りがあったため，1年目の執刀症例数は30例程度でした．それでも日

オンコール表

	Mon	Tue	Wed	Thu	Fri	Sat	Sun
Date	29	30	31	1	2	3	4
CTT1	-	Javed	-	Javed	Javed	-	-
CTT2	Tadashi	Tadashi	Javed	Tadashi	-	-	-
CTICU-Day	Rebecca	Tadashi	Saleem	Saleem	Saleem	-	-
Private	Javed	-	Tadashi	-	Tadashi (8am)	Javed	-
Outpatient	Rebecca	-	-	-	-	-	-
On-call	Rebecca	Tadashi	Javed	Tadashi	Javed	Tadashi	Javed
2nd Call	Tadashi	Javed	Saleem	Saleem	Saleem	Javed	Tadashi

本に比べると多い症例数です．

2年目はSenior Registrarに指名され，自分で采配できるようになり，100例以上の症例を執刀できました．しかしRegistrarの人数は一定せず，きついシフトを他の医者に押し付けることもできず，2日に1度の当直，当直明けも夜遅くまでの勤務が2週間以上続くこともよくありました．

Attendingのうちの1人が翌年リタイヤを考えていたため，この年の中頃にDirectorから，オーストラリアの専門医を取得するためのTrainee Courseに入って資格を取ったのち，長期的にAttendingとして残留することを依頼されました．最終的には日本に帰りたかったので，東大の教授とも相談した結果，Trainee Courseには入らないけれども2年延長することに決めました．

Senior Medical Practitionerとしての2年

延長戦の2年間は，病院側がRegistrarより上のSenior Medical Practitionerという玉虫色のポジションを作ってくれ，基本給も上がりました．ただし当直をしなくてよくなったため給料はほとんど変わりませんでした．一番大きな変化は，手術室の月曜午後ひと部屋，木曜午前午後ひと部屋を割り当てられたことでした．この枠で内科から紹介される患者を週3人自分の責任のもとで手術することができました．

実力以上の手術はできないので，自分の技術の範囲内で治療法をプランする必要があり，個々の患者背景と疾患について非常に深く考えるようになりました．この際常に考えたのは，この症例，東大ならどうするか，三井記念ならどうするか，ということでした．また，定型手術は Registrar にも執刀させなければならず，誰がやっても安全に行なえる手術法を練りました．この 2 年間の経験は現在 Attending として重症例を執刀したり，指導的助手として後輩の助手をしたりする上で極めて役に立っています．

診療上日本と最も異なる点は，術後管理において心臓以外の臓器に関しては当該臓器を専門とする科の意見に従うという点です．分業化された個人主義のために一貫性のある治療がなされないこともあり，自分の患者の術後管理を自分の思い通りにできないことも多く，この点はストレスでした．また，長期挿管患者などで気管切開してゆっくり回復させていく必要があるような症例でも，家族が気管切開を拒否した場合は本人同意のもと安楽死が行なわれるのも僕には受け入れがたいものでした．

2008 年のクリスマスから大晦日にかけての Holiday 期間中に 3，4 件の臨時手術をしたところ，年が明けた第一週に，手術室ナースと ME が「年末に働きすぎたから」という理由で 1 週間ストライキをおこして手術がストップしたのは，さすがオーストラリアという感じでした．

手術患者は多くが当日入院であり，ICU が満床になってくるとキャンセルせざるを得ません．殊に木曜の僕の 2 件目の患者は最もキャンセル率が高く，木曜朝に手術予定で来院した患者にゴメンナサイと言いにくる僕の姿が頻繁に見られ，これを外来では "Tadashi's Thursday Apology Round" と呼んでおり，英語で謝るのも上手になりました．

急性大動脈解離や右小開胸僧房弁手術などの執刀機会もあり，4 年間で約 400 例の執刀と，約 70 例の指導的助手を行なうことができ，「普通の国の普通の病院」でのトレーニングとしてはかなり充実したものになりました．

家族の生活

アデレードは何もないところなので，オーストラリアの主要都市の中で

は国内旅行の旅行先人気ワースト1ですが，オーストラリアの他の州都と並んで，「世界住みやすい街ランキング」ベスト10の常連で，衣食住が安く，極めて安全でのんびりしています．夏は40℃近くになり乾燥しており，3カ月くらい雨が降らない地中海性気候で，冬も10℃程度までにしか下がりません．オーストラリア随一のワインの産地としても知られ，至る所に野生のコアラがおり，少し森に入ると野生のカンガルーやワラビーがたくさんいます．

渡豪当初妻は英語をまったく話さなかったため，子どもたちの小学校，ピアノ，バレエ，テニスなどの申込みや段取りはすべて僕がやりました．おかげでオーストラリアの一般社会の仕組みがすこしわかるようになり，また，先生や他の保護者と，差し障りのない隙間を埋めるだけの英会話をできるようになりました．

後半2年は外国の田舎ならではの広い庭付きに住むことができ，家の裏庭には大きなトカゲや野ウサギ，コアラなどが出没しました．小学校の休みが年4回あり，そのうち2回は僕も休みをとって，車にテントや寝袋，

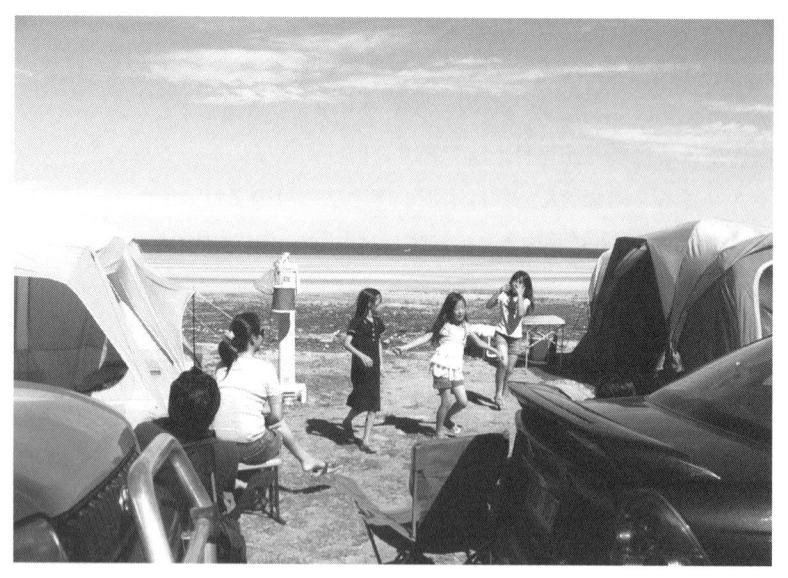

▲友人家族と行ったキャンプ

ガスコンロ，炊飯器などを積んであちこち出かけました．船舶免許をとって釣りにもよく出かけました．どこに行くのもわれわれにとっては「海外旅行」な感じだったので安上がりでした．

　日本にいるよりはずっと家族と接する時間が長く，人生の中で一定期間異なる文化の中で生活する刺激を受けました．病院を一歩出るとMinorityとして感じる「小さな差別のような対応」を受けることもしばしばで，ちょっとしょっぱい思い出も数多くあります．

　帰国時は，一生の間で家族と一緒に長期の旅行ができるのは最初で最後だと思い，周遊券を買って，7週間かけて世界一周して帰国しました．これもツアーコンダクターとしてはかなりドタバタの旅行で，もう2度とやるまいと心に誓ったのですが，家族は皆楽しんだようなのでよしとします．

帰国後，「大学の先生」としての4年間

　2010年3月に予定通り帰国．その途中立ち寄ったフロリダで，研修医時代のオーベンである北里大学の宮地教授とお会いすることに．すると「2011年から北里に来てもらうことで東大とは話がついている」と告げられました．

　帰国後は東大で1年間，僧房弁手術や人工心臓手術をさらに学ぶための機会をもらいました．この時点での将来の目標は当初と同じく，「なるべく多くの疾患を外科治療で治せる医者」であり，最終的に一般病院の部長職に就きたいと考えていました．同世代の「留学帰り」の医師との交流も増えていきましたが，自分は純粋に臨床を目的とした留学だったため，他の医師たちに比べると，論文・学会発表などのアカデミックな業績や，一流施設とのコネクションといった面で見劣りしているのは明白でした．しかし，特に気にはなりませんでした．

　2011年から北里大学に講師として赴任するにあたり，僕には原著論文が5本しかなく，北里大学の講師任用規定ぎりぎりでした．北里ではAt-

普通の"国"の普通の"病院"でのトレーニング……chapter 13　211

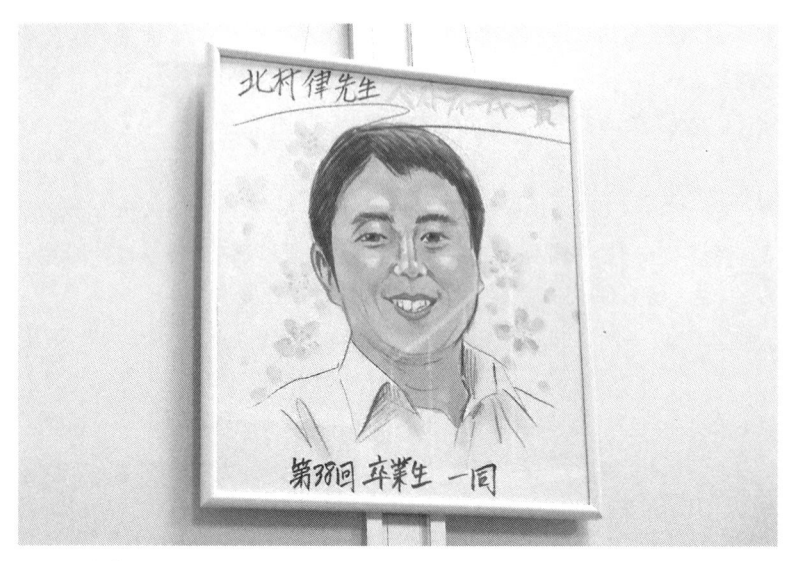

▲ 2011年度にはその年の卒業生が選ぶベストティーチャーにも選ばれた

tendingとして責任を持って治療に当たらねばならず，4年間のオーストラリアでのトレーニングが大いに役立っています．実力以上の手術はできないので，実力を上げるしかありません．成人心臓チームのリーダーとしてユニット全体の実力を上げることも考えなければならず，コメディカルや後進の教育について考えるようにもなりました．

　限られた症例数の中で専門医を育てていかねばならず，いかに無駄なく症例を分配するかにも気を遣っています．右小開胸の低侵襲手術なども進めていますが，そういった先進手術の推進は得てしてトレーニング症例のパイに食い込んでしまうため，教育病院としてのバランスの重要性を意識しています．

　海外留学は人生の中では非常に意義深いイベントなので，後輩たちにもぜひ経験してもらいたい一方で，手術症例の経験という意味では，海外に行かなくても十分なトレーニングができるような環境を作ってあげたいと考えています．研究面では，留学中にノウハウを学んだわけではないので，臨床で疑問に感じた点をひとつひとつコツコツと掘り下げる作業をしてい

■データでみる臨床留学の実際　※件数はいずれも概算

	留学前 (2000〜2005.12)	留学先 (2006.1〜2010.2)
執刀数	60	365*
指導的助手	―	70
前立ち	150	450

＊呼吸器手術15例を含む

ます．また，医学部以外に医療衛生学部の講義も担当し，東大時代よりもずっと多くの時間を学生教育に費やすようになりました．医者としての仕事だけでなく，「大学の先生」としての仕事の割合が年々増えています．

「大学の先生」という仕事もやってみると面白いものです．現時点では大学の教職を終の棲家にすることも極めて魅力的な選択肢になっています．将来的にはこのような過程で得られたものを，お世話になったロイヤル・アデレード病院にも還元できたらいいなと思っています．

独り立ちのための基礎トレーニング

これからも，さまざまな若手日本人医師が，さまざまな目的のもとに，さまざまな国に臨床留学すると思います．僕が抱いているオーストラリアの心臓外科の印象は，集約化された施設で，手術のバリエーションは少ないものの症例数は多く，一方で臨床研究の発信は少ない，というものです．煮方焼き方は学べるけれども，フルコースや特殊な料理はなかなか作れるようにはならないかもしれません．また，外国人の医籍登録については現在制度が変わっていると思われます．

地域としては，特にアデレードはのんびりしていて，家族で住むにはとてもよいところだと思います．われわれ日本人は多文化社会で生活することに慣れておらず，外国では時に孤独感を感じることも多いと思います．

最後に，支えになるのは家族しかいませんので，留学先やその時期・期間などを決める際には家族とよく話し合うのが大切だと思います．僕には

アメリカに行く気力・体力・学力はありませんでしたが，オーストラリア留学で確実にステップアップすることができ，家族の絆も少しだけ強まった気がします．

[参考文献]
1) <u>Kitamura T</u>, Edwards J, Khurana S, Stuklis RG.: Mitral paravalvular abscess with left ventriculo-atrial fistula in a patient on dialysis. *J Cardiothorac Surg*. 2009;16;4:35.
2) <u>Kitamura T</u>, Edwards J, Worthington M, Rathore KS, Misra M, Slimani EK, Ramana Kumar GV, Stubberfield J, Stuklis RG.: Early results of minimally invasive mitral valve surgery: initial series in a public hospital in Australia. *Gen Thorac Cardiovasc Surg*. 2010;58:568-72.
3) <u>Kitamura T</u>, Stuklis RG, Stubberfield J, Edwards J.: Recurrent rupture of infected aortic arch. *Tex Heart Inst J*. 2010;37:591-3.
4) <u>Kitamura T</u>, Stuklis RG, Edwards J. Redo mitral valve operation via right minithoracotomy – "No Touch" technique. *Int Heart J*. 2011;52:107-9.
5) <u>Kitamura T</u>, Edwards J, Stuklis RG, Brown MA. Minimally invasive mitral valve replacement in a case with previous omphalocele repair and severe scoliosis. *Gen Thorac Cardiovasc Surg*. 2011;59:117-9.

chapter 14 ドイツでの10年間の経験

紙谷寛之

旭川医科大学外科学講座心臓大血管外科学分野

富山県出身
1997年　北海道大学医学部医学科卒業
同　年　金沢大学医学部附属病院第一外科研修医
1998年　舞鶴共済病院心臓血管外科医員（～99年，2001～03年）
1999年　氷見市民病院外科医員
2002年　金沢大学大学院（博士課程）修了．医学博士
2003年　金沢大学医学部附属病院心肺総合外科医員
同　年　ハノーバー医科大学（Medizinische Hochschule Hannover）胸部心臓血管外科クリニカルフェロー
2006年　金沢大学医学部附属病院心肺総合外科助手
同　年　ハイデルベルグ大学(Universitaet Heidelberg)心臓外科スタッフ
同　年　ドイツ心臓外科専門医取得
2009年　イエナ大学（Friedrich-Schiller-Universität Jena）胸部心臓外科指導医
同　年　ハイデルベルク大学にて Habilitation（教授申請資格）取得
同　年　デュッセルドルフ大学（Heinrich-Heine-Universität Düsseldorf）心臓血管外科准教授兼上席指導医
　　　　同　　低侵襲僧帽弁手術部門責任者 兼 同　　胸部大動脈外科部門責任者
2012年　ドイツ医師国家資格取得
2014年　旭川医科大学外科学講座心臓大血管外科学分野教授

●はじめに●

　1997年に北海道大学を卒業し，金沢大学第一外科に入局しました．学生時代から心臓外科を専攻しようと決めていました．医局には留学経験のある医師が数多く在籍していたため，入局1年目には海外留学をしてみたいと思うようになりました．

　2000年に大学院に進学した後，学位研究を終え，かつ奨学金の取得の目途がたった2003年6月に，教授の紹介でドイツのハノーバー医科大学に臨床留学しました．4カ月の語学研修があり，その後は主に第二助手として手術の経験を積みました．

　積極的に病棟の仕事を手伝い，無給で当直医のフォローを行なったことが評価され，2005年の夏頃から専門医に向けてのトレーニングを受けるようになりました．ハノーバー滞在中の執刀症例は100例強となり，日本での執刀症例と合わせる形でドイツの心臓外科専門医資格を申請しました．2006年2月に帰国しています．

　帰国後は金沢大学心肺総合外科に勤務しましたが，様々なギャップに戸惑う日々が続いたところにドイツからスカウトの電話があり，2006年9月に一生ドイツで働くつもりで再渡独し，Oberarztの一歩手前の専門医というポジションで，ハイデルベルグ大学に正規雇用されることになりました．ICU当直を経験するなど充実していましたが，師匠であり親友でもあるDr. Lichtenbergがイエナ大学の主任教授に就くとのことで，一緒に移ることになりました．2009年のことです．

　イエナ大学では指導医4人で年間1,600例ペースの手術をこなす一方で，低侵襲僧帽弁形成術もひとりで執刀するようになり，心移植の執刀も経験し，複雑な再手術症例なども割り当てられるようになりました．半年後にはLichtenberg教授がデュッセルドルフ大学に再び異動となり，共に移ったのです．

　デュッセルドルフ大学では，David手術や弓部置換術などの胸部大動脈外科分野と，低侵襲僧帽弁手術のサブチーフとなり，執刀・助手を合わせた経験も非常に多くなりました．

　ようやくドイツの医師免許を取得することができましたが，新しい何かに向けてチャレンジしたいという気持ちがあって，2014年3月に10年にわたるドイツ生活を終え，旭川医科大学に赴任することになりました．

I　1997〜2006

留学前（1997〜2003）

金沢大学第一外科に入局

　私は富山県に生まれ育ち，北海道大学を1997年に卒業しました．学生時代はクロスカントリースキーばかりしており，勉強はほとんどしませんでしたが，おおらかな時代と大学であったこともあり，何とかストレートで卒業できました．

　自分の同期の8割は北大に入局．私は親もとへ帰らなければ，という強迫観念みたいなものがあり，また大学病院でずっと働いていけるほど優秀でもないと思っていましたので，最終的に北陸，特に富山の一般病院に就職できる可能性の高そうな金沢大学に入局することにしました．

　私の親は富山県魚津市で小さな自動車の商売をしており，子どもは兄と私の2人だけなのですが，兄も医師となっており，当時すでに横浜市立大学に入局していましたので，どちらかが親もとで暮らすべきとの思いがありました．結局ドイツにいた10年間は魚津市からは1万キロ離れたところで暮らすこととなり，また現在は1千キロ以上離れた旭川で暮らしており，結果からすればあまり親孝行になっておりません．

　人の親となった今思うに，子どもが親の近くにいてくれればありがたいものの，それよりむしろ子ども自身の将来の可能性を最優先してほしいと思うものであろうと思います．ですので，当時絶対に北陸に帰らねばと考えていた私の視野は極端に狭かったようにも思います．

　最近は学生の進路相談に乗ることも増え，やはり親もとに帰りたいという希望が多いのですが，10年・20年先を見通すことは非常に困難ですので，そこにあまり拘泥しなくてもいいのではないかと自分の経験からは思

います．ただし，これもまた結果論ですが，私は金沢大学で多くの素晴らしい先輩の薫陶を受けることができ，それが今の私のベースとなっています．私は金沢大学に入局して本当に良かったと思っております．

　学生時代に心臓外科を専攻しようと考えていましたので，金沢大学第一外科に入局しました．というか，とりあえず話を聞こうと思ってスキー部を引退した5年生の春休みに金沢大学を訪問．外科には第一と第二があり，どちらで心臓をやっているのかがわからなかったので，とりあえず第一のほうからと，アポなし訪問を行ないました．当時医局長であった大村先生が対応してくださり，心臓をやっているのはこの第一外科で，こんな素晴らしい医局に入局できる君はとっても幸運だ，と言われ，入局を即決しました．大村先生には今でも大変感謝しております．

留学の道しるべ

　国家試験に何とか合格し，実際働き始めると，同期と比べ私の知識不足は明白で，学生時代にもっと勉強しておくべきであったと心の底から後悔することとなりました．不足していたのは知識だけでなく，社会常識その他も大いに欠けており，上司から医者を辞めたらどうだといわれたこともありました．また，手先のほうもかなり怪しかったようで，少なくとも外科はやめるようにと言われたこともありました．愚痴を言い合ったりする学生時代の同期もいない状況でしたので，大変つらい日々でありました．

　そのようなわけで，自分を全否定するところから始まった私のキャリアですが，その中でも麻酔科ローテーション中に，第一外科で川上先生のご指導の下，実験のお手伝いをさせてもらい少しでも遅れを取り戻そうとあがいていました．1年目は心臓外科へ2カ月だけローテーションしたのですが，川筋先生（熊本大学前教授）や竹村先生（金沢大学現教授）にご指導いただき，心臓外科の面白みに触れさせていただきました．また，金沢大学第一外科には留学経験のある先輩がたくさんおられ，将来自分も留学をして，一度海外の生活を体験してみたいと思うようになりました．

　2年目（1998年）は京都府の舞鶴共済病院で心臓血管外科を，3年目

（1999年）は富山県の氷見市民病院で一般外科を研修しました．舞鶴では向井先生に，氷見では藤岡先生に非常に温かく評価をいただき，こんな自分でも何とか外科医としてやっていけるかもしれないと思えるようになりました．

　論文を書けば留学のチャンスが広がるということは聞いていましたので，舞鶴共済病院では2編症例報告を書き，また大学でお手伝いさせてもらった肺癌の実験の結果を原著論文としてまとめました．語学の学習については，そもそも留学できるかどうかも分からない中で，なかなかそこまでのモチベーションは湧きませんでした．

　4年目（2000年）に大学院生として大学に戻りましたが，ちょうどそのとき渡邊洋宇教授が定年退官され，新教授の選考中であったため，あまり手術がない状況でした．教授が決まっていないため，学位のテーマも決まっていません．何とか時間を無駄にしないようにと，上司の安田先生にご指導いただき，過去の症例をまとめた論文を数編執筆しました．また，安田先生の動物実験のお手伝いなども行なっておりました．安田先生も留学されたいとの希望をお持ちで，私もそれに影響されますます留学したいという気持ちが高まりました．

　そうこうしているうちに，渡邊剛教授が新教授として就任されることになりました．渡邊先生に学位のテーマをいただき，死に物狂いで学位の研究に取り組みました．ブタを用い，半年間で約100回の心拍動下冠動脈バイパス手術（Off Pump Coronary Artery Bypass：OPCAB）の際の能動的冠灌流の実験を行ない，何とか形にすることができました．

　渡邊先生にドイツに留学するようにとのありがたいお言葉をいただき，ハノーバー医科大学（Medizinische Hochschule Hannover）とザールランド大学（Universitätsklinikum des Saarlandes）を見学し，渡邊先生もご留学されていたハノーバー医科大学に留学させていただく話となりました．

奨学金の取得

　5年目（2001年）に学位の研究が終わったため，再び舞鶴共済病院に出向することとなりました．ハノーバー医科大学からは留学する場合は給料は出ず奨学金取得が必須条件と言われていたので，学位実験から5本論文を書くなど頑張りました．しかし結局，2001年には奨学金は取得できず，留学も先延ばしとなりました．

　臨床面では，上司に叱られてばかりのつらい毎日でした．後輩の金森先生に励まされて何とか頑張りました．そうこうしているうちに上司が突然退職することとなり，3人チームの一番上が抜けた影響で，ますますつらくなったのですが，金森先生や病院の仲間の助けもあり，何とか乗り切ることができました．

　6年目（2002年）に牛嶋先生が新しい部長として舞鶴共済病院に着任されました．牛嶋先生には非常に多くのことを学ばせていただき，外科医として成長できているという実感を持つことができました．また，私が論文を書くことに関しても応援してくださり，舞鶴の臨床データでの論文も数編執筆できました．

　奨学金の取得のめども立ち，次の年にはドイツに渡ることが決まりました．牛嶋先生のもとで非常に楽しく仕事をさせていただいていたので，後ろ髪をひかれる思いでした．

留学直前の思い出

　2003年の6月に渡独することとなっていましたので，4月と5月は金沢大学に一時的に戻りました．ドイツでは最初の4カ月は語学研修のみの予定でしたので，どうせなら日本にいる間にできることをやろうと思い，同期の石川先生や後輩の寺田先生とともに毎日動物実験に明け暮れました．また，渡邊剛先生に素晴らしい臨床データをいただき，臨床の論文も書かせていただきました．あまり頑張りすぎて胃潰瘍になってしまい，数日入院したのが今となっては良い思い出です．

ハノーバー医科大学（2003～2006）

臨床研修スタート

　2003年6月にドイツのゲッティンゲンで語学研修をスタートしました．一回り若い人たちの中で毎日ひたすら勉強するというのは新鮮で楽しかったのですが，さすがに後半になると仕事をしていない自分に対する焦りも出てきました．当時仲良くしていたアフリカ人は，人生がかかっているだけにそれこそ死に物狂いで勉強していました．

　私もそれに感化され，最初はまったくドイツ語は話せませんでしたが，4カ月で今でいうB2に相当するZMPというドイツ語の中級試験に合格しました．当時はドイツで臨床研修をするのにドイツ語の能力は問われませんでしたが，2012年からはB2の試験に通っていないと臨床をさせてもらえなくなりました．

　いずれにせよ私の留学には関係なかったのですが，ある程度コミュニケーションをとれるようになってからハノーバー医科大学での研修を開始できたのはよかったと思っています．

　10月にハノーバー医科大学での臨床研修をスタートしました．毎日2症例ずつ主に第二助手として手術に参加させてもらいました．非常にたくさんの症例を経験できました．手術だけに参加するのは医師としてどうかとも思い，積極的に病棟の仕事を手伝うようにしていました．と言っても，最初は採血くらいしかできませんでした．

　ハノーバー医科大学では採血は医師か学生が行なうことになっていました．学生よりは採血は上手でしたので，結構重宝がられました．また，学生ともたくさん話す機会があり，ドイツ語の修練という意味でもよかったと思っています．病棟ではドイツ人研修医の下働き的な働きをこなしました．

　ただ，一応日本で6年間医師として働いてきた身としては，卒業した

ドイツでの10年間の経験……chapter 14　221

ての若い研修医にいいように使われるのは心情的にちょっとつらかったところもあります．

チームの一員になるために

　若い病棟医にとっては，彼らも本当は手術に入りたいのに，ドイツ語ができるばかりに病棟業務をやらされ，ドイツ語が不自由な私のようなフェローが毎日手術に入るのは納得がいくことではありません．また，彼らは月に5，6回の当直を行なうのに，私は当直をまったく行なわないことに対しても，不公平感があり，私に直接不満をぶつけてくる同僚もいました．自分としても"お客様"扱いされるより，完全にチームの一員として共に頑張りたいとの思いが強く，折衷案として，無給で彼らと同じだけの当直を行なうこととしました．

　当直は Oberarzt（Attending surgeon；日本でいうところの講師クラス）は呼び出し当直で，病院に泊まるのは第一当直，ICU 当直（ハノーバー医科大学の心臓外科 ICU は自科管理でした）と第四当直でした．私は第四当直をしようと思い，とりあえず仲のよかった1年目の研修医が当直の時に一緒に泊まって後ろをついて歩いて仕事を覚えることとし，また土日は朝7時に病院に行って当直の採血の仕事を手伝うこととしました．土日は学生がいないため，すべての採血を第四当直がしなければならず，普通にやっていても軽く3時間はかかるため，ちょっとでも病院の仲間に貢献しようとの思いからでした．

　ある日曜日，朝に採血をしているとたまたま回診に来ていた Haverich 主任教授と出会い，単なる留学生なのに日曜日の朝に採血をしているとずいぶん感激され，以後いろいろと目をかけていただけるようになりました．

　そうやって見習い当直をしているときに，移植チームのチーフの Dr.Strueber のオフィスで行なわれたこぢんまりとしたクリスマスパーティーに呼ばれたことがあります．ウオッカやウイスキーをガンガン飲まされて，翌朝気づいたら心臓外科の ICU に寝かされていました．その場にいた Dr.Hagl が親切にも私の両腕に点滴を入れてくれました．その一件

以後，皆から普通のフェローではなく，チームの一員として見てもらえるようになりました．

　年末に小児心臓外科部門に大阪大学から小野先生が来られました．小野先生とは病棟も手術室もまったく違っていましたので，仕事中はほとんど接点はありませんでしたが，家族ぐるみでお付き合いさせていただきました．小野先生は毎朝信じがたいほど早い時間に病院に行かれ，毎日遅くまでICUで患児を見ておられ，論文など学術活動を熱心に行なっておられました．医師とはかくあるべしと非常に刺激を受けました．
　年が明けてからは，正式に無給で第四当直を行なうこととなりました．徹夜で働いた後は次の日の予定手術は免除されますので，経験できる症例数は減りましたが，肺移植や大動脈解離など夜中ならではの手術を多く経験できました．第四当直は基本的には一般病棟の患者を担当するのですが，やはり働き始めて3カ月で患者や看護師とドイツ語のみで接するのはかなりの恐怖体験でした．

最初の開心術執刀

　手術室では最初のうちはKarck教授の第二助手としてつくことが多かったです．Karck教授は私の研究面でのメンターでもありました．
　大動脈外科を重点分野とするKarck教授には，最初のころいつも手術場でケチョンケチョンに叱られて，非常につらい思いをしました．明らかに第一助手の不手際の際もなぜか私を叱るのです．私を叱ることで，手術のリズムを作りたいのかと思ったりもしましたが，私に選択権はありません．何とかこらえていました．あまりにつらくなると，Karck教授の青い目と外に見える空を比べて，どちらがより青いだろうとか，くだらないことを考えて時が過ぎるのを待ったりもしました．
　しかし頑張っていればいいこともあるもので，ハノーバー医科大学での最初の開心術はKarck教授にやらせてもらいました．もともとベントール手術（Bentall）を予定していたのですが，実際は単純な大動脈弁置換

術（Aortic Valve Replacement: AVR）でいいということになり，第二助手として手術に入っていたにもかかわらず急遽執刀させてもらえました．

　Karck 教授は No.2 として手術予定を組む仕事をされていましたので，少なくとも私のことを嫌っていたのではないようでした．

　働き始めて 6 カ月くらいしてから，ハノーバー医科大学の分院からネパール人の Oberarzt である Dr.Shrestha が本院に戻ってくることになりました．Dr.Shrestha も同じゲストハウスに住んでおり，出勤と帰宅が一緒になるので，非常に目をかけてもらうこととなりました．同じアジア人として共感もあったのかもしれません．

　彼が Karck 教授に掛け合い，以後私は基本的には Dr.Shrestha の手術に入ることが多くなりました．Dr.Shrestha は当時 Junior Attending といった立場で，冠動脈バイパス手術（Coronary Artery Bypass Grafting: CABG）や AVR など，割とシンプルな症例の執刀をするか，あるいは Haverich 教授の第一助手を務めることが多かったです．

　彼は当時専門医取得直前であった Dr.Hagl の指導的助手をする機会もかなりありました．また，一般病棟である第 25 病棟（第 12 病棟，第 15 病棟，第 18 病棟，第 25 病棟が胸部心臓血管外科の病棟でした）の担当大臣でもあり，彼の指揮下で上級レジデントである Dr.Hagl や Dr.Kallenbach（現ハイデルベルグ大学教授）と一緒に病棟業務を行なうことも多々ありました．

家族と楽しんだ休日の旅行

　当時私の長女は 5 歳で，次女は 1 歳でした．せっかくヨーロッパに来たのだからと，当直のない土日は隙を見つけて（と言っても月に 1 回程度でしたが），ドイツの他の都市や，ベルギー，オランダなどに 1,000 ユーロで購入した 15 年落ちのシビックで旅行したりしました．また，ハノーバーにはそれなりに日本人もいて，現地で長期生活もされている方々とは集まる機会も多かったです．職場の仲間たちからも何度かホームパーティーに呼んでもらいましたし，また長女のお友達の家に家族でお邪魔し

たりもしました．妻の協力のおかげで，病院外でも充実した留学生活となりました．

ドイツ人医師 Dr.Lichtenberg との出会い

ICU をうろうろとしていると，たまに非常に老けて見える医師がえらく専門的にエコーをしていました．自分より少なくとも 10 歳は年上だろうと思って話しかけてみると，実は私より 2 歳しか年上でなく，現在は研究のローテーションで，病院には Oberarzt 当直の時のみにやってくるとのことでした．Dr.Lichtenberg といい，周りにどんな人なのか聞いてみると，非常に腕のいい外科医だそうで，外科医として生まれてきた，と評判の先生でした．

面白いと思い，彼のラボに行き，いろいろと話を聞きました．組織工学的な心臓の弁の研究をしているとのことで，一緒にやらないかと誘いを受けましたが，期間が限られた留学中にそこまではちょっと難しいと考え，お断りしました．

働き始めて 1 年が過ぎるころ，ローテーションの配置換えが行なわれ，私は第 15 病棟の所属となりました．ここは，一般病棟なのですが，そのうち半分は移植患者用のベッドとなっており，移植患者は移植チームの担当が直接管理するので，病棟医は半分の一般患者のみを診ればよいこととなります．

しかし，今回は"お客様"としてではなく，完全に戦力として配置されていたので，週の半分は病棟業務となり，手術に入れる回数は減ることとなりました．一緒に配置された私よりちょっと年上の医師は，専門医取得に向けて毎日手術に入っていましたので，私がほとんどひとりで病棟を管理することとなりました．

入院や転院の調整などを電話でする機会も多く，かなりのストレスでした．看護師や年下の医師たちに助けられたりして，何とかこなせました．臨床に戻ってきた担当大臣の Dr.Lichtenberg は，病棟にはあまり関心が

ないようであてにはなりませんでした．ドイツ語のトレーニングにもなりましたし，なにより手術室以外の実臨床に触れるという意味で，自分にとっては意義のあるローテーションとなりました．

マジョルカ島への医局旅行

2004年の夏に，医局旅行として，Haverich 教授が私費で全医局員をスペインのマジョルカ島に1泊2日で招待しました．ちょうど高橋尚子選手が金メダルを獲得した日だったことをよく覚えています．お昼についてから，夜中を通り越して朝方の4時までずっと飲み通しでした．

3時に，Haverich 教授が海で泳ぎだしたのにはびっくりしました．見習って私も泳いでみると，案外水は冷たくなく，酔い覚ましにはちょうどよかったくらいでした．当直その他でどうしても離れられない人以外，全員参加でした．小野先生も参加されました．非常に楽しく，忘れられない思い出となりました．

増えてきた執刀例

第15病棟のローテーションは半年だけで，Dr.Shrestha が掛け合ってくれたこともあり，再び第25病棟に戻ることとなりました．ちょうどそのころ，フランスのリオンから，Dr.Fahrat が留学してきました．彼は確かレバノン系のフランス人だったと記憶しています．フランスでは，教授の称号を得る前には1年間の海外経験が必要とされるとかで，以前半年間ベルギーに滞在経験があり，今回はハノーバー医科大学に半年だけ来たのでした．

すでに完成された外科医で，その手技の速さには非常に驚かされました．内胸動脈（Internal Thoracic Artery：ITA）の剥離に完全スケルトナイズで5分しかかからないのです．実際の手術はあまりさせてもらえてはいなかったのですが，母国に帰ってからハノーバーで彼が唯一学んだといっていた David 手術を，遮断時間60分でこなしていると聞き，彼ならそのくらいするだろう，と思ったものです．ちなみに David 手術は私もしま

すが，100例近く執刀した今でも遮断時間は90分を要します．

　Dr.Fahratが来たころより，私もITAを採取したり，第一助手を務めさせてもらったりする機会が増えるようになりました．シンプルな症例であれば，執刀させてもらうこともありました．ITA採取はDr.Shresthaの助手をするときに行なうことが多く，手術開始から30分で手術室に入ってきて取り上げとなるので，スピードという意味ではだいぶ鍛えられました．

　また，Dr.Haglの執刀症例でも，ITAの剥離だけはやらせてもらったりと，積極的に機会を見つけるようにしていました．Dr.Haglは非常に優しく後輩思いで，きっと将来立派になるに違いないと当時思っていましたが，実際2011年にミュンヘン大学（Ludwig-Maximilians-Universität München）の主任教授となりました．

　第一助手と言えば，2005年の2月のドイツ胸部心臓血管外科学会の時に，ハノーバー組で夕食をとっていた際に，Haverich教授より，今後自分の手術のときには第一助手としてつくようにと通達されました．Haverich教授の手術の第一助手は通常Oberarztが務めるので，非常に光栄なこととうれしく思いました．Haverich教授は素晴らしい外科医ですので，彼の手術を第一助手として体験できることで，私も成長することができました．

　2005年の4月には，渡邊剛教授がハノーバーに来られました．親友であるHaverich教授とお会いになることや，また欧州でのロボット手術を視察するのが目的であったようですが，私に対するご配慮もあったと思います．非常に感謝しております．

ハノーバー時代に書いた10本の論文

　ところで，ハノーバー医科大学はBorst教授以来の欧州でも有数の大動脈センターであり，臨床研究のネタには困らないところでした．その頃，弓部手術の際の中程度低体温循環停止法はハノーバーではスタンダードな治療として行なわれていましたが，まだ理論的根拠はなかったようでした．

そこで過去の症例をいろいろと調べて論文化しました．

　論文が書ける人間だと認知されると，あれもこれも書きなさいというリクエストがあり，また自分でも研究から派生する様々な疑問に答える形で，さらに論文を書きたくなるもので，結局ハノーバー時代で10本書くこととなりました．ただ，論文が書き上がると，時にはオーサーシップの問題でもめ，閉口することもありました．

帰国に向けて

　手術室では，2005年の夏くらいからは執刀症例がかなり増えるようになりました．ちょうどそのころ，スタンフォード大学（Stanford University）に留学中であったDr.Kofidisが帰ってきて，彼と並行で専門医に向けてのトレーニングを受けるような形となりました．症例はCABGやAVR，あるいはそのコンビネーションなどシンプルなものが多かったです．

　結局，ハノーバー滞在中の執刀症例は100例強となり，日本での執刀症例と合わせる形でドイツの心臓外科専門医資格を申請しました．ただ，自分は2006年2月いっぱいで帰国することになっていました．申請しても試験のために渡独できるとは思えなかったものの，Dr. Shresthaの勧めで，申請だけはすることに．それがその後大きな意味を持つとはその時点では思っていませんでした．

　2006年2月にHaverich教授がドイツ胸部心臓血管外科学会を主催することとなっており，その学会のメインテーマとしてドイツと日本の協力をあげられました．Haverich教授は日本に友人も多く，またBorst教授時代からハノーバーに留学されていた日本人の先生方も多くおられたためと思います．もしかしたら，小野先生と私が留学中であったことも関係あるかもしれません．

　Haverich教授やKarck教授と何度も相談し，日本のトップ外科医をご招待することとなりました．高本眞一先生，上田裕一先生，大北裕先生，澤芳樹先生，伊達洋二先生，佐野俊二そして渡邊剛先生に来ていただきました．学会には私も留学生の立場からいろいろと協力しました．

ハノーバーでの最後の手術はベントール手術でした．Karck教授から，お別れのプレゼントとして何がいいかと聞かれていましたので，ベントール手術をしたいとの要望を伝えてありました．あいにくそのころドイツでは医師のストライキ中で，手術室も大幅に制限されている中，Karck教授は私との約束を果たしてくださいました．

　ベントール手術は当時は専門医になってようやく執刀させてもらえる手術という位置づけでしたので，私にとっては最高のプレゼントとなりました．手術は順調に終わり，また経過も良好でしたので何よりでした．

　こうして書いていても，いろいろなことがあったハノーバー医科大学での留学ですが，周りの人に恵まれ，非常に充実した留学となりました．臨床，研究の面だけでなく，私生活においても，いろいろなところへ旅行にいったりと，楽しく過ごせました．

II　2006〜2014

一時帰国，そして片道切符での再渡独（2006）

　2006年2月までハノーバーで働き，2006年3月からは金沢大学心肺総合外科（旧第一外科）で勤務しました．金沢に帰ってからは，自己評価と客観評価の大いなる相違に気付き，最終的にはやはり自分は人格及び医師としての知識・技量ともにまったく駄目であると理解することとなりました．留学から帰ってきた人間の過剰な自己評価は時として聞く話ですが，自分もまさにそういう状態にあったようです．

　自己否定の毎日の中，ある日Karck教授から私の携帯に電話がかかってきました．今度ハイデルベルグ大学（Universitaet Heidelberg）の主任教授となることになったので，チームの一員としてぜひ一緒に来てほしいとのことでした．ドイツでは，誰かが主任教授として赴任する際，古巣か

ら何人も連れて行くのが一般的です．私に電話が来た時点で，No.2 として Dr. Lichtenberg を，他に Dr. Kallenbach と Dr. Ruhparwar，そして私の後輩にあたる Dr. Akhyari を連れて行くことが決まっていました．

　皆，非常に仲良く働いた仲ですので，そのチームの一員として働くイメージは容易に湧きました．しかしながら，今まで金沢大学に，そして渡邊先生に受けた恩もあり，狭間で非常に悩みました．最終的には，外科医であることをやめる前に最後のチャンスを自分に与えるべきかと考え，Karck 教授のオファーを受けることとしました．二度と日本で働けないのを重々覚悟したうえで，再渡独することとなりました．

ハイデルベルグ大学（2006 〜 2009）

特別枠での医師活動許可

　2006 年 9 月に再渡独しました．当時のシステムでは，トレーニーとしてであれば，ドイツでは 6 年間臨床研修が許可されるはずでした．ところが，私はすでにドイツでの心臓血管外科専門医の申請をしており，口頭試験の日程も 12 月と決まっていました．トレーニーとしての医師活動許可は下りませんでした．

　医師活動許可が下りなければ，日本の僻地に行って人目に触れないところで地域医療に従事しようとも考えていたのですが，Karck 教授が州当局の担当者と掛け合ってくださり，特別枠での医師活動許可を出してもらえることになりました．9 月中はそのような資格整備に費やし，実際の勤務開始は 10 月からとなりました．

　今度は留学生ではなく，普通の正規雇用でしたので給料が出ます．しかしながら，その給料の安さに愕然としました．最初の月給は手取りで 1,900 ユーロ（約 27 万円）だったことをよく覚えています．ドイツは扶養家族の有無などで税金が大いに異なり，当時私は単身赴任でしたので，独身者としての税金の階級となったため，半分近くが税金で取られたので

した．また，勤務医の給料は経験年数により段階的に上がっていくはずが，私は1年目として計算され，最も低い階級からのスタートとなったのです．

12月に専門医を取得したのちは専門医としての階級となり，また2007年2月に家族がドイツに来てからは税金の階級も変更され，収入も安定するようになりました．

一からの試み

職場では，新しいチームの一員としてきましたので，本来優遇されてしかるべき立場でしたが，一生ドイツで働くつもりでいましたので，まずは下働きからと積極的に一般病棟の仕事をこなしました．

一般病棟と言っても，本当の一般病棟と，いわゆるHigh Care Unit（HCU）のような病棟の2つがありました．ハイデルベルグ大学は一般病棟の数が限られていたため，本当の一般病棟には術前患者と陰圧閉鎖療法（Vacuum Assisted Closure: VAC）中の慢性化した縦隔炎の患者しか入れられず，術後の患者はICUかHCUに帰ってきてから，術後4～5日目には内科に転院することとなります．

年間1,500例の開心術がありましたので，患者のTurn Overはかなりなもので，一般病棟の業務のほとんどは転院調整です．ベッドを空けるための圧力はかなりのもので，さりとて転院後の患者が再入院となると激しく叱られますので，結構つらい思いをしました．

一般病棟の仕事も積極的にこなしつつ，手術にもたくさん入りました．私は術者としてはどうかわかりませんが，助手としてはそれなりに才能があるようで，チーフであるKarck教授やサブチーフであるDr. Lichtenbergの手術にはかなりの高頻度で第一助手としてあてられました．手術予定はDr. Lichtenbergが組み，病棟でない日の1例目はDr. Lichtenbergの助手をして，2例目はその褒美として自分が執刀させてもらうという組み方をされることが多かったです．

2007年の2月に，今後本格的に低侵襲僧帽弁手術を開始するに当たり，Dr. Lichtenbergと一緒にLeipzigに見学に行ってきました．Leipzigは年

間3,000例以上の開心術を行なう施設で，低侵襲心臓手術（Minimally Invasive Cardiac Surgery: MICS）のメッカとして有名でした．そこでやり方を学び，早速ハイデルベルグでも行なうこととなりました．当初は全例Dr. Lichtenbergが行ない，軌道に乗ってきたところで，Karck教授も行なうようになりました．私はその全例で助手につきました．

　いつも助手ばかりでもやもやした気持ちがあったのは確かですが，最終的にはかなりの症例数となり，合併症なども含めて非常に勉強になりました．MICSではモニターで僧帽弁の操作のすべてが見えるので，僧帽弁に対する理解も進みました．のちに，自分でMICSをするようになったときに，ハイデルベルグ時代の修業が生きてくることになりました．

　Dr. Lichtenbergは臨床医として素晴らしいだけでなく，研究者としても卓越していました．ハノーバー時代は彼のラボには参加できませんでしたが，ハイデルベルグではTeam Lichtenbergの一員として，当直明けなど，積極的に実験に参加しました．テーマは心臓弁の脱細胞化で，羊の大動脈弁置換，肺動脈弁置換や，ラットにおける同種大動脈弁付き大動脈弓部を腹部大動脈に移植する手術などを行ないました．

　ラボの実務上のマネージメントはDr. Akhyariが行ない，我々3人は非常に密接に働くこととなりました．Dr. Akhyariは私の後輩に当たり，彼の臨床の手術の指導も私がすることがほとんどでした．徹夜の当直明けにフラフラになりながら実験していたのは，いい思い出となっています．

オーバーワーク

　ハイデルベルグに来てから半年ほどたつと，一般病棟での当直ではなく，ICU当直を行なうように言われました．通常は数カ月ICU専属になりますが，私の場合は2週間ほどICUで働いた後に，ついにICU当直をやらされることになりました．ただ，ICU当直は2人体制で，手術がある際はそのうち1人が助手として手術に入ります．最初のころは手術があるたびに手術室に逃げ込むようにしていました．しかし，逃げ回ってばかりいるわけにもいかず，そのうち自分ひとりでICUをマネージメントする

場面も生じるようになってきました．

　一番厄介なのが心移植のときの当直で，最低 20 回は関係各部署との電話連絡が必要となります．ドイツ語ならまだしも，時には英語でコンタクトを取る必要もあり，非常にストレスでした．

　今まで，人手不足でないところで働いたことはありません．ハイデルベルグ大学もかなりの人手不足で，ひと月に ICU 当直を 11 回したこともあります．ハイデルベルグ大学は日勤がそのまま当直に入る，いわゆる 24 時間勤務体制となっていました．

　月に 8 回を超えるとかなりの負担になってきます．当直明けは申し送りをしたら家に帰れるのですが，私の場合はそのまま実験室に行くことも多々ありました．今思えばかなり働いていたように思います．

Habilitation（教授申請資格）を取得

　ハイデルベルグでは Habilitation を取得しました．これは，日本語に訳すと教授申請資格と言えるもので，教授となる前提となり，この資格があると，ハイデルベルグ大学では 2 年で，他の大学でも 5 年くらいで教授（主任教授とはまた別）となれます．ドイツでは，主任教授となるか，あるいはどこかの公的病院のチーフとなる場合はこの資格が必要となります．

　一外人である私がこの資格を持っていても仕方がないのではないかと思い，自分としては消極的でしたが，Karck 教授が絶対にとれというので，何とか書類をまとめました．ハイデルベルグではひとつのテーマにそって 5 本の原著論文があれば申請できましたので，そこは自分にとってはさほど問題にはなりませんでした．

充実したトレーニング

　ハイデルベルグでは Oberarzt の一歩手前の専門医というポジションでしたが，Dr. Lichtenberg の指導のおかげで，David 手術など本来は Oberarzt であってもなかなかさせてもらえない手術を執刀できるなど，かなり充実したトレーニングを受けることができました．また，特殊な手

術以外は，若い人と組んで手術していました．そういう意味でも経験値を上げることができたと思っています．

　Dr. Lichtenberg は私より 2 歳年上の，非常に若い医師です．旧ソビエト連邦で医学部を卒業しており，たいへん優秀であったため，2 年飛び級をし，22 歳で医師になっています．私は大学入試の際に 1 年浪人をしていますので，私と年は 2 歳しか離れていませんが，医師としての経験は彼のほうが 5 年分上です．そのくらいが直接学ぶにはいい具合の経験の差であったのかもしれません．

　彼からは，手術手技だけでなく，医師としての姿勢とか，組織のマネージメントの方法など，非常に多くのことを学びました．彼は No.2 でしたが，すべての Oberarzt の中でも最年少でもありました．しかし，時にフレンドリーに，時に高圧的に非常に効率よく医局をまとめ上げていました．

友情をとる

　ドイツでは，No.2 のポジションは主任教授の座を獲得するためのポジションです．Dr. Lichtenberg は旧東ドイツの小都市のイエナ大学（Friedrich-Schiller-Universität Jena）と旧西ドイツの大都市デュッセルドルフ大学（Heinrich-Heine-Universität Düsseldorf）の教授選に応募し，イエナ大学のほうで 39 歳にして主任教授に選ばれました．ドイツでは，主任教授として異動する際，多人数よりなるチームを組んでいくことが多いのですが，Dr. Lichtenberg は本当に信頼のおける人間のみを連れて行きたいとのことで，ハイデルベルグでは私と Dr. Akhyari のみに声をかけました．もっとも，イエナはかなり田舎ですので，他の人たちに声をかけても，ついて来なかったであろうとは思います．

　Karck 教授は私を救ってくれた大恩人ですし，Dr. Lichtenberg は私の師匠であり親友です．ハイデルベルグに残るか，イエナに行くかで私のこころは揺れに揺れました．家族のことを考えれば，ハイデルベルグには日本人がそれなりにいましたし，またちょうど長女が小学校からギムナジウムに進学する時期で，ハイデルベルグにはよいギムナジウムが多数ありま

した．残ったほうが圧倒的によかったのです．

　ハイデルベルグに残っても，イエナにいっても Oberarzt になることは決まっていました．給与の面では，旧東ドイツは基本給が低く設定されていたのと，ハイデルベルグでのボーナス給を今までの倍にするといわれていましたので，やはりハイデルベルグに残るほうがよかったにちがいありません．

　最終的に，Dr. Lichtenberg との友情をとり，イエナに行く決意をしました．場合によって Dr. Lichtenberg は Oberarzt を連れずにイエナへ行くことになるかもしれず，それはなんだかかわいそうな気がしたからです．結果的には後からもう 1 人 Oberarzt が来ることになりましたが，その時点では決まっていませんでした．Karck 教授は失望したものの，最後は笑顔で私を送り出してくれました．

イエナ大学（2009）

単身での赴任

　Lichtenberg 教授はデュッセルドルフ大学の教授選にも並行して出ており，その結果がまだ出ていなかったので，それが決まるまでは単身赴任ということになりました．私は Dr.Akhyari と小さいワンルームのアパートを借りて一緒に住むことになりました．そのあたりは Lichtenberg 教授も同じで，彼も単身赴任で，当座の間ホテル暮らしということになりました．

　Lichtenberg 教授の車に詰めるだけ家財道具を積んで，3 人でハイデルベルグからイエナに移動した日のことはよく覚えています．

手術はやればやるほど楽しい !?

　イエナ大学は前任の Gummert 教授がバード・ユーンハウゼン（Bad Oeyenhausen）に異動した直後で，彼は大量の医師を連れて行ったので，人手不足は深刻でした．特に指導医は私を含めて 4 人しかおらず，それ

で年間 1,600 例ペースで手術をこなす体制でした．私は授業などすべての Duty を外され，ひたすら毎日手術を行なう生活でした．

　一番多い時で週 13 例執刀しました．やればやるほど楽しいというものではないなと実感しました．特に，割とシンプルな症例の場合，自分がするよりも若手にさせてそれを指導したほうが，幸せの総量的には大きくなることと考え，今までにも増して積極的に若手に手術をさせるようになりました．

　我々は 2009 年の 2 月からイエナで働き始めたのですが，4 月にラーという小さい街から Dr. Albert が新たに Team Lichtenberg に加わることになりました．Lichtenberg 教授がハノーバーに移籍する前に，ラーで働いていた時の同僚です．OPCAB の専門家で，非常に優秀な外科医でした．また，優しい人格の持ち主で，すぐに仲良くなりました．彼は将来的には No.2 のポジションになる予定でしたが，イエナには前からいる No.2 相当の人が 2 人いましたので，デュッセルドルフ大学の件が確定するまでは，単なる Oberarzt として働くことになりました．

　Dr. Albert がイエナで住むための家の賃貸契約を交わした 3 日後にデュッセルドルフ大学より，Lichtenberg 教授を採用したいとの通知が来ました．結局 Dr. Albert は契約した家の家賃を払いつつ，家具は入れられず（すぐに引越しとなるため），自分は大学病院のオフィスに寝泊まりするという悲劇に見舞われました．一晩に 4 回はヘリが着陸していましたので，慢性的に寝不足状態のようでした．

大きく広がった執刀手術の幅

　イエナでは MICS 僧帽弁形成術もひとりで執刀するようになりました．また，心移植の執刀も経験しましたし，複雑な再手術症例なども普通に割り当てられるようになりました．わずか半年でしたが，自分にとっては非常にいいトレーニングとなりました．

　イエナは職場環境もよかったですし，田園的なところも気に入っていました．できれば残ってほしいと思っていました．しかし，Lichtenberg 教

授は将来性を考え，結局デュッセルドルフ大学に異動することにしました．となると，私に選択の余地はありません．もちろん，一緒についていきました．

デュッセルドルフ大学（2009～2014）

不毛な闘い

　私以外の3人は2009年の8月にデュッセルドルフに異動しました．私は，デュッセルドルフでの医師活動許可がすぐに下りなかったこともあり，ひと月遅れの9月に異動となりました．旧東ドイツであるイエナは医師不足が顕著で，医師活動許可もすぐに下りました．片やデュッセルドルフは医師が過剰気味で，州当局より，どうしてさらに日本人をよりにもよってOberarztとして雇う必要があるのかなど，いろいろと言いがかりをつけられました．最終的にはデュッセルドルフ大学病院の病院長が州当局と掛け合ってくれ，何とか許可が下りたのです．

　前任教授の退官に伴い，Lichtenberg教授が赴任したわけですが，だいぶ前から雰囲気はかなり停滞しているようでした．OberarztはDr.Albertと私を除いても12人おり，そのうち7人が55歳以上でした．また，下働きをするべきAssitenzarztは15人と，いわゆるひょうたん型の人材配置となっていました．

　Oberarztもいわゆる窓際族というか，実際は手術も含めてまったく仕事をせず，日常診療にまったく役に立たない人も多々いました．また，上が詰まっているので，教育はまったく機能していない状態でした．

　ドイツでは心臓外科は高度にセンター化されており，ドイツ全土に心臓外科を行なえる施設は80しかありません．ですので，Oberarztになれたものの，チーフまたはそれに準じたポジションで外に出られない人材は多々います．

　後進のために上を間引けるかというとそういうことはありません．ドイ

ツの労働者は共産主義国なみに手厚く守られており，大学病院でいうと，Oberarztになるような人はたいてい定年まで働ける契約をもらっています．そういう生涯契約を持っている人は絶対にやめません．Oberarztになりさえすれば，以後はどのような勤務態度であってもしっかり給料がもらえます．

しかし，そのような後ろ向きの姿勢で働いている人はえてして，周りの足を引っ張ることになります．新しいチームとして来た我々も，そのような抵抗勢力との不毛な闘いを強いられることになりました．

施設集約化に対する私の考え

余談ですが，日本では非常に多くの心臓外科施設があります．施設集約化の必要性が叫ばれて久しく，実際は今でもどんどん新しい施設ができています．私もかつては集約化すべきと考えていましたが，デュッセルドルフ大学での経験から，ある程度分散化されていたほうがいいのではないかと考えるようになりました．

よく欧米では施設集約化がされており，1人の外科医あたりの執刀数が年間200例などと言います．そのためには執刀医の数の厳密なコントロールが一方で必要になります．執刀医クラスは病棟業務や手術における助手などはしないのが普通ですから，ある一定の若手の新規参入者は必要です．しかし上が詰まっていると，そのような若手医師に目標や夢を与えられなくなります．

アメリカでは医師助手（Physician Assistant: PA）などに，そのような病棟業務や手術における助手業務を代行させていますが，そういった業務も本来は医師が行なうべき非常に重要な仕事のひとつです．また，欧米では，海外からの期限付きフェローがそういった下働きをすることで，正規の新規参入者を抑制できているという側面も忘れてはいけません．

若手に夢を与えられない科に将来があるとは思えません．欧米においては外科医1人あたりの執刀数が日本に比べて大幅に多いのは確かですが，日本の手術成績は欧米よりも良好です．今後は，限られた症例数の中で，

いかに技量を維持発展させるかに重点を置いた取り組みが重要になると考えています．

デュッセルドルフでの体制

デュッセルドルフ大学では，分野ごとにサブチーフを作り，臨床や研究の発展につなげるというコンセプトを進めることになりました．私は David 手術や弓部置換術などの胸部大動脈外科分野と，MICS 僧帽弁手術のサブチーフとなることになりました．

MICS 僧帽弁手術は Lichtenberg 教授の好きな手術でしたが，デュッセルドルフに移ってからは，彼は個人保険の患者しか手術しなくなりましたので，公的保険の MICS 僧帽弁手術を必要とする患者はほとんど私が手術することとなりました．しかしながら，すべて自分がしていても科としての発展はなく，Dr. Albert や Dr. Akhyari には，指導的助手を行なうようにしていました．また，Lichtenberg 教授が手術するときも，ほとんどの場合私が助手に入っていたので，執刀・助手を合わせた経験は非常に多くなりました．

ドイツでは，執刀するようになると助手はほとんどしなくなります．私はかなり特異な存在でした．そういった事情から，自ら執刀した MICS 僧帽弁手術の数は約 300 例とたいしたことはないのですが，1 年にかかわった MICS 僧帽弁手術の数では当時，全ドイツの中でも私は最も多かったと思います．

2010 年になり，シュトゥットガルトから，Dr.Blehm が我々のチームに加わることになりました．彼は Lichtenberg 教授の大学の同級生で，やはり非常に優秀な外科医でした．彼の得意技はロス手術（Ross）と経カテーテル的大動脈弁置換術（Transcatheter Aortic Valve Implantation: TAVI）で，そこを買われて今回やってくることになりました．

デュッセルドルフはドイツでも有数のお金持ちが集まる街で，それゆえ個人保険の患者も非常に多く，Lichtenberg 教授は個人保険の患者しか手

術しない，というより，他には手が回らないといったほうがいい状況でした．Dr. Albert, Dr. Blehm や私が代行して手術を行なうことも多々ありました．しかし，それが給料に反映されるかと言えばそうではなく，また個人保険の患者の手術をしたときには普段の3倍量の長さの手術記録を書くことが求められ，自分としてはやりたくない仕事でした．

植込型人工心臓（VAD）と心移植の実施を目指して

デュッセルドルフ大学はもともと心移植を行なう施設認定を受けてはいたのですが，我々が着任する10年ほど前よりまったくやっていない状態でした．重症心不全治療として，植込型の補助人工心臓（Ventricular Assist Device: VAD）と心移植の実施は Lichtenberg 教授が就任して以来の目標でした．

VAD治療の充実のため，アメリカのシカゴ大学（University of Chicago）で研修中であった Dr. Saeed を仲間に加えることになりました．彼は卒後7年目の医師で，まだひとりで手術を任せられないものの，その豊富な経験は VAD 治療を前進させるうえで大きな助けになりました．

心移植はサブチーフとして Boeken 教授が担当することになりました．彼は私の4つ年上の比較的若い Oberarzt で，マネージメント能力の高さを買われて心移植担当となりました．

様々な事務的な手続きを経て，2010年にはデュッセルドルフでも心移植ができるようになりました．当初は Lichtenberg 教授自らが執刀し，5例目から私ないしは Dr. Albert が執刀することになりました．心移植は夜中に行なわれることがほとんどで，やはりスケジュール的に厳しかったようです．

私が担当する場合は，最初の数例は自分でやっていたのですが，術前術後のすべてを管理する Boeken 教授が執刀しないのは不公平だと思い，そのあとは Boeken 教授がいるときは彼が執刀し私は指導的助手に回るようにしていました．Dr. Albert が呼ばれるときは彼が自分で執刀し，私が呼ばれるときは Boeken 教授が自分で執刀できる可能性が高くなるので，ほ

とんどの場合私が呼ばれていました（人材のコーディネートはBoeken教授が行なっていました）．

夜中に呼ばれて，時間的制約があるなかVADを外して，吻合操作は人にやってもらって，止血操作などはまた自分がするのは非常につらいところでした．医局のためと思って頑張りましたが，結果的には，自分の経験にもなったのでよかったと今では思えます．

日本人留学生の受け入れ

デュッセルドルフでは日本人留学生も受け入れました．神戸大学から宗像先生，川崎医科大学からは手島先生，北海道大学からは飯島先生が来られました．皆さん，1年ラボで働いてから臨床を行なうというプログラムで来ていました．

宗像先生はドイツの医師免許の取得に成功し，1年近く一緒に病院で働きました．彼には結構執刀もしてもらえました．もう少し長くいてくれればもっといろいろとしてもらいたかったのですが，諸事情で帰国となりました．

手島先生はドイツ医師免許取得の一歩手前で，家庭の事情により帰国を余儀なくされたので，執刀はしてもらえませんでした．手術の手伝いをしてもらったことは多々ありました．飯島先生はまだラボのプログラムの途中で私が帰国することになってしまい，非常に申し訳なく思っています．飯島先生にもたびたび手術を手伝ってもらいました．みな素晴らしい外科医で，一緒に手術ができ楽しかったです．

医局の不平不満

ところで，手術予定を組むのはNo.2であるDr. Albertの役目でした．彼が手術で手を離せないときや，休暇や病気でいないときは私が代わりに行なっていました．Dr. Albertは外科医の能力に応じて手術予定を組み，安全面ではよいのですが，やはり症例が特定の外科医に偏ってしまうため医局の不平不満は大きかったです．私が行なうときには，できるだけ平等

になるよう予定を組んだものです．ある程度の不満のガス抜きにはなりましたが，やはり安全面では問題がありました．

　それと，下の外科医に手術をさせる場合は，指導医がしっかりしていればほとんど問題にはなりません．ところが，私と Dr. Albert 以外は指導的助手をしたがらず，指導的助手役に当ててもいろいろな理由をつけては下級医から手術を取り上げてしまい，教育面であまり機能しませんでした．

　しかし最も問題なのは，普段手術をあまりやっていない Oberarzt に手術を当てる場合でした．グラフト閉塞や出血などの合併症がかなりの頻度で起こり，最終的には，そのような外科医の執刀機会はどうしても少なくなります．他方で，彼らには法的に手術を行なう権利があるので（労働者として正当に遇される権利），あまり手術が当たらないことを理由に Oberarzt 4 人が Lichtenberg 教授を相手に裁判を起こしました．

　今までほとんど手術をしていなかった2人については，定年まで正規の給料を支払う条件で病院に来ないことになり決着がつきましたが，ほかの2人とは私が退職した 2014 年 2 月でも係争中でした．

ドイツの医師国家試験と医師免許の取得

　デュッセルドルフに赴任してからは，私が Approbation を取得していたこともあり，国家試験の口頭試験の試験員もさせられました．ドイツの医師国家試験は，まず筆記試験があり，それに合格した者が口頭試験に臨み，最終的に合否が決まります．医師4人で2人から4人の学生の試験を行ないます．内科から1人，外科から1人とマイナー科から2人という試験員の構成でした．私は外科代表として，半年に一度試験員を務めていました．

　面白いのが，当時私はドイツの医師免許を持っていなかったにもかかわらず，試験員となっていたことでした．ドイツの医師免許を持っていないのでやらなくてもいいのではないかと当局に問い合わせると，医師免許はなくてもドイツ心臓外科の専門医であり，かつ Approbation を取得しているので，試験参加は義務であるとの説明を受けました．

■データでみる臨床留学の実際　※件数はいずれも概算

	留学前 (1997〜2003.9)	留学先 (2003.10〜2006.2)	スタッフ (2006.10〜2014.3)	帰国後 (2014.3〜現在)
執刀数	10	110	1,500	100
指導的助手	—	—	400	120
前立ち	140	520	1,300	—

　2012年にドイツで制度が変わり，国籍を変更しなくても医師免許が取得できるようになりました．それまでは，私がそうであったように，外国籍を持つ者にはテンポラリーな医師活動しか認められませんでした．それが，高度技能労働者の移民を積極的に進める政策の一環で，2012年から日本の医師免許を持つ者は中級のドイツ語試験に合格したうえで，州の保健局で行なわれる口頭試験に合格すれば医師免許がもらえる仕組みに変わりました．

　私の場合はすでに8年以上ドイツで勤務していましたので，申請書類を送っただけでドイツの医師免許交付となりました．

新しい何かに向けてチャレンジ…

　私はデュッセルドルフ大学では65歳まで働ける契約になっていましたし，ドイツでの医師免許を取得できたことから，その気になれば定年までデュッセルドルフ大学に勤務し続けることも可能でした．また，ボスであるLichtenberg教授の全幅の信頼を得ていましたので，旧チームとの不毛な摩擦を別にすれば，楽しく仕事もできていました．手術の難易度および量に関しても，十分満足していました．しかし，新しい何かに向けてチャレンジしたいという気持ちが湧いてきました．

　ドイツでは40歳くらいでチーフのポジションを獲得することも珍しくありません．私のボスのLichtenberg教授は39歳で主任教授になりましたし，親友のひとりであるHagl教授は41歳でミュンヘン大学の主任教授になりました．そういった例を間近にし，チーフのポジションに応募したいと考えるようになりました．

ドイツで教授選に出ることも考えたのですが，やはり日本人である私には少々敷居が高いように感じました．また，ドイツ的なメガセンターでは自分の理想とする医療は行なえないのではないかとも常々考えており，やはり日本で職を求めるのがよいのではないかと考えました．

旭川医科大学へ

詳細はあえて省きますが，最終的には旭川医科大学に赴任することとなり，2014年3月に10年にわたる私のドイツ生活は終りを迎えることになりました．

III　留学本来の意義とは

　この私の文章を読んだ諸君はおそらく臨床留学に興味を持っているのだと思います．日本では執刀経験を積めないため，海外に行って大量に執刀したいと考えている人も多いにちがいありません．確かに，私もかつてはそう思っていました．

　これはとりもなおさず，日本は少なくとも臨床トレーニングにおいてはいまだ二流国であるということの証左です．アメリカ人が臨床経験を積むために海外に飛び出すなどという話は聞いたことがありませんし，ドイツ人でも研究目的で留学することはあっても，臨床目的に留学する人の話は聞いたことがありません．

　もっとも，ドイツ人はイギリスやスイスで働きたがりますが，それは良質なトレーニングを求めてではなく，給料も含めたよりよい労働環境を欲するからです．ドイツでは外科トレーニングは自国内のみで完結します．

　近年では良質なトレーニングを求めて，東南アジアなどいわゆる発展途上国が留学先として流行しつつあります．日本のトレーニングシステムはすでに発展途上国以下となりつつあるようです．

　特殊な器具を使った手術などのほかは，日本の医療レベルはもちろん世

界のトップレベルです．本来なら，手術を学ぶために海外に行く必要はないはずです．30年前であれば事情は違ったかもしれませんが，今日若手が手術を学ぶために海外へ行かざるを得ない環境であることを国内の指導者層は恥ずべきです．

　外科医である以上，手術は楽しいですし，指導的立場にいればその施設で手術を独占的に行なうこともちろん可能です．しかし，心臓外科の持続的発展のためには，自分で手術したい欲望をある程度抑制し，若手に執刀機会を与えることが大切です．そのような良心的な指導医が増えてくれば大量執刀のための留学は必要なくなるはずです．
　臨床留学に否定的な意見を述べたばかりですが，私はそれでも留学は価値のあるものだと思っています．医者人生40年として，そのうち数年間を海外で過ごすのは，かけがえのない経験になります．特に家族連れでいった場合はなおさらです．また，日本では本格的に導入されていない技術ないしは器具を経験することは留学の本来の意義でもあります．研究目的で行く場合も同様です．
　海外で素晴らしい友人に恵まれる場合も多く，一生の財産になります．また，日本の医療を客観視することができるようになり，視野が広がります．

　この本を手に取った方々の留学が実りの多いものとなるよう祈っています．私はハイデルベルグ時代以降はドイツ"留学"という意識ではなく，普通に就職していたつもりです．ですので，この"留学"体験記がどれだけ皆様のお役にたつかはわかりませんが，何か少しでも参考になることがあれば幸いです．

Ⅱ部

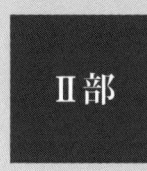

JANAMEF 留学セミナー 2014
―― To Go or Not to Go：医師の海外留学 ――

chapter 01

アメリカのアカデミアを勝ち抜く10+αの方法
──海外留学のススメ（1）──

東京慈恵会医科大学外科学講座統括責任者・血管外科教授／
アルバートアインシュタイン医科大学外科教授

大木隆生

　アメリカのアカデミアを勝ち抜くといっても，その定義は様々である．一流ジャーナルに論文を掲載することを目指し，2～3年間留学するというのが一般的であろう．私も最初からアメリカでポストを得よう，医師として成功しようと思っていたわけではなかった．

　1995年，32歳の時にアルバートアインシュタイン医科大学（Albert Einstein College of Medicine）モンテフィオーレ病院（Montefiore Medical Center）血管外科に研究員として留学した．血管外科領域で突出した実績を有していたアメリカで技術を学びたい一心であり，当時は無給からのスタートだった．

　その後，同大学血管内治療科部長，血管外科部長を経て，2005年，42歳の時にアルバートアインシュタイン医科大学外科学教授となりアメリカで1億円近い年収を得るほどの高評価を受けるまでになった．

　私のその経験から，アメリカのアカデミアを勝ち抜く──すなわち，レジデント，そしてフェローを修了した後に次のステップを勝ち抜く10

＋αの方法をお話ししたい．

医師という仕事に「トキメキ」を得るために

人生で最も嬉しかった日―私の原点―

　1981年に東京慈恵会医科大学医学部に入学し，テニス部に所属した．好きなことにはとことんのめり込む性格の私は，仲間と寝食を共にし，練習に明け暮れた．

　そして，頑張り抜いて臨んだ3部リーグで優勝し，2部リーグ昇格が決まった瞬間，いいようのない満足感，充実感があった．あの30年前の夏の日は今でも人生で最も嬉しかった日であり，その時に感じた「トキメキ」はその後の人生の道標となり，以来私は「トキメキファインダー」となった．

学部での留学経験が将来の道標

　医学部6年生の前期には，イギリスのセント・トーマス医科大学（Guy's, King's and Thomas's School of Medicine）に2カ月間短期留学した．東京慈恵会医科大学には学祖である高木兼寛が5年間留学した同大学に，希望する学生の中から2～3名を留学させてくれる制度がある．

　母国語の異なる異国でがむしゃらに頑張ったこの時の経験は，後に研究員として渡米する際の参考となった．学部時代に短期留学を経験しておくことをお勧めする．

「トキメキ」が原動力

　1987年に医学部を卒業し，同大学付属病院にて2年間の臨床研修を行なった後に，同大学第一外科に入局した．血管外科を専門に決めて同大学付属病院で働き始めたが，モヤモヤとした日々が続いた．リーグ優勝で感じた「トキメキ」に勝る充実感を医療現場で体現できずにいたのだ．一日

の大半を費やす仕事である医療に何とかしてあの時の「トキメキ」を感じたかった．

　そのためには，自分に何ができるだろうか．

　外科では経験の少ない医師は虫垂炎やヘルニアなどの比較的容易な手術から執刀を任される．手術法はすでに確立されているといっていいだろう．しかしアンテナを高くして，もっとよい手術法はないか，考えることにした．

　疑問の目でもって改めて手術法の流れを検討すると，いくつかの問題点がみえてきた．そして診断法，治療法，診断器具などに完成されたものはない，言いかえると改善の余地がないものは何もないのだということに思い当たった．新しいものを生み出すチャンスは常にある．

　当時の鼠径ヘルニアの手術はひきつれによる術後の疼痛が少なからず患者を悩ませた．論文を読み漁るうちに，人工膜材（メッシュ）を当て布として筋肉の上にかぶせて欠損部を覆うリヒテンシュタイン法を見つけた．当時国内ではこの手術は施行されておらず，専用のメッシュもなかったので，試行錯誤を繰り返して大木式メッシュを開発し，日本で初めてテンションフリー鼠径ヘルニア手術を紹介した[2]．

留学には明確な目的意識をもつこと

　留学のための留学ではなく，何を成し遂げにいくのかという目的意識を持つことが大切である．

　当時，私は鼠径ヘルニアに心血を注ぐ一方で，血管外科領域にも携わっていた．腹部大動脈瘤の患者には全身麻酔をかけ，開腹して大動脈を人工血管に置き換えるといった大手術が行なわれていた時代だった．もっといい手術法はないかと連日図書館通いをし，アンテナを高くしていたら，1991年にアルゼンチンのパロディ医師が発表した，世界初のステントグラフトの論文を目にしてこれだと確信した．そしてこの技術を学ぶために，渡米を決意した．

アメリカのアカデミアを勝ち抜く 10＋αの方法

これから留学を考える若い医師たちに，アメリカのアカデミアを勝ち抜く 10＋αの方法を紹介したい．

1. 渡米前に当面の軍資金を用意する

医学部を卒業し，研修医として働き始めた時から，留学することを念頭に少しずつ貯金をしていた．留学前に 500 万円ほどを留学費用として貯金しておくことをお勧めする．私は結婚したばかりの家内と 2 人だったので 1,000 万円用意した．

2. 外人・日本人がアメリカで勝ち抜くには"少し優秀"ではダメと認識する

アメリカでは日本人は外人であり，それだけでハンデがあるのだから，"少し優秀"で満足していたら，勝ち残れない．常に努力が必要である．

3. 大志を抱かないこと

私は日本で医学博士を取得してから留学しようと決めていた．なぜなら，留学先で学位を取得しようという欲があると，打算・即物的な研究あるいはシングルヒット狙いの研究をしがちだからである．シングルヒットをいくら打っても，人種差は乗り越えられず，アメリカのアカデミアで勝ち残ることはできない．

実際，周囲には確実に論文を書けるからと分子生物学的な手法を用いた研究を選ぶ若手研究者が多かったが，私は留学開始時点ですでに医学博士を取得していたので，結果や成果にこだわらず，自分のやりたいことにひたすら邁進することができた．

4. Neues の発掘・常識に挑戦
5. 指示待ちではなく先手・先手

ホームランを放ち，必要不可欠な存在となることが大切である．また，アメリカの上司に指示されてやった仕事は自分の仕事とは評価されないの

で，自分からアイデアを提案することが大切である．

　留学当初に日本ではまだ行なわれておらず，アメリカでも端緒についたばかりの頸動脈狭窄症（動脈硬化性粥状変化）にステントを留置する手術を学会のライブサージェリーで見て，プラークを無理矢理ステントで広げたら塞栓が飛ぶのではないかと疑問に思った．ステント治療のパイオニアだったアメリカ人医師たちは脳梗塞はめったに起こらないので臨床的には問題ないという．証拠がないので説得力がない．そこで，アルバートアインシュタイン医科大学の手術室でぞんざいに扱われていた頸動脈のプラークをもらってきて実験室に持ち帰り，研究することに決めた．

　当時，留学先では無給のしがない動物の世話係だったので，私費を使い，ありあわせの材料をかき集めて，手術室から回収したプラークの外膜を人工血管を使用して手作業で再生し，閉鎖回路の還流システムをつくって，人体の頸動脈から採取したプラークに実験室でステントを留置する実験モデルをつくった．

　この自作モデルで造影を行ない，1998年に世界で初めて頸動脈狭窄症にステント術を行なうと塞栓が飛ぶことを証明し，大きな反響をよんだ[4]．この業績は指示待ちをせず，先手をとってNeuesの発掘・常識に挑戦したからこそ得られたものである．

6．新しい知見はすぐに論文化・知財の確保

　治験で世間に公表する価値のある結果が得られたら，すぐに論文化することが大切である．

　メッセージ性のある発表をし，論文を書けば脚光を浴びる．私の場合も，世界で初めて心臓のステントを開発・応用した有名な循環器内科医 Gary S. Roubin 氏がアルバートアインシュタイン医科大学までやってきた．「大木の手技が下手だから，塞栓が飛ぶのだ．私が行なえば，塞栓は飛ばない」というので，大木モデルをつくって，「Roubin 先生，どうぞ」と差し出した．彼がやっても，やはり塞栓が飛ぶことが証明された．そこで，これはテクニックの問題ではないということで，Roubin と共著で論文を書き，会社をつくって塞栓を補足するデバイスを開発するという次のス

テップに歩をすすめることになった．

　留学して2年を経たころ，東京慈恵会医科大学から帰国の打診がきた．血管外科の通常の手術も十分に目にすることができて，ステントグラフトも自作でより優れたものがつくれるようになったので，教授に帰国の意向を伝えた．すると数日後に呼び出されて，"I will give you an offer that you cannot refuse."という．映画『ゴッドファーザー』のワンシーンだ．サインしなくても撃たれることはなかったが，研究室長の身分と10万円の月給が提示された．アメリカで評価を勝ち取ったことの証だった．少しの間，留学を延長することにした．

　当時，アルバートアインシュタイン医科大学では大動脈瘤用のステントグラフトの臨床試験が，死亡例が続出したことで中止に追い込まれていた．しかし，大木モデルのステントグラフトを開発してから，臨床試験を再開でき，ステントグラフトの使用頻度が急上昇した．当時，私は近いうちに帰国しようと決めていたので，お世話になった恩返しにとアメリカ人外科スタッフのために寝食を忘れて，大木モデルをたくさんつくって提供した．

　このように打算なく，裏方に徹しているうちに，いつの間にか血管外科にとって私の存在が必要不可欠になっていった．

7．永住権と医師免許取得

　アメリカでは，指導医の監督下で臨床トレーニングを受ける場合は，査証（Visa）で十分である．しかし，独立した医師として，主治医となり，手術承諾書を取り，入院特権を有して医療を行なうとしたら，永住権と医師免許は必須である．私は1998年にアメリカ医師免許を，1999年にアメリカ永住権を取得した．

8．退路を断ち，背水の陣

　1998年，35歳の時に，再度，東京慈恵会医科大学から帰国要請がきた．迷わず帰国の意思を固めたが，その際にアルバートアインシュタイン医科大学側から提示された条件は，合衆国の永住権，年収2,500万円，そして秘書つきの講師という身分だった．

　この条件を受けるにあたって，東京慈恵会医科大学を辞職した．留学か

ら3年を過ぎていたのでけじめをつける必要があったこと，そして日本の大学に籍を置いたままというセーフティーネットの中にいた状態ではどこかに甘えが出てしまい，アメリカのアカデミアで勝ち抜けはしないからである．

そして1998年，アメリカで初めて頸動脈ステント術に際しての塞栓補足デバイスの臨床応用を行なった[5]．そして1999年には世界で初めてフィルターによる塞栓補足能を定量的に評価した[6]．

次に取りかかったのは，大動脈瘤破裂に対するステントグラフト術である．緊急手術なので事前にCTなどで精査することが困難であり，当時は50%の死亡率だった．

2年間は全力で取り組むことを決め，破裂性大動脈瘤の患者が運び込まれてきたら，365日いつでもオンコールしてもらうことにした．そして2000年に世界で初めてステントグラフトを破裂性大動脈瘤に応用できるデバイスを開発し，死亡率の30%削減に成功した[7]．

こうした成果を見学に来た他施設の医師に惜しみなく教えたり，自分の有している技術や知識を学会で積極的に発表するようにしていた．すると，結果として，コロンビア大学（Columbia University）やメイヨークリニック（Mayo Clinic）のような一流大学や病院から，ヘッドハンティングの声がかかるようになった．そしてアルバートアインシュタイン医科大学での待遇もヘッドハンティングされる度にどんどん上がっていった．

2001年にはステントグラフトの欠点について警鐘をならした論文を発表し，世界で初めて非フィルター型の新たな塞栓補足デバイスを開発した[8,9]．

さらに，ステンドグラフトの術後に位置ずれがないかどうかを確認するために定期的に撮影するCTの放射線被爆，造影剤の副作用，費用などの問題を解決するために，世界で初めてワイヤーレス圧センサーを開発し，臨床的有用性を証明した．

2年ほどかけて動物実験を重ねたが，従来のトランスデューサーによる測定値とワイヤーレス圧センサーの測定値や波形がほぼピッタリと重なっ

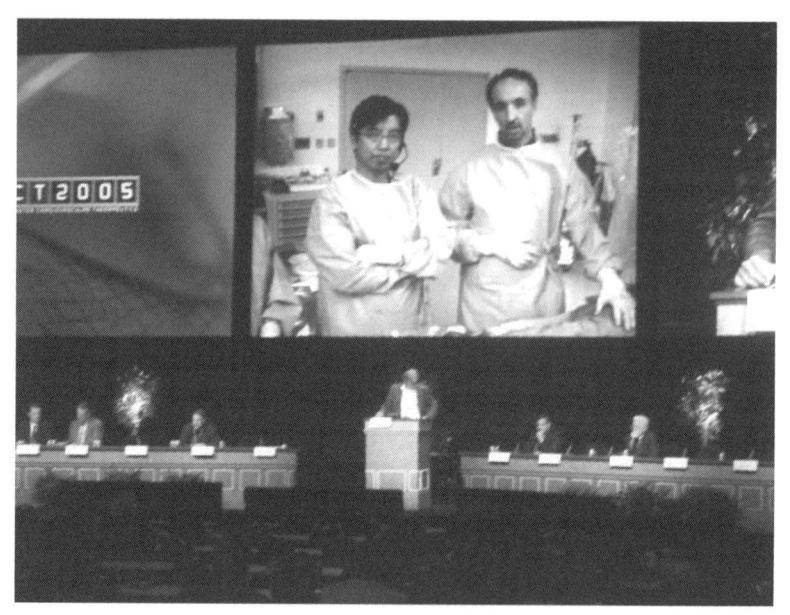

▲TCT2005でのライブ中継風景──ライブサージェリーなどで積極的に新しい知見や新しい手術を発信することで仕事は一層評価された

た瞬間，鳥肌がたったのを覚えている．約15年前のテニス部のリーグ優勝で経験した「トキメキ」に勝らずとも劣らぬ興奮だった．その後，臨床試験をデザインし，他施設共同治験を遂行してアメリカ食品医薬品局（Food and Drug Administration：FDA）薬事承認を得て製品化した[10]．

　また，世界一皮切が小さく，脳梗塞発生率が低く安全な内膜剥離術を開発し，同時にそれを可能とする手術器具も開発した[13]．

9. アメリカ人も感情のある人間であることを忘れるな

　学生やレジデントの面倒をみたり，周囲のスタッフから悪い評価を受けないような配慮が必要である．白人社会の中でやっていくにはコミュニケーション能力が評価される．学生・レジデントには愛情を，コメディカル・事務員にはリスペクトを示す姿勢が求められる．

10. 家族の支え

　プレッシャー，孤独，不安を共に分かち合える存在は大切であり，アメ

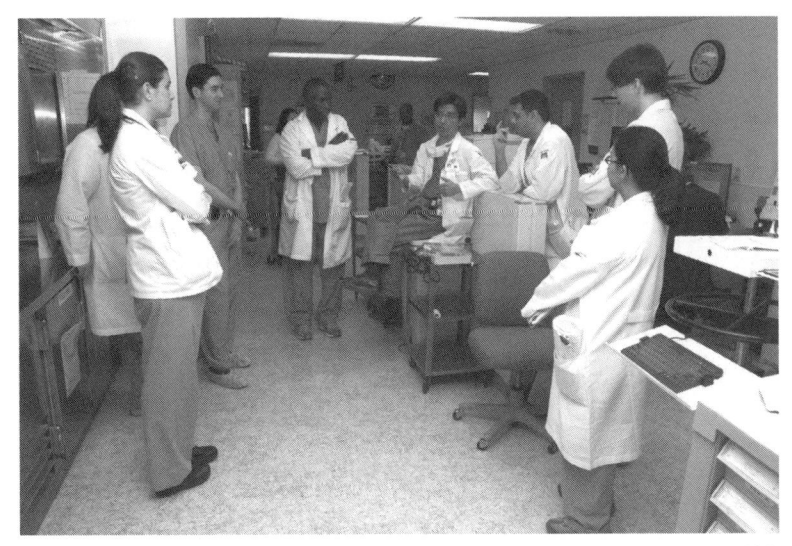

▲学生には愛情を，コメディカルにはリスペクトを——アルバートアインシュタイン医科大学でのベッドサイドティーチング風景

リカ社会で頑張ってこられたのは，妻と子どもたちの支えがあったからこそだと思っている．

　以上がアメリカのアカデミアを勝ち抜くための10の方法であるが，それ以外の事柄については図1でお示ししたい．

アメリカは手段であり通過点

　2006年に帰国し，43歳で東京慈恵会医科大学血管外科学教授に就任した．年収は10分の1以下になったが，本拠地である日本で，母校の後輩を育て日本人の患者を救い，母校の発展に貢献するという「トキメキ」はアメリカでは決して得ることができないものであった．翌2007年には消化器外科や呼吸器外科などを含む6診療部，医局員190余名を擁する外科学講座の統括責任者（チェアマン）に就任した．その当時は医局員離れが進み，外科学講座の求心力は失われていたが，「トキメキと安らぎの

11.	得意分野で勝負
	★好きなことをやる．日本人ならモノづくり，革新
12.	競争的研究費（NIH）の獲得（特に基礎研究で重要）
13.	臨床研究では企業（製薬，医療機器）の開発担当者と連携
	★共同開発資金調達．学会の企業スポンサーのセッションは学内序列と関係ない
14.	所属機関の権力構造を把握
	★誰が予算，人事権を有しているかを把握．必ずしも直属上司の教授ではない．大学 vs 病院
15.	語学力
	★伝わらなければ意味がない
16.	メディアの活用
	★集客力は評価大．米国の病院は資本主義・競争原理で動いていることを理解
17.	病気を診ずして病人を診よ
	★患者に支持されることは評価の対象
18.	質問，発言を積極的に
	★雄弁は金，沈黙は銅
19.	論理的思考，ディベート力
	★外人を納得させるにはロジックが何より大事

図1　アメリカのアカデミアを勝ち抜く方法　10＋α

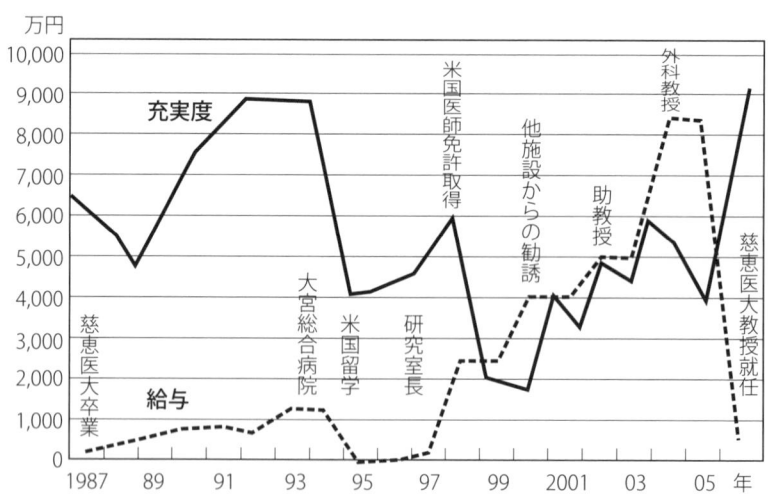

図2　私の生涯の年収と肩書の推移と充実度の相関関係

ある村社会」をスローガンに外科学講座の再生に心血を注ぎ，現在は医局員270名を擁するまでに発展した．NYでのポジションを捨てて帰国するのは勇気のいる決断だったが，帰国後にたくさんのプライスレスなトキメキが得られたので悔いはない．

若者よ，世界に飛び立て．だけど，いつかは故郷に錦を飾れ！

[参考文献]
1. 大木隆生．自家静脈グラフトにおける静脈弁起因の限局性内膜過形成　日本外科学会雑誌 1993; 3:302-310
2. Ohki T. Re-evaluation of inguinal herniorraphy. *Japanese Journal of Clinical Surgery.* 1995, 56:101-114.
3. Ohki T, et al. Endovascular aorto-uni-femoral grafts and femorofemoral bypass for bilateral limb-threatening ischemia. *J of Vascular Surg* 1996; 24:984-997
4. Ohki T, et al. Human ex-vivo carotid artery bifurcation stenting: Correlation of lesion characteristics with embolic potential. *J of Vascular Surg,* 1998; 27:463-71.
5. Ohki T, et al. The potential of the Percusurge Guardwire to prevent embolic events in endovascular interventions. *Endocardiovascular Multimedia Magazine,* 1998; 2, no1: 33-38.
6. Ohki T, et al. The efficacy of a filter device in preventing embolic events during carotid artery stenting: An ex-vivo analysis. *J of Vascular Surg.* 1999: Dec; 30:1034-44
7. Ohki T, et al. Endovascular grafts to improve the treatment of ruptured aortoiliac aneurysms. *Ann Surg,* 2000; 232: 466-79.
8. Ohki T, et al. Increasing incidence of midterm and long-term complications after endovascular graft repair of abdominal aortic aneurysms: a note of caution. *Ann Surg* 2001 Sep. ;234:323-335
9. Ohki T, et al. Efficacy of a proximal occlusion catheter with reversal of flow in preventing embolic events during carotid artery stenting. *J of Vascular Surg.* 2001;33（3）:504-9
10. Ohki T, et al. Initial Results of Wireless Pressure Sensing for EVAR: The

APEX trial - Acute Pressure Measurement to Confirm Aneurysm Sac Exclusion. *J of Vascular Surg.* 2007;45:236-42.
11. 大木隆生．「医師の肖像」Doctors magazine, 2008, vol 11, 4-11
12. 大木隆生．手術不能の胸腹部大動脈瘤治療に対する枝付きステントグラフト術日本外科学会雑誌 2011;112（1）:26-31
13. Ohki T, Enhancing Carotid Endarterectomy: The Jikei Method. *Endovascular Today,* 2012; 10: 68-71
14. Ohki T, et al. Two-Year Analysis of the Japanese Cohort From the Zilver PTX Randomized Controlled Trial Supports the Validity of Multinational Clinical Trials. *Journal of Endovascular Therapy,* 2014, 21（5）: 644-653.
15. Ohki T, et al. National Survey of Non-patient-centered Treatment for Peripheral Arterial Disease（PAD）Treatments in Japan. *J of Vascular Surg*（in press）．

大木隆生（おおき・たかお）
　高知県出身．1987 年東京慈恵会医科大学医学部医学科卒業．同年東京慈恵会医科大学付属病院臨床研修．1989 年東京慈恵会医科大学第一外科入局，外科医員．1995 年アメリカ・アルバートアインシュタイン医科大学血管外科研究員，98 年同血管内治療科部長，2002 年同血管外科部長を経て，05 年より現在まで同外科学教授．
　また 2006 年より東京慈恵会医科大学血管外科学教授，07 年からは同外科学講座統括責任者をつとめ現在に至る．2012 年から高知県観光特使．

chapter 02

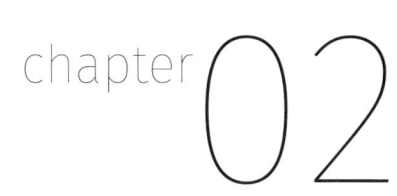

続・米国臨床医への夢再び

──海外留学のススメ（2）──

米国ハーバード大学・マサチューセッツジェネラルホスピタル
麻酔・集中治療・ペイン科心臓麻酔クリニカルフェロー
長坂安子

研究そして渡米

　医学部の生理学の授業で心筋の活動電位を学び，それ以来なぜか心臓に興味を持った．学生時代には恩師・東京女子医科大学小林槇雄教授のような病理医を志したが，聖路加国際病院内科研修医を経て麻酔科の道に進んだ．

　麻酔科専門医を取得後に母校東京女子医科大学にて研究を始め，その時のメンターらに導かれてハーバード大学・マサチューセッツジェネラルホスピタル（Massachusetts General Hospital：MGH）の麻酔科にリサーチフェローとして渡米．卒後12年目の春だった．

　MGHでは，Warren M. Zapol教授，故・Kenneth D. Bloch教授，Fumito Ichinose（市瀬史）教授のご指導のもと，心筋梗塞の研究に励んだ．その後USMLE突破，インタビュー，マッチングを経て2010年，MGH麻酔科の臨床研修（レジデンシー）を開始し，2014年に修了した[1]．

　リサーチから臨床に移り丸10年勤めた病院，MGHが，2015～16年の

US News & World Report's "America's Best Hospitals" の1位にランクされた，MGHでの麻酔科レジデンシーと，それに続くMGH心臓麻酔フェローシップの醍醐味は何なのか．その核心に迫りたい．

3年で一流の麻酔科医に～MGHの麻酔科レジデンシー～

It's all about your leaning

　MGH麻酔科レジデンシーの一番の魅力は，MGHで経験する豊富な症例数と凄腕アテンディングの面々にあると思う．

　麻酔科全体が生え抜きの教育体制にあり，初日から教える気満々のアテンディングに習い，超優秀なレジデント仲間らと啓蒙しあう生活が始まる．日々是決戦の毎日は厳しくも，"It's all about your leaning" が口癖のようにアテンディングから聞かれ，貪欲且つ謙虚に学ぶ雰囲気は体験に価する．このレジデンシープログラムの目指すものは，「3年間で一流の麻酔科医を作り出す」という一言に尽きる．

　合併症のあるなしにかかわらず，予定手術患者の麻酔を難なくこなすようになるのはプロの麻酔科医としては当然であるが，予想外の事態や緊急の状況にも臆せず対応できる医師を育成するにはひとひねり必要だ．

特別緊急対応トレーニングとは

　当然，緊急事態は常日頃遭遇するものではないため，MGHには麻酔科レジデントのみを対象とした特別緊急対応トレーニングのプログラムが存在する．

　その象徴として，院内に3個限定の特別なポケベルRespiratory ICU（RICU）Pagerが存在する．病棟・検査室・カフェテリアなど場所を問わず急変時に鳴り，通常セキュリティーの厳しい院内随所のどんなドアをも開放することができる特別機能がついたこの3個のPagerを，麻酔科ICUのアテンディング，麻酔科ICUフェロー，そして最後のひとつは麻

酔科レジデントが24時間態勢で携帯し，命のバトンを繋げていく．

院内に気道確保を要する緊急が発生すると，この3つのポケベルが一斉に高音量で鳴り響き，その時に何をしていても咄嗟に緊急気道バッグと緊急薬剤を小脇に抱え，現場に急行する．気道確保の担当・ハイライトは麻酔科レジデントである（アテンディングとフェローがバックアップする）．

他の科の者はたとえ挿管の経験があっても気管切開になるとき以外は手を出してはならない．責任の所在が明らかにされているためか厳しい棲み分けが行なわれている．気道確保のみならず緊急時の患者管理にも深く関わるために，レジデンシー卒業の頃には相当数の場数を踏んで，大抵の事態にも十分に対応できるようになる．

機上での緊急事態

CPR，挿管

このICUでのトレーニング直後に実践で役立つ経験をした．

ちょうど3度目でレジデンシー最後のICUローテーションの翌月に，数日間で東京を往復する機会があったが，無事任務を終了し米国へ帰る飛行機での出来事だ．

だいぶ疲れていたのでいつも通りすぐ入眠したが，突如機内のアナウンスで目が覚めた．気分が悪い乗客がいるらしい．

案内されてみると，明らかに様子が変だ．咄嗟に脈を触れた．

『脈がない』，すぐに横にして心肺蘇生（Cardio Pulmonary Resuscitation：CPR）を！

幸いにも他3名の医師（米国人内科レジデントと日本人医師2名）と，2名の日本の医学生も名乗りを挙げてくれた．除細動機はショックを出さない，するとPEA（Pulseless Electrical Activity）Arrestか．麻酔科医は私ひとりだったので，気道の担当になり，同時に薬剤や挿管の道具，酸

素タンクの残量など瞬時にチェックした．点滴（ライン）は，中心静脈に留置カテーテルを持った方だったので，そこを消毒してすぐに使用できた．

『そういえば，先月もこんな場面を何度か経験したっけ』，そんな思いが頭をよぎった．

挿管せねばならぬが，床では喉頭鏡をかけても視界が悪く，声門を見ることは無理だろう．他の乗客に，「スミマセーン，お手持ちの枕をこちらに投げてください」とお願いした．すると，運動会の玉入れのようにたくさん枕が飛んできた．

そのうち3つくらい受け取り，それらを患者の頭と肩の下に入れると，気道と目の位置が一直線になり楽に挿管できた．

皆でCPRを継続したが，瞳孔散大から約1時間が経過した．自己心拍再開は絶望的だった．家族を脇に呼び，「ご愁傷様ですが……」とお伝えする．娘さんが大きな声で，

「お父さん（母国語で）！」

すると，暫くしてひとつ呼吸が．目を疑った．本当に息をしたのか？脈を触れる担当だった医学生が一言，「脈が触れます！」．突如CPRは一転して成功となった．

緊急着陸

緊急着陸を要請する必要があるので，機長に直接状況を説明したいと申し出た．初めて入るコックピットから見るアラスカのツンドラ地帯の景色は圧巻で，しかも目前に並ぶ航空機器は機械好きの私にはたまらなく，まさに憧れの場所だった．

「近くには小さい空港しかなく整備士がいないために，一度着陸したら離陸まで1日半はかかるが，飛行機はボストンに向かっていてあと2〜3時間で到着できる」

と，機長からの返答．そうなると，ボストンに到着すれば空港から近いMGHに患者を搬送することになるだろう．MGHの外科ICUなら麻酔科の管轄だからきっと受け入れてくれるだろう．今のうちに準備態勢を整え

てもらう必要がある．操縦機横の電話を借りた．
　すぐに地上と通話できると考えたのだが意外にも，電波の関係でうまく繋がらない．焦る気持ちを抑えて7〜8回目でようやく繋がった．
　「MGH operator speaking（はい，こちらMGH電話交換です）」
　奇跡のような気持ち．お願いだから切らないでと念をおして事情を説明し，Ellison4 Surgical ICUにつないでもらった．
　アテンディングをとお願いしたにもかかわらず受話器をとってくれたのは，レジデント仲間のKarim Larda医師．次に当時ICUフェローのYvonne Lai医師，そしてやっとICUアテンディングのDaniel（Dante）Yeh医師が電話口に出てくれた．もどかしさに苦しみながらも3回目の説明をやっとのことで終え，「ボストン・ローガン空港に到着次第，そちらに患者さんを搬送します」と伝えた．
　すると，電話の向こうで「お前は何を言っとるんだ」と一喝．
　「幸運にして自己心拍と呼吸が再開したが，カテコラミンで辛うじてサポートしているから，それがいつダメになるかわからない．緊急着陸だ．人の都合よりも，何よりも，人命が大切なんだ，それがわからないか！」
　言われてみれば，本当にその通りだった．大人になってこんなに叱られたのは久しぶり，と言えるほどのすごい剣幕だった．
　機長の同意を得て，カナダのウィニペグ（Winnipeg）空港へ緊急着陸となった．すでに救急車が空港滑走路で待機し，患者は無事に近くの病院に運ばれた．
　翌朝，ICUにYeh医師を訪ねていった．ラウンド中のICUチーム全員で事の顛末に耳を傾けてくれ，機上での貴重な経験を共有した．
　「よく頑張ったな」
　「先生，ありがとうございました！」
　抱き合って喜びを分かち合った．

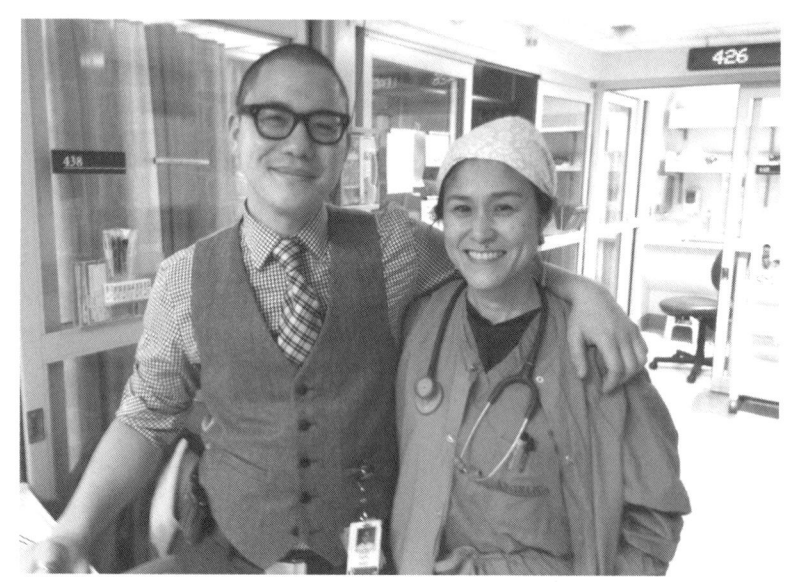

▲機上 CPR をした翌日に，MGH 外科 ICU で Yeh 医師と

レジデンシー修了後の道

憧れの心臓麻酔フェローシップへ

　心臓という臓器は，一見ただのポンプであるがそれだけでない．

　複雑に込み入った 4 つの部屋から血液が送られ，肺と体という 2 つのまったく違った循環系に血液が送り出されていく．

　その心臓を司る心臓麻酔は，瞬時に変化する循環圧や抵抗の関係，また心臓のリズムや肺との関わりを物理学的かつ生理学的に理解する必要がある．さらには，循環に直接作用する高濃度の循環作動薬を何種類も使用するために，化学や薬理学など基礎医学の知識もことさら重要だ．

　手術が必要なほどに重篤な心疾患をもつ患者は脳血管系や腎臓など他臓器にも重度の問題を抱えていることが多く，心臓麻酔は高度な麻酔技術を

要し，いざという時の判断力，そして経験がモノを言う．心臓麻酔の奥深さ，恐ろしさ，そして事前計画の通りにうまくいった時の充実感は言葉では言い尽くせない．

　初めての心臓麻酔との出会いは，約20年前に遡る．
　聖路加国際病院での麻酔科研修で，心臓麻酔のプロである清水博先生と大和田哲郎先生のご指導のもと心臓手術の醍醐味を体験した時，「これだ！」と思った．要塞のように精密機器の並んだモニターとラインを管理し，麻酔薬，循環作動薬，ペースメーカー，人工心肺，心臓超音波を深く理解し周辺機器を自在に操る心臓麻酔医は憧れの的であり，ロールモデルとなった．
　米国でのレジデンシーを終えて心臓麻酔のフェローになれば，特別なトレーニングが受けられる．これはやるしかない，そう心に決めた．

　やりたいからといって，希望者全員がフェローになることを許さないのが米国のシステムである．どこまでいっても篩にかけられる．
　心臓麻酔フェローのポジション獲得はマッチングで行なわれ，各大学のプログラムは通常最大でも4～6名の枠しかない．その上，すべてのアカデミアが心臓麻酔フェローの席を設けているわけではない．特に私の申請した年は，全米の希望者のうち"25％がマッチなし"というほどに狭き門であった．
　難関を突破するには，所属するレジデンシーのプログラムディレクターや心臓麻酔アテンディングからのものを含む，「本気」の推薦状が3通以上あること，パーソナルステートメント，CV（Curriculum Vitae），麻酔科専門医模試スコアなど，複数の書類が必須で，その他過去に遡ってUSMLEのスコアや大学時代の成績表まで提出を求められた．
　外国人の私がどうやってMGHのフェローになれたのか．同じMGH麻酔科レジデントの同期だけでも枠をはるかに超える人数がアプライしているなかで，地道に重ねた心筋梗塞の研究歴が役立ったのはこの時だったか

続・米国臨床医への夢再び……chapter 02

もしれない.

インタビューで呼ばれた先では,「君の論文を読んだよ」と,詳しく研究のことを聞かれ,ラブコールがかかった.MGHを1位にランキングし,無事マッチできたことは感謝の一言に尽きる.

フェローシップ以外の道

麻酔科レジデントを修了したものには,希望により多数のフェローシップの道が開かれている.心臓麻酔の他に,小児・産科・ICUなどなど多数のフェローシップがある.

米国での看護麻酔師（Certified Registered Nurse Anesthetist；日本の周麻酔期看護師とは異なる）の進出に伴ってか,同期のレジデントは自分のアイデンティティーを高めるため,雇用へのセキュリティーのため,あるいは施設によってはフェロー経験者は給料が割増しになる,など様々な理由でフェローシップの道を選択する者が目立った.

皆がフェローシップの道に進むとは限らない.何人もの先輩や同期は別々の道を選んだ.

- 卒後すぐに麻酔科アテンディングとして大学病院に勤務する者
- NIHの研究費を獲得して,研究をしながらアテンディングをする者
- ビジネススクールに進みMBAを取得する者
- ハーバード大学のMPH（Master of Public Health）コースに席をおきながらアテンディングをする者

対照的に,アカデミアに残らずプライベートプラクティスに就職する者もいる.理由は給与・勤務体制が魅力で,医学部・学生時代の勉学ローンをすぐに返済することができるそうだ（MGHレジデント同級生らによると,返済期間によるが月に1,500から多くて3,000ドルのローンを返済しなくてはならないらしい）.ハーバード大医学部出身の同級生はレジデンシー修了後すぐに隣州ニューハンプシャーのプライベートプラクティスで一般麻酔科医として勤務する道を選んだ.羨ましくも週3.5日勤務で当

直はなく，年収35万ドルと言っていた．

MGH心臓麻酔トレーニングの実際

　長い下積みを経てフェローになった今，朝夕心臓尽くしで充実している．仕事に行く朝，今日はどんなドラマがあるのかと胸を躍らせる日が多い．最悪の事態を考えつつ頭の中で何度もシュミレーションしながら車を走らせる日も，稀にある．

　MGHの心臓外科医は皆高い技術を誇り，またリスクを恐れず手術を行なうために，患者のなかには「あっちこっちの病院で断られてここの先生に手術してもらうことになった」という者もいる．

　特に重篤な症例が多く，移植手術（心臓，肺），心臓補助装置装着，大血管手術（急性，非急性），慢性肺高血圧症に対する肺動脈内膜・血栓除去手術，リスクの高い弁置換，先天性心疾患術後の大人になってからの再手術症例，心臓バイパス手術など．フェローにはよい症例が選んで与えられる上に，レジデントや医学生教育の責任も与えられ勉強になる．雑用はレジデントが担当するので（自分も通って来た道だが）まさに理想の環境である．

　5部屋ある心臓外科のオペ室で行なわれる予定心臓手術の麻酔業務に加え，1カ月の心臓外科ICU，経食道心臓超音波のトレーニングが保証され，さらに希望の選択科（ボストン小児病院心臓麻酔，体外循環，輸血部など）をローテーションすることができる．

　心臓超音波の学会や研修会への参加が奨励され，学会でフェロー全員が抜ける間の臨床業務はアテンディングやレジデントがカバーしてくれる．オンコールはその日の最後の症例が終わり次第帰宅可能で，そのあとは移植や大血管手術か左室補助装置埋め込み術など，重篤な症例が入らない限りは呼ばれない．その翌日は休みのために十分な勉強の時間がとれ，ラボでマウスの心筋梗塞の実験をしたり，論文や総説を書いたりすることも許される．

日本での麻酔専門医を持ちながら米国で一からレジデンシーをやり直したのは，このフェローシップへの切符を手にするためでもあったのか，と改めてその価値を認識した．

・経食道心臓超音波

　心臓手術，特に弁の形成術は精密な外科技術を要し，人工心肺離脱時に血液が心臓に戻って弁の開閉がダイナミックになる時に，初めて手術の成果がわかる場合も多い．

　麻酔科が担当する術中の経食道心臓超音波検査は，心臓を通過する血液と弁の形態の正確な情報を迅速に術者にリアルタイムで伝える．超音波の情報をもとに，手術の最中に術式を大幅に変更することもあるために間違いが許されず，責任は重い．

　このため，心臓麻酔アテンディングはアドバンスレベルの経食道心臓超音波の専門資格の保有が求められる．私たちのプログラムも経食道心臓超音波の教育に1年のフェローシップの6分の1の時間を充て，その間はオペ室の業務を免除されエコー三昧の毎日だ．

　術中は心臓麻酔アテンディング（術中画像の記録と所見あわせ・外科医へのレポート），術後は循環器内科医（術後・録画した画像とレポートの読み合わせ）が私たちの教育にあたり，自分の行なった検査は1症例につき2度読みするため微に入り細に入る指導が施される．

　1症例を通して，麻酔科医の術中所見と循環器内科の読み方の相違を学ぶのも勉強になる，フェローシップを修了する頃までには受験資格に必要な症例数をはるかに超える数を記録できるなど，経食道心臓超音波をマスターするための配慮がそこここに施されている．フェローシップの卒業試験がわりに受験するアドバンスレベルの経食道心臓超音波の試験対策もバッチリだ．

・ペースメーカー

　MGH心臓麻酔グループは優れた教師陣を誇るが，なかでも一際輝いているのが経食道心臓超音波と周術期ペースメーカーのスペシャリストであるScott Streckenbach医師である．ドクター・ストレッケンバッハと呼

ぼうとすると，私では舌を噛むからか，構わずスコットと呼べと言われた．
　スコットは知識の宝庫であり，且つ世界一流の「ホンモノ」の心臓麻酔科医である．一緒にオペ室にいるだけで啓発され，勉強の意欲を掻き立てられる．そんな彼が最近私たち6名のフェローのために奮起して，ペースメーカーのレクチャーシリーズを作り始めた．
　ペースメーカーや除細動機は多くの会社が独自の設定を設け，一見ややこしく，とっつきにくい．そのノウハウを12回に分け，基礎からマニアックなプログラミングまでカバーする計画で，現在4回まで終了した．彼が作ったビデオレクチャーと宿題（A4レター用紙3枚にまたがるすごい量が毎回出る），課題図書の読書義務（数チャプターを読破）で知識を深めることを余儀なくされ，当日の生レクチャーの時にはフェローが順番に前に出てホワイトボードに宿題の答えを絵と文字で説明し，スコットがコメントを入れる．終わりにスコットが作成したテストを受けて終了する．
　彼自身多忙な中を何百時間も費やして準備してくるのだから，こちらも真面目に取り組むしかない．毎回悲鳴をあげつつのすごい勉強量であるが，心臓麻酔のプロになる私たち（フェロー）の教育への，彼の深い信念が心の奥底に響きわたる．こんなにもスパルタなスコットのいるMGHで心臓麻酔フェローシップを行なえたことに感謝したい．

・心臓外科ICU
　心臓手術を受けるために手術室に来ることができるほどの余力が残されているのはごく一握りの患者である．手術がうまくいけば，術後一両日で心臓外科ICUから一般病棟に転床していくために，私たちと過ごす時間は意外に短い．
　一方で，心臓という臓器は体の中に唯一つだけであり，深刻な問題が起これば取り返しがつかない．問題が致命的な場合は心臓補助装置を埋め込む．この高度機器が，心臓移植までの時を，命を繋いでくれる．
　今こうしている間にも，病院の内外には何名もの患者が心臓補助装置を装着し，心臓移植を待っている．装置の設定と薬剤を操り，患者独自の循環動態を微妙なさじ加減で調節するのは，この道20年以上の心臓外科

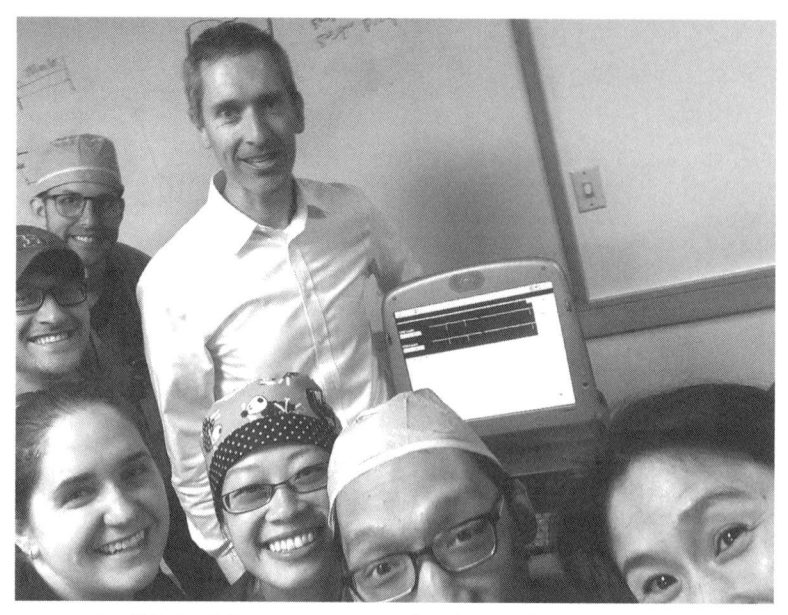

▲スコットの保有する各社のペースメーカープログラミングの機械を前に，MGH 心臓麻酔フェローの仲間と──中央のスコットを囲み，左から Josh Dilley, Adrian Ionescu, Michelle Gorgone-Bradley, Yvonne Lai, Alex Kuo そして右端が筆者

　ICU アテンディングを筆頭にした，MGH 心臓外科・麻酔科・循環器内科の合同チームである．扱う機械も単純な人工ポンプ装置から，実用が始まったばかりの複雑な機械に至るまで多種多様である．
　最近では補助装置の機能がよくなったために自宅待機も可能となった．感染さえ起こさなければ何カ月，または年余にわたり日常の生活を送ることができ，機械をつけて毎日仕事に行くことも可能だ．実際に，心臓外科 ICU ローテーション中にそういった患者が微調整のために 1 〜 2 泊で ICU に入院してきた．新しい分野なので，教科書に書いていないようなノウハウを学ぶ機会は貴重な経験である．そして何より，近未来の医療を直接学ぶことが許されるのは，非常な喜びでもある．

恩師の死

　渡米してから，Zapol 教授のラボで心臓班に所属し，研究を重ねて 10 年．その 10 年目（2014 年）の秋に，心臓班のリーダーで敬愛する恩師 Kenneth Bloch 教授（循環器内科医．ハーバード大学循環器内科教授，そして名誉あるハーバード大学初代 William Morton Professor of Anesthesia・麻酔科教授を兼任）が亡くなった．

　かねてから，闘病生活を続けながら研究者として壮絶な生き方を貫いた彼が，遂に逝ってしまったのだ[2]．

　Bloch 教授に初めてお会いしたのは，Zapol 教授のインタビューのために日本から MGH へ招かれた時だった．当時私は上園晶一先生（当時東京女子医科大学麻酔科准教授，現慈恵会医科大学麻酔科主任教授）のご指導のもと，モノクロタリンという，アフリカの原住民が吹き矢の先につける毒をラットに微量投与するモデルを用い，肺高血圧症に対する新しい治療法の開発に取り組んでいた．

　Bloch 教授はもちろんこの毒の量の微妙な加減でモデルの肺高血圧の程度がまちまちになってしまうという欠点もよくご存知で，面接の時にそのことを詳しくディスカッションした．そして，2005 年に私がリサーチフェローとして渡米したあとに，心筋虚血再還流のモデルをやらないかと言ってくださったのは Bloch 教授だった．

　アメリカ心臓病学会に初めて抄録が口演として採択された時には，日本からエントリーした演題だったにもかかわらず Bloch 教授自ら私のスライドを何度も直してくださった．ドイツのドレスデンの学会で発表するときには，学会中特に多忙を極める Bloch 教授が超早朝の空いている時間を利用して毎日一対一でご指導くださった．おかげで，3 日目の本番では私のへんてこな英語でもすらすらと彼のセリフどおりにプレゼンすることができた．終了直後，聴衆のなかで満足そうに微笑んだ Bloch 教授を見て，感謝で胸が一杯になった．

研究のハイライトである論文の草稿が書き上がると，何時間もかけて鉛筆で訂正を入れて戻してくださる．草稿の往復を何度も繰り返し，変更履歴やコメントを入れてさらに磨きをかけてくださった．時間を惜しまず厳しく，そして熱心に教育してくださったことは，生涯忘れられない．

　ユダヤ教の彼のお葬式には，お世話になった数多くの者が集い，別れを惜しんだ．棺に土をかけたあの音が，心に悲しみと諦めのさざ波を刻んだ．

決断〜日本の医療への貢献を胸に〜

抑えていた望郷の念
　MGH から，心臓麻酔フェローシップ修了の暁には，MGH のオペ室で心臓麻酔のアテンディングをしながら，グラントの取得も含めて研究も存分にできるというオファーを内々にもらった．
　渡米した当初，まだ小さかった子どもたちは高校生と中学生になり，長女は医師になりたいと言ってくれた．
　万歳！　諸手を上げ喜ぶべきところだった．
　前後して，日本の医師から送られてきた画像を見て，愕然とした．
　世界のどこにいても，私が元気で幸せならそれでいいと言ってくれた両親のことは，一日たりとも忘れたことはなかった．抑えていた望郷の念が，咄嗟に湧き出してきた．
　日本に帰るか，MGH に残るか．悩みに悩み，迷いに迷った．そんなとき父の一言が胸に響いた．
　「米国で，一流の医師となって生涯を終えるならば，それはそれで幸せな人生であったと言えるだろう．しかし，人には一生で果たさねばならない使命というものがあるんじゃあないのか？　米国で学んだことを日本に持ち帰り，将来の日本の医療，ひいては日本の社会に貢献するという使命が」

まるで落雷に遭ったような衝撃を受けた．同時に，頭上に立ち込めていた雲がすーっと引いていくような感じがした．

『そうだ，日本に帰り，日本の医療に貢献しよう』．将来，日本で理想の医療を実現するための，己のなすべき第一の使命は後輩の育成と定めた．

今まで（メンターから）受けてきた数々のご恩を，次の世代を担う医療者にお返しするのだ．両親の待つ，懐かしの故郷・日本で．

理想の医局を作る

決めたからには，発つ鳥後を濁さず．

MGHでの心臓麻酔フェローシップ修了後，2015年10月よりZapol教授のご厚誼でハーバード大学・MGH麻酔科のファカルティーのポジションをいただき，まずフルタイムでリサーチに専念することにした．抱えている研究を仕上げ，論文を出版し，心筋虚血再還流のモデルを引き継ぐ後輩をさらに何人か育てる．急いでも半年は絶対にかかるだろう．

日本では昔お世話になった都内の病院の麻酔科を任されることになった．2016年4月の帰国に向け11年ぶりに日本に戻り新しいチームを作るには，まず信頼できるチームメイトが必要だ．成功の秘訣はプランニングにあり．

幸いにも，以前同じ病院で働いたことのある麻酔科医が「おもしろそうだ，一緒にやりたい」と言ってくれ，私の勤務予定先の病院にすぐに就職してくれた．さらにもう1名，加わりたいという優秀な医師が現れた．1人またひとりと．理想の医局を作るために，スターティングメンバーが揃いつつある．

米国でのリサーチ，そしてUSMLEを突破し，インターンシップ，レジデンシーそしてフェローシップへと．すべてのトレーニング終了までの道のりは長かった．その間，時を忘れ，存分に基礎と臨床に勤しみ，勉学の青春を謳歌し，何よりも家族との生涯の思い出を作ったこの生活も，もうすぐ終わろうとしている．

米国で出会った方々，日米の恩師の先生方，家のことを支えてくださっ

た皆様，かけがえのない友人たち，故郷の家族．そして，フルタイムで働く私の後ろ姿を見ながら，異国のこの地で逞しく頑張ってくれた2人の子どもたち．

　皆の支えがあったからこそ，でこぼこの道ではあったが感謝のうちにまっすぐ歩むことができた．

　さあ準備はできた．今度は私から皆さんに，ご恩返しする時がきた．

2015年8月17日　ボストンにて

［参考文献］
1) 公益財団法人日米医学医療交流財団編集：「第7章　米国臨床医への夢再び」『麻酔科診療にみる医学留学へのパスポート』，はる書房，2012．
2) 市瀬史教授・Warren Zapol教授共著トリビュート："Kenneth D. Bloch, M.D.（1956-2014）" *Pulmonary Circulation* Vol. 5, No. 1, March 2015.

長坂安子（ながさか・やすこ）
　東京都出身．1994年東京女子医科大学医学部医学科卒業．同年聖路加国際病院内科系研修医，同内科医員を経て，97年聖路加国際病院麻酔科研修医・医員．2003年東京女子医科大学麻酔科研究生・PhD Candidate（取得）．2005年ハーバード大学附属マサチューセッツジェネラルホスピタル（MGH）麻酔・集中治療・ペイン科リサーチフェロー，08年同インストラクター．2010年マサチューセッツジェネラルホスピタル麻酔・集中治療・ペイン科レジデント，14年同心臓麻酔クリニカルフェローを経て，15年10月より同科ファカルティの契約を結ぶ．2016年4月帰国予定．
　医学博士，医学誌BMJ Anesthesiologyアソシエイトエディター．

chapter 03

医師であり続けること
——海外留学の光と影 (1)——

聖路加国際病院オンコロジーセンター・センター長兼腫瘍内科部長

山内照夫

　海外留学で何が学べるのか．よく訊かれる質問である．私にとっては医師という Profession に対する気概を問われる機会であり，練られた貴重な機会であった．

　1994 年にリサーチフェローとして渡米してから 2001 年にハワイ大学（University of Hawaii: UH）にて念願の内科レジデントプログラムに採用されるまでの 7 年間，私は様々な困難そして挫折に直面した．心が挫けそうになったことも一度ではない．

　これから留学を考える若い世代の医師たちにとって，当時の私の経験がいくばくかでも励みになり，かつ諦めずに次のステップへ進むことの大切さへの気づきとなることを願う．

腫瘍内科医を目指す

きっかけ

　鹿児島大学医学部の学部時代はバスケットに明け暮れ，ほとんど勉強していなかった．学部6年生の時に日野原重明先生のターミナルケアの特集をテレビで観て，最後まで患者に寄り添う医療を目指そうと内科に行くことを決めた．

　聖路加国際病院に応募することにしたが，調べると締め切り1週間前であり，慌てて提出書類を揃えた．学部のテスト期間と重なっていたこともあり，インタビューを1日で終わらせてもらうという慌ただしさだったが，インタビューの1週間後に採用の通知を受け取り，卒業とともに上京した．

日本ではまだ確立していない診療科

　1988年から聖路加国際病院内科に研修医として勤務した．救おうと思っても，救えない命がそこにはあった．悪性腫瘍の患者を救えないことのもどかしさを感じ，腫瘍内科医を目指そうと決めた．4年間在籍し，チーフレジデントも務めた．

　当時，日本では国立がん研究センターに悪性腫瘍の薬物療法研修プログラムがあった．しかし，総合内科をベースとした腫瘍内科という科自体が日本ではまだ確立していない診療科であり，アメリカでは内科系の専門診療科として30年くらいの歴史があることから，アメリカに留学して勉強したいと考えるようになった．

突然のアメリカへの派遣

　がんの薬物治療を目指す医師として，分子生物学を学ぶことも大切だろうと思い，1992年に東京慈恵会医科大学細菌学教室の専攻生になった．

在籍して2年ほど経ったある日，渡米中の教授から突然，「山内くん，アメリカに来てくれる？」という電話があった．

当時，ある医療系会社がフィルム顔料から様々な製品を創り出すプロジェクトのひとつとして開発した抗がん剤の第一相試験をアメリカで実施する話がすすんでおり，その会社のラボで薬剤の血中濃度を測定するHPLC（High Performance Liquid Chromatography）法を修得して，アメリカでの第一相試験に参加してほしいとのことだった．

3日間の猶予もないということだったので，1日で手法を修得してボストンに飛んだ．日本から様々な機材を持ち，ボストンのハーバード大学医学部ダナ・ファーバー癌研究所（Dana-Farber Cancer Institute, Havard University）に出向いたが，「研究所の機材を使用して，ここのやり方で実施してくれ」と言われ，呆然とした．ハーバード側の意向に沿う形で，アメリカの教科書を読みながら，分析化学研究者でない私はHPLC法を経験したことのある中国人フェローの力を借りて，1年かけてようやく血清の濃度が測れるようになった．

待ち望んだチャンス

USMLEの取得

腫瘍内科医を目指して渡米したが，USMLE受験の準備もままならない研究フェローとしての1年間が過ぎた．新規薬剤の血中濃度測定法が確立し，テクニシャンに後を託すと，当初の目標であるアメリカでトレーニングを受けて腫瘍内科医になることを再度考える余裕ができた．

USMLEは以前に日本で2回受験し，2回とも落ちていた．ラボでは引き続き新しいプロジェクトの研究をすすめつつ，早朝3時に起きて必死で勉強した．結果としてボストンにいた2年間にUSMLEの資格は取得できたが，当時は合格すればいいと軽く考えていたので点数は非常に悪く，このことが後にマッチングの障壁になろうとは思いもしなかった．

その後，同じ研究所で働いていた妻・英子のボスの異動があり，私もワシントンDCのジョージタウン大学ロンバルディ包括癌センター（Lombardi Comprehensive Cancer Center, Georgetown University）に移った．そしてマッチングに向けて，本腰をいれるようになった．

藁にもすがる思い

当時，アメリカの内科研修プログラムは約400あったので，そのすべてに葉書で資料請求を行なった．まだEメールが普及していない時代だった．Step 1，Step 2ともに非常に点数が低かったので，資料が送られてきたのはほぼ半数だった．

この約200件についても，例えばUSMLEの成績が90以上必要であること，グリーンカード（永住権）を有していること，アメリカでの臨床経験があることなど，様々な条件がついていた．学部の成績が上位1パーセンタイルであることといった条件のところもあり，日本の医学部の規模でいえば学年トップの成績が求められているのだと，非常に驚いたことを覚えている．

気を取り直して，その中から条件に合致しそうなプログラムに応募した．当時は紙ベースの時代だったので，日野原先生と聖路加の内科部長，そしてジョージタウン大学のアメリカ人医師に推薦状を書いてもらった．

条件を満たせないものを除外した約80プログラムすべてに3年連続で応募したが，インタビューのオファーはひとつもなかった．今思えばUSMLEの成績が非常に悪かっただけではなく，日本から送ったDean's Letterや推薦状がアメリカの評価基準に合うような形式になっていなかったこともインタビューのオファーに至らない大きな要因だっただろう．

フィラデルフィアに野口医学研究所のオフィスがあることを知り，藁にもすがる思いで相談に行った．するとアメリカでの臨床経験の有無という条件をクリアするために，トーマスジェファーソン大学（Thomas Jefferson University）内科を見学できるように取り計らってくれた．約3カ月の見学研修を終えて，3年越しの願書提出で初めてインタビューのオ

ファーが来た．希望病院のリストにはトーマスジェファーソンの1校だけを指名し提出したが，結果はUnmatchedだった．できることはすべてやった．その上でこの結果なのだ．この時，初めて医師を辞めようと思った．

すでにジョージタウン大学の研究職は辞めており，また，レジデントとしてのポジションも得ることができず，先は見えなかったが，私はアメリカ国立衛生研究所（National Institutes of Health: NIH）の客員研究員の職を知人に紹介してもらい，6カ月契約で働き始めた．

5月のある日，携帯電話に一本の電話があった．ジョージタウン大学内科のプログラムディレクターからだった．1年間のプログラム（Preliminary Program）に欠員が出たという．また，3年間のプログラム（Categorical Program）にも2年目の時に移行可能との思ってもみない条件を提示された．このチャンスに飛びついた．

医師であり続けることの意味

突き当たった壁

こうしてアメリカでの研修医生活が始まった．最初の1年間は様々な壁に突き当りながらも，心身ともに全力を尽くした日々だった．

問題のひとつは英語力だった．患者との会話は問題なかったが，テクニカルなレベルで同僚，上級医，指導医とディスカッションする際に苦労した．また，私の場合は臨床に6～7年間のブランクがあったので，臨床の勘を取り戻すのに時間を要した．さらに，アメリカ特有のコンサルテーションの仕組みなど，文化の壁も大きかった．

研修医として働き始めて3カ月後，プログラムディレクターから呼び出された．「あなたのパフォーマンススキルはこちらが望むレベルに達していない．パフォーマンスの改善がなければ2年目にはすすめない」という．猶予期間が3カ月与えられた．崖っぷちに立たされた気分だった．

届いた祈り

　焦る気持ちのまま，ローテーションで退役軍人病院を回った．配属は血液・腫瘍内科病棟だった．その時，不明熱で入院してきた黒人患者が精査の結果，骨髄に浸潤した悪性リンパ腫と診断され，私の病棟に紹介されてきた．ある朝，いつものように病棟を回診していると，その大の男が泣いている姿が目にはいった．ベッドサイドには読み古された聖書があった．彼はクリスチャンだった．私もクリスチャンであり，白衣の襟に小さな十字架をつけていた．自然と身体が動いた．私は彼に歩み寄った．

　「私もクリスチャンです．私はこのままではプログラムが求めるレベルをクリアすることができないので，もうすぐこの仕事を辞めなければならなくなるかもしれません．行き先が見えなくて不安なのは私も同じです．でも，神様は私たちを見てくださっています．私はあなたを治せるとはいえないけれど，最善のことはできると思います．家族もあなたも神様の守りのなかにあります」

　英語で初めて祈ったこのベッドサイドの祈りは確かに彼に届いたのではないかと思う．そのときに初めて肌の色や言葉，文化の違いを越えて，アメリカの地で医師と患者として共感の瞬間を持つことができた．私が医師であること，拙いけれども英語を話せること，同じクリスチャンであったこと——こうしたことは，あの時，あの瞬間，偶然ではなく必然だったのだと今でも思う．自分が医師であり続けることの意味はこれだったのかと，強く思った瞬間だった．

諦めずに次のステップを踏む

　ジョージタウン大学での研修は2年目にあがることなく1年で終えることになった．しかし，今度は医師であり続けることに迷うことなく次の年のマッチングを目指していた．再度野口医学研究所に相談し，ハワイ大学（UH）での見学研修（Externship）を紹介してもらった．12月の1カ月間を家族と離れてひとりハワイで研修を行ない，インタビューを受け，

マッチングに臨んだ．ジョージタウン大学での経験があったのでいくらか自信があった．ところが，結果は空しく，またもや Unmatched であった．

　ここからが勝負所である．マッチング後は Unmatched Program の情報が公開され，応募者が一斉に空きプログラムに採用を求めて電話攻勢を始める．いわゆる，スクランブルである．私も全米あちこちのプログラムに電話をかけまくった．数カ所は興味を示してくれたが，いずれも回答は保留され，1週間かけて電話攻勢をし続けたが，最終的にはどこにも採用されずに終わった．

　私がスクランブルをかけたのと同時に妻も参戦し，外科プログラムにスクランブルをかけていた．すると，妻はすぐにお膝元のジョージタウン大学外科に採用が決まった．さすがに私としては複雑な気持ちであったが，外科プログラムに採用されることは内科以上に厳しく，また，妻もラボから臨床に戻ることを，それも外科で研修を受けることを心から願っていたのを知っていたのでうれしかった．

　妻の外科研修を支えながら，再度次の年にチャレンジすることを決意し，世界一の主夫として，また，"レジデント浪人生" としてのスタートを切った．すると，またも思いがけない知らせが届いた．月曜日の朝，妻と息子を送り出した後，朝食の片付けと洗濯機を回し，一息ついたところでメールをチェックした．そこには UH のプログラムディレクターから 'Residency' というタイトルのメールが届いていた．

　開いてみると，3年間のプログラムで採用したレジデントがキャンセルしたので，かわりにそのポジションを私にオファーしたいというメールだった．うれしい知らせのはずがすぐには喜べなかった．気分はすでに世界一の主夫だったからだ．すぐに職場の妻に電話した．妻は私の夢を，また，それまでの苦労を知っていた．ジョージタウン大学のポジションは断り，ハワイに行くことになった．

　しかし，さすがに，私も驚いた．2回マッチングではねられ，2回ともプログラム側から手を差し出してもらう．こういうことが起こるのだろうか．やはり，医師であり続けることに神は私を導いているとしか思えな

かった．

　妻もハワイに移ることになり，ハワイ大学外科プログラムに履歴書などを送り，次の年に向けて見学研修を依頼しておいた．すると今度は引越準備で追われている最中にハワイ大学外科から電話が入り，外科レジデントが1人キャンセルしたので妻にオファーしたいと電話が入った．私たち夫婦は，こうしてマッチングを通すことなく，2人同時に同じ大学のレジデンシープログラムで研修を始めることになった．

　2001年よりハワイ大学にて内科レジデント，チーフレジデントを修了後，ホノルルでプライマリ・ケア開業医として働いた．2006年から3年間は南フロリダ大学モフィットがんセンター（H. Lee Moffitt Cancer Center & Reserch Institute）のクリニカルフェローとして働き，同時にNIH奨学生として南フロリダ大学医学大学院に学び，医学研究修士を取得した．そして2009年7月に帰国し，聖路加国際病院腫瘍内科医長となった．

　15年ぶりの日本だが，いまだ腫瘍内科は確立していない．手術，放射線療法，薬物療法という3つの治療手法がそれぞれの専門性を尊重し，協働でがん患者のために最善を求めるというがん診療の体制を確立したい．今は，その土壌を育て，環境をつくるために若い学生や研修医たちを育てることが重要である．多くの若者が腫瘍内科を目指すことを願う．

3S : Elements to Grow

　医学留学を考えているこれからの若い医師たちに "Elements to Grow" として "3S" を紹介したい．

- Seed…心の中に何かやりたいことが芽生えたら，その種を大事にして
- Soil…蒔かれる土壌（備えられた環境）によって成長し
- Season…人生の今どのシーズンなのかを見極める．厳しい環境に耐え，次に備えるシーズンがあり，花咲くシーズンがある

　この3つのSの中で，最も大切なのは最後の "Season" である．どのよ

うな種も大切に育てていけば必ず花咲く時がくる．客観的に自分が人生のどのシーズンにいるのか俯瞰できる目を持つことが重要である．

　アメリカでの15年間は，先が見えない中で，時には挫折に打ちのめされそうになりながら奮闘してきたが，今，この日本での充実した日々へとつながっているのだとひしひしと感じる．

山内照夫（やまうち・てるお）
　鹿児島県出身．1988年鹿児島大学医学部医学科卒業．同年聖路加国際病院内科研修医，92年同内科チーフレジデント　1992年東京慈恵会医科大学第一細菌学教室専攻生．1994年渡米．ハーバード大学ダナ・ファーバー癌研究所研究員（94～96年），ジョージタウン大学ロンバルディ包括癌センター研究員（96～98年），アメリカ国立衛生研究所（NIH）研究員（99年）を経て，ジョージタウン大学内科研修医（99～2000年）．2000～01年は通訳アルバイトとして過ごす．2001年ハワイ大学にて内科レジデンシーを再開し，04年同チーフレジデント，2005年内科レジデンシー修了．2005年ハワイ・ホノルルにて開業．2006年南フロリダ大学モフィットがんセンター血液内科・腫瘍内科クリニカルフェロー，07年同医学大学院臨床・トランスレーショナル研究医科学修士号．2009年帰国．現在は聖路加国際病院オンコロジーセンター・センター長兼腫瘍内科部長．
　アメリカ一般内科専門医，アメリカ腫瘍内科専門医．

chapter 04

医師として妻として母としての海外留学

―― 海外留学の光と影（2）――

聖路加国際病院ブレストセンター長／乳腺外科部長

山内英子

　アメリカで夫は内科，妻は外科で同時にレジデンシープログラムを受けることになるなど，一体誰が予想できただろうか．しかも一人息子を抱えながら．

　内科医である夫・照夫の夢はアメリカで腫瘍内科を学び，それを日本へフィードバックすることだった（「Chapter03」参照）．1歳の息子がいたこともあり，私は医師の仕事からしばらく離れて，夫のVisionを全面的にサポートすることに決めた．3人で渡米した当初の私の役割は"妻として母として"のはずだった．アメリカでのチャンスや人とのつながりに後押しされ，いつの間にか"医師として"の役割が加わった．

　"医師として妻として母として"の私の留学体験が，結婚や出産と留学を両立できるかどうか不安を拭いきれない若い女性医師たちの背中を後押しする一助になることを願う．

外科医から専業主婦に

外科医になることへの思い
　順天堂大学医学部5年生の時に聖路加国際病院の外科で手術見学の機会に恵まれ，その素晴らしい技術を目の当りにして，即座に外科手術の魅力にとりつかれた．入局を決意したが，物事はそう簡単にはいかなかった．当時の聖路加国際病院の外科にはそれまで女性医師がひとりもいなかったため，女性には無理だと断られたのだ．しかし諦めずに熱意を伝え続け，入職試験の成績を男女の分け隔てなく評価してくれるよう懇願したところ，受け入れてもらえることになった．1987年，医学部卒業と同時に聖路加国際病院初の女性外科研修医となることができた．

男社会の中で支えてくれたもの
　覚悟はしていたが，男性研修医と同等に扱ってもらえずに悔し涙を流すことも少なからずあった．その時に応援し，かつ支えてくれたのは同じ病棟で働く看護師や，ひとつ下の学年の内科研修医であった夫だった．
　また，乳腺外科の患者の多くが女性医師を希望してくれたことも大きな支えとなった．乳腺外科の分野で女性医師が必要とされていることをひしひしと感じた．
　結婚したがなかなか子どもができなかったこともあり，医師としてのキャリアを積んでいった．

妊娠して中断したキャリア
　初の女性外科チーフレジデントとして多くの手術をこなし始めていたときに妊娠し，切迫流産になりかけて念願のチーフレジデントを途中で諦めることになった．自分自身も悔しい思いをしたし，周りの方々にも非常に迷惑をかけた．ただ，このときの，周囲から受けたサポートに対する感謝

が今も私のバネとなっている．

さらに，産休，育休と過ごし，ベビーカーを押して公園に行き，子どもを介したママ友のコミュニケーションの輪が広がったことで，年齢や背景の異なる様々な女性と付き合う貴重な経験ができた．この時の人脈が仕事に忙しい現在の自分を時には助けてくれることもある．今の私にとって，この時の経験は決して無駄ではなかったと実感する．

夫は腫瘍内科をアメリカで学びたいという夢を持ち，1994年にハーバード大学ダナ・ファーバー癌研究所（Dana-Farber Cancer Institute, Harvard University）へ研究留学することになった．同行すると私の外科医としてのキャリアは中断することになる．でも，今ようやく，夫の夢の第一歩が目の前に開けたところだ．ここは夫の影になって夫のVisionを支えよう——そう決意し，専業主婦として1歳の息子と3人で渡米した．

妻として母として……そして医師として

ハーバード界隈の公園はベビーシッターばかり

渡米し，友人をつくろうと勇んで公園に出かけたが，ハーバード界隈の公園に来ている女性はほとんどがベビーシッターであり，なかなか友人ができなかった．

すると夫が彼の職場で週1回水曜日の朝7時から8時に行なわれている乳癌のMulti-disciplinary Conferenceへの参加を勧めてくれた．その間の子どもの面倒は彼がみてくれるという．

そのカンファレンスを主宰していたのが乳癌の領域では有名な腫瘍内科医であるDr. Daniel Hayesだった．彼がハーバードでの新たなラボの立ち上げに際して私にフェローとして乳癌の研究をしてみないかとオファーをしてくれたことがきっかけで，思いがけず研究医として働くことになった．

アメリカはNegotiationの国——保育園は300人待ち！——

　早速Harvard Medical Areaの保育園に息子を預けるべく申し込みに行くと，なんと300人待ちだった．フルタイムで働くためには，なんとしても息子を預かってもらわなければならなかった．そこで毎日，息子を散歩させながら，保育園へ足繁く通ってお願いをした．すると驚いたことに2週間で息子の入園許可が下りた．日本ではありえない措置だった．

　アメリカでは熱意を持って自分の希望を伝えることで交渉の余地が生まれるのだ．Negotiationの国なのだと強く感じた出来事だった．

フルタイムでの研究生活

　1994年からダナ・ファーバー癌研究所の研究助手として朝8時から夕方6時までのフルタイムで働き始めた．そしてDr. Hayesがワシントン DCのジョージタウン大学ロンバルディ包括癌センター（Lombardi Cancer Center, Georgetown University）に異動した際には私の家族も一緒に移り住み，研究室の引っ越しも経験した．乳癌の研究を通して様々なことを学んだ．

　例えば当時からアメリカでは乳癌患者の割合は8～10人に1人と非常に高く，乳癌に対する社会活動が盛んだった．スーパーでは買い物にきた女性たちが次々にピンクリボンのついているヨーグルトを買っていく姿をみて，ピンクリボン運動がアメリカ社会に浸透している様子を体感できた．

　また，TVの通販番組では一日中靴など女性向けの商品を販売し，その販売収益を乳癌研究を行なうラボのいくつかに全額寄付するような社会的な取り組みもあった．

6～7年ぶりに外科に復帰

　夫がアメリカ医師国家試験であるUSMLE Step 2の勉強を始めるにあたり，一緒に勉強しようと私を誘った．それまでアメリカでの臨床研修など考えてもいなかったが，夫に背中を押される形で研究医を続けながらECFMG Certificateを取得した．ただ，アメリカでは外科レジデントは

非常に人気が高く,狭き門だったのでほとんど諦めていた.
　幸運なことに現地の日本人医師の紹介で,ジョージタウン大学の外科のプログラムで1カ月間 Externship の研修を受けさせてもらえることになった.6〜7年ぶりに外科に戻り,3日に1回当直を行ない,手術にも入った.
　すでに30代後半になっていた私は果たして外科研修に耐えられるだけの体力があるどうか正直なところ不安だった.しかしこのときに「まだまだできる」「自分は本当に外科が好きなんだ」と再認識した.私の人生の重要なターニングポイントだったと思う.

夫は内科の,そして妻は外科のレジデンシー
　夫婦がマッチングに向けて奮闘した詳細は『シリーズ日米医学交流 No.10　外科診療にみる医学留学へのパスポート』「chapter 9 "Passion, Mission そして Vision をもって"」(P.177〜189)をご覧いただきたい.
　2001年からハワイ大学(University of Hawaii)において,夫は内科の,

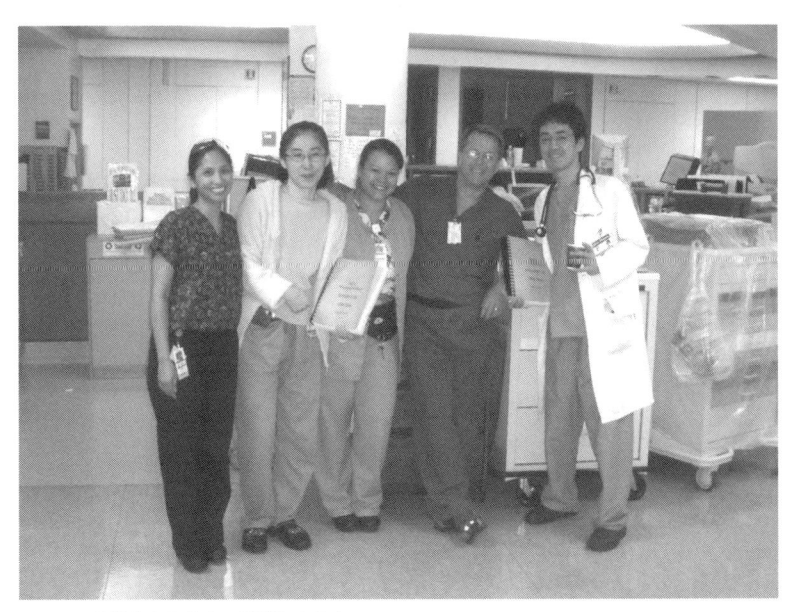

▲ハワイ大学集中治療室の看護師たちと

そして私は外科のレジデンシープログラムの研修を受けることができるようになった．当時 8 歳になった息子の面倒は日本から夫の両親が渡米し，サポートしてくれることになった．

　日本での外科研修を認めてもらえ，本来 5 年の外科研修を 4 年で修了すべく，2004 年には研修の最終目標であるチーフレジデントに任じられた．日本で妊娠によりあきらめざるを得なかった外科チーフレジデントにアメリカで再度挑戦できることは感慨深かった．2005 年からは集中治療学（Surgical Critical Care）のクリニカルフェローとして，外傷の手術を多くこなし，また集中治療におけるチーム医療を経験できた．

臨床から研究へ，研究から臨床へ

　2007 年に夫の異動でフロリダに移り，再び外科臨床を離れて専業主婦になったが，南フロリダ大学モフィットがんセンター（H. Lee Moffitt Cancer Center & Research Institute）からクリニカルフェローの機会を与えられ，乳癌の臨床をさらに学ぶ機会を得た．

　2009 年に家族で帰国し，私は聖路加国際病院の乳腺外科医長として古巣へ復帰した．渡米してから 15 年の年月が経っていた．

"医師として妻として母として"アメリカで学んだこと

医師として

・チーム医療と医学教育

　アメリカでは医療が細分化しており，医療チームには実に多くのスタッフが係わっていた．そして，患者にとって最良なチームを組むために，個人の能力（Talent）を高め，お互いに尊重して勇気（Encouragement）を与えあい，患者に係わる上での明確な目的（Aim）を持ち，さらなるよい結果に向けて行動（Move）することがすべての医療関係者に求められていた．（図参照）

> **The Best Team for Patients**
> **T**alent: The team is dependent of player's talent and ability
> ・Training
> ・Bord Certification
> **E**ncouragement: The team encourage each other
> ・Teaching
> ・Evaluation
> ・Accreditation
> **A**im: The team has a clear aim to target
> ・Communication
> ・Leadership
> **M**ove: The team keeps moving forward and growing
> ・Vision-Dream

　また，医療訴訟が多いからこそ，きちんとしたマニュアルに基づいた医療者教育が行なわれ，かつ患者と十分なコミュニケーションをとることが不可欠とされていた．

　アメリカの一般外科では学部4年間の後に医学部に進学して4年間勉強し，USMLEを取得した後にレジデンシーを一般的には5年間，研究も含まれる課程であれば7年間務めてからようやくBoard Examを受けることができる．このBoard Examの成績は大学の提供するプログラムの評価につながるため，レジデントは毎年ABSITE（ABS In-Training Examination）という模擬試験を受けて，必要なレベルに達していなければ上の学年に上がることはできない．Board Examを受けるにあたっては，最低限の手技や手術が厳密に決められていた．

　このように厳格にシステム化された医療体系は多文化社会のアメリカだからこそ発達したのだろう．必然的に費用が高額になるため，そのまま日本で受け入れられるとは思わないが，勉強になった．

　ちなみに近年，一般外科Board Examの初回受験者の筆記試験（Qualify Exam）の通過率は75〜79％，口頭試験（Certifying Exam）は83〜84％であった．

・"How are you?" から始まる診療

　アメリカの外来では，医師がマイクなどで患者を自分の診察室に呼び出すことはなかった．外来に細かく分けられた個室にいる患者のもとに医師が訪問する形式だった．こうした心遣いは非常に大切であると感じた．現在，私は外来の際は待合室まで患者を迎えに行き，診察室へ一緒に入ることを心がけている．日本の医療においても，医師と患者が同じ目線で向き合う――すなわち，意思決定共有主義（Shared Decision-making）が根付くように尽力したい．

　また，聖路加国際病院には患者が乳癌に向き合っていく際の多面的なサポートを行なう施設として，2005 年にブレストセンターが設立された．私は 2010 年に乳腺外科部長になるとともにブレストセンター長も務めることになった．キャンサー・サバイバーシップを尊重し，乳癌患者が "患者らしくではなくその人らしく" いられるようなサポート体制を整えている．

　ピアサポーターによる支えの活動やチャイルドライフスペシャリストの導入，患者と社会をつなぐために展開されている 6 つの "リング" プログラムなど様々な試みが進行中である．

妻として母として

・アメリカ式の子育ての秘訣 1 ―― Time Out

　母としてアメリカ留学で採り入れたいと思ったのは，"Time Out" の概念である．アメリカでは子どもと親の間に衝突が起きそうな時には，一旦お互いに別室に行くなど，時間をおいて気持ちを鎮めてから注意をすることで，感情的な言い争いにならないようにしていた．現在，研修医に教育する際に，このコツを取り入れるようにしている．

・アメリカ式の子育ての秘訣 2 ―― Show & Tell

　息子がいたからこそ体験できたことだが，アメリカでは子どもの頃から Communication や Presentation の訓練が当たり前のように行なわれており，息子もよく発表があるといっては自宅で練習したり，調べものをし

たりしていた．また，"Any question?" とよく声をかけられていた．質問がないということはありえないというスタンスだった．

日本の医療現場では患者のコミュニケーションスキルを育てることが課題となっているが，Show & Tell を日本の教育現場にうまく取り入れていくことで，患者力の向上へとつながるのではないかと感じた．

最後に

渡米当時の私たちは挑戦者であり，あの頃の Passion，Mission，Vision は最先端の医療を必死で学ぶことだった．若い私たちはたくさんの方々にお世話になった．

現在の私の人生を支える Passion は今まで自分を支えてくれた人たちへの感謝の気持ち（Thank you）であり，Mission は自分が学んだ技術や経験を次世代の医療を担う若い医師たちのレベルアップに使ってもらいたい（Use me）ということである．アメリカでの経験から学んだ一番の財産は教育の大切さであり，若い医師たちを育てることで日本の医療レベルの向上に全力を注いでいきたい．

そして Vision は Help others ──今こそ，恩返しをする時なのだ．

山内英子（やまうち・ひでこ）
　東京都出身．1987 年順天堂大学医学部卒業．同年，聖路加国際病院外科研修医，93 年同病院外科医員．1994 年渡米．ハーバード大学ダナ・ファーバー癌研究所研究助手（94～96 年），ジョージタウン大学ロンバルディ包括癌センターリサーチフェロー／助手（96～2001 年）を経て，2001 年ハワイ大学外科レジデント．2004 年同チーフレジデント，2005 年外科レジデンシー修了．2005 年から 06 年ハワイ大学外科集中治療学クリニカルフェロー．2007 年南フロリダ大学モフィットがんセンタークリカルフェロー．2009 年帰国．同年，聖路加国際病院乳腺外科医長．2010 年より聖路加国際病院乳腺外科部長，ブレストセンター長．

資料 1

2016年度 JANAMEF
《研修・研究,調査・研究助成募集要項》

2016年度助成要項（A）──研修・研究助成
（JANAMEF-A）

1. 助成内容　日本の医療関係者の米国・カナダ他における医療研修助成または米国・カナダ他の医療関係者の日本における医療研修助成（研修期間1年以上）

2. 応募資格　①2016年4月1日から2017年3月31日迄に出国する方
②臨床研修あるいは医学研究を希望する医療関係者で各専門職種の免許取得の方
③TOEFL iBT80点以上の取得者（IELTS6.0以上も可）
④USMLE/Step1・Step2CK・Step2CS・MCCEEGFMS・CGFNS等の合格者が望ましい
⑤臨床研修を目指す方が望ましい
⑥研修先が決まっている方（研修先の紹介はしておりません）あるいは，マッチングに応募していて2016年3月31日までに結果が確定する方
⑦当財団から4年以内にA項の助成を得た方あるいは他財団より助成を受けた方は応募資格はありません

　　　　　　　＊留学中の収入合計額が5万米ドル以内の方を優先します

3．助成人数　若干名
　　助 成 額　最高100万円／人

4．提出書類　①申込書（所定用紙・JANAMEF A–1，A–2，A–3，A–4，A–5，A–6）
　　　　　　　＊ホームページより申し込み用紙ダウンロードページでPDF書類がダウンロードできます
　　　　　　　②履歴書・和文（所定用紙2枚．上記PDF書類とセットになっています），英文（A4サイズ・1枚／書式自由）各1通
　　　　　　　＊①，②の写真は同一写真で，証明用として最近3カ月以内に撮られたもの
　　　　　　　＊家族構成（履歴書に必ずご記入ください）
　　　　　　　③卒業証書のコピーまたは卒業証明書
　　　　　　　④専門職種免許証のコピー（縮小コピー可）
　　　　　　　⑤USMLE/Step1・Step2CK・Step2CS等の合格証をお持ちの方はコピーを提出してください
　　　　　　　⑥英語能力試験（TOEFLまたはIELTS）の点数通知書のコピー
　　　　　　　＊TOEFLまたはIELTSを取得されていない場合は受験し，点数通知書のコピー
　　　　　　　⑦論文リスト（主な3篇以内 JANAMEF A–5）をA4サイズ1枚に
　　　　　　　⑧誓約書（所定用紙・JANAMEF A-6）
　　　　　　　⑨推薦書（英文厳守・A4サイズ，1枚）2通
　　　　　　　＊推薦者のうち1名は当財団賛助会員であること
　　　　　　　＊2名とも賛助会員でない場合は，どちらか1名に賛助会員になってもらってください（賛助会費・1口2万円〈個

人〉／1口10万円〈団体・法人〉）
＊応募者の自己・近親者などの推薦は認められません
＊推薦書はレターヘッド付の便箋を使用し，英文でお書きください（日本語の推薦書は認められません）
＊ひな型はありません
＊応募者の方の人物像がわかる内容をご自身の言葉で，また推薦者の方の財団との現在・今後の関わり合い方も含めてお書きください
＊推薦書は推薦者本人が直接，財団へお送りください
⑩米国・カナダ他あるいは日本での研修または研究受け入れを証明する手紙
＊受入先機関の代表者または指導者のサイン入りのもの（コピー可）
⑪収入証明書または契約書のコピー
＊留学中，日本での収入がある場合も必ず1年間の総額を証明するもの（給与証明書等）を付けてください
⑫応募者一覧表作成用書式
⑬上記1–12とセルフチェックリスト

　PDF書類はそのままタイピングしてプリントアウトして提出してください
　書類はできるだけタイピングしたものを提出願います
　（他に，タイピングしたものの切り貼りでも結構です）
　以上13項目の書類をクリアファイルに入れて期限までに提出してください

5．応募締切　2016年3月31日（木）（期日までに必着）

6．選考方法　選考委員会が書類審査並びに面接のうえ採否を決定します

7. 選考日　2016年4月23日（土）
　　場　　所　東京駅八重洲口（予定）

8. 選考結果の通知
　　　　　応募者本人宛に郵便により通知します

9. 送金方法　合格者は出入国日を所定の連絡票によって財団に通知してください．それにもとづいて振り込みます

10. 義務　　1）研修開始後の近況報告書の提出（JANAMEF NEWS やホームページ掲載用）
　　　　　＊様式は財団指定書類
　　　　　＊A4サイズ（40字×30行位）1枚程度
　　　　　＊日本語または英語（出国後半年以内）
　　　　　2）研修報告書の提出（JANAMEF NEWS やホームページ掲載用）
　　　　　＊様式は財団指定書類
　　　　　＊A4サイズ（40字×30行位）3枚程度
　　　　　＊日本語または英語（帰国後1カ月以内）
　　　　　3）賛助会員に入会
　　　　　4）財団主催のセミナーや財団活動への協力
　　　　　5）助成金に対する使途明細書の提出（帰国後1カ月以内）
　　　　　6）氏名，出身大学・所属機関名，研修先・分野・研修期間，推薦者について，JANAMEF NEWS や事業報告書に掲載することの了承

11. 助成金の取消
　　　　　下記の場合，助成金の取消，助成金の停止，もしくは振込

まれた助成金の返却を通告します
1）提出書類に虚偽の記載があった場合
2）医療関係者としてふさわしくない行為があった場合
3）前項の義務1）～6）の不履行

2016年度助成要項（B）――調査・研究助成
（JANAMEF–B）

1．助成内容　日本の医療関係者の米国・カナダ他における調査・研究助成または米国・カナダ他の医療関係者の日本における調査・研究助成（研修期間1年未満）

2．応募資格　①2016年4月1日から2017年3月31日迄に出国する方
②財団の事業目標に合致した分野での短期調査・研究を希望する医療関係者で，海外及び日本での生活に直ちに順応できる人物であること．ただし当財団から4年以内に助成を得た方は対象としません

3．助成人数　若干名
　　助成額　　10万～50万円／人

4．提出書類　①申込書（所定用紙・JANAMEF B–1，B–2，B–3による）
　　　　　　　＊ホームページより申し込み用紙ダウンロードページでPDF書類がダウンロードできます
②履歴書・和文（所定用紙・2枚．上記PDF書類とセットになっています），英文（A4サイズ・1枚／書式自由）各1通
　　　　　　　＊①，②の写真は同一写真で証明用として最近3カ月以内に撮られたもの
③卒業証書のコピーまたは卒業証明書
④専門職種免許証のコピー（縮小コピー可）
⑤米国・カナダ他あるいは日本での調査・研究の受け入れを証明する手紙（コピー可）

＊受入先機関の代表者または指導者のサイン入りのもの
⑥推薦書（英文・A4サイズ，1枚）2通（サイン入りのもの）
＊推薦者のうち1名は当財団賛助会員であること
＊2名とも賛助会員ではない場合，どちらか1名に賛助会員になってもらってください（賛助会費・1口2万円〈個人〉／1口10万円〈団体・法人〉）
⑦英語能力試験（TOEFL・TOEIC・IELTSなど）の点数通知書のコピー
⑧誓約書（所定用紙 JANAMEF B-3）
⑨渡航計画書
⑩応募者一覧表作成用書式
⑪セルフチェックリスト

　PDF書類はそのままタイピングしてプリントアウトして提出してください
　書類はできるだけタイピングしたものを提出願います
（他にタイピングしたものの切り貼りでも結構です）
　以上11項目の書類をクリアファイルに入れて期限までに提出してください

5．応募締切　2016年3月31日（木）及び9月30日（金）（年2回）

6．選考方法　選考委員会が書類審査により採否を決定します

7．選考日　年2回
　　　　　2016年4月23日（土）および10月末頃予定

8．選考結果の通知
　　　　　応募者本人宛に郵便により通知します

9．送金方法　合格者は出入国日を財団所定の連絡票によって財団に通知して下さい．それにもとづいて振り込みます

10．義務
1）調査・研究報告の提出（JANAMEF NEWS やホームページ掲載用）
＊様式は財団指定書類
＊A4 サイズ（40 字×30 行位）1 枚程度
＊帰国後 1 カ月以内
2）賛助会員に入会
3）財団主催のセミナーや財団活動への協力
4）助成金に対する使途明細書の提出（帰国後 1 カ月以内）
5）氏名，出身大学・所属機関名，受入先・調査・研究項目・期間，推薦者について，JANAMEF NEWS や事業報告書に掲載することの了承

11．助成金の取消
下記の場合，助成金の取消，助成金の停止，もしくは振り込まれた助成金の返却を通告します．
1）提出書類に虚偽の記載があった場合
2）医療関係者としてふさわしくない行為があった場合
3）前項の義務 1）～5）の不履行

⊙問い合わせ先
公益財団法人　日米医学医療交流財団
〒113-0033　東京都文京区本郷 3-27-12　本郷デントビル 6 階
Tel：03-6801-9777
Fax：03-6801-9778
e-mail ● info@janamef.jp
URL ● http://www.janamef.jp

資料 2

JANAMEF 助成者リスト

2015 年度
助成者リスト（医師A項）

ID	Year	氏名	研修先
384	2015	加藤　壯	Toronto Western Hospital
385	2015	紙谷　聡	Children's Hospital Colorado, University of Colorado
386	2015	日下部治郎	Barnes-Jewish Hospital, Washington University School of Medicine
387	2015	平松総一郎	Harvard T.H. Chan School of Public Health
388	2015	船本成輝	Massachusetts General Hospital
389	2015	盛　直博	Massachusetts General Hospital

＊頭のIDは『放射線科診療にみる医学留学へのパスポート』よりの続きの番号です．

資料 3

2016 年度
環太平洋アジアファンド助成募集要項

1. 助成内容　環太平洋アジア諸国の医療関係者の日本における講演，研究及び研修助成（期間 1 年以内）

2. 応募資格　①2016 年 4 月 1 日から 2017 年 3 月 31 日の間に日本に入国する方
②財団の事業目的に合致した分野での講演，研究及び研修を希望する環太平洋アジア諸国の医療関係者．ただし，当財団から 4 年以内に助成を得た方は対象としません

3. 助成人数　若干名
　 助成額　　10 万～50 万円／人

4. 提出書類　①申込書（所定用紙・JANAMEF PA-1，PA-2，PA-3）
＊ホームページより申し込み用紙ダウンロードページで PDF 書類がダウンロードできます
②履歴書・和文（所定用紙 2 枚．上記 PDF 書類とセットになっています），英文（A4 サイズ・1 枚／書式自由）各 1 通
＊①，②の写真は同一写真で，証明用として最近 3 カ月

以内に撮られたもの
　　③卒業証書のコピーまたは卒業証明書
　　④専門職種免許証のコピー（縮小コピー可）
　　⑤日本での講演・研究・研修の受け入れを証明する手紙（コ
　　　ピー可）
　　＊受入先機関の代表者または指導者のサイン入りのもの
　　⑥推薦書（英文・A4 サイズ，1 枚）2 通（サイン入りの
　　　もの）
　　＊推薦者のうち 1 名は当財団賛助会員であること
　　＊2 名とも賛助会員でない場合は，どちらか 1 名に賛助
　　　会員になってもらってください（賛助会費：1 口 2 万円
　　　〈個人〉／1 口 10 万円〈団体・法人〉）
　　⑦誓約書（所定用紙・JANAMEF PA-3）
　　⑧渡航計画書
　　⑨セルフチェックリスト

　　PDF 書類はそのままタイピングしてプリントアウトして提出
してください
　　書類はできるだけタイピングしたものをご提出願います
　　（他にタイピングしたものの切り貼りでも結構です）
　　以上の書類をクリアファイルに入れて期限までに提出してく
　　ださい

5. 応募締切　　2016 年 3 月 31 日（木）及び 9 月 30 日（金）（年 2 回）

6. 選考方法　　選考委員会が書類審査により採否を決定します

7. 選　考　日　年 2 回
　　　　　　　2016 年 4 月 23 日（土）および 10 月末頃予定

8. 選考結果の通知
　　　　　　　応募者本人宛にメールまたは郵便により通知します

9. 送金方法　合格者は日本への入国日を財団所定の連絡票によって財団に通知してください．それに基づいて振り込みます

10. 義務　　1）講演・研究・研修報告書の提出（JANAMEF NEWS やホームページ掲載用）
　　　　　　＊様式は財団指定書類．A4 サイズ（40 字×30 行位）1 枚程度
　　　　　　＊日本語または英語
　　　　　　＊帰国後 1 カ月以内
　　　　　　2）賛助会員に入会
　　　　　　3）財団主催のセミナーや財団活動への協力
　　　　　　4）氏名，出身大学・所属機関名，受入先・講演・研究・研修項目・期間，推薦者について，JANAMEF NEWS や事業報告書に掲載することの了承

11. 助成金の取消
　　　　　　下記の場合，助成金の取消，助成金の停止，もしくは振り込まれた助成金の返却を通告します
　　　　　　1）提出書類に虚偽の記載があった場合
　　　　　　2）医療関係者としてふさわしくない行為があった場合
　　　　　　3）前項の義務 1）〜4）の不履行

◉問い合わせ先

公益財団法人　日米医学医療交流財団
〒113-0033　東京都文京区本郷 3-27-12　本郷デントビル6階
Tel：03-6801-9777
Fax：03-6801-9778
e-mail ● info@janamef.jp
URL ● http://www.janamef.jp

資料 4

助成団体への連絡および，留学情報の問い合わせ先

公益財団法人　日米医学医療交流財団
JAPAN-NORTH AMERICA MEDICAL EXCHANGE FOUNDATION
（JANAMEF）
〒113-0033　東京都文京区本郷 3–27–12 本郷デントビル6階
Tel：03–6801–9777
Fax：03–6801–9778
e-mail ● info@janamef.jp
URL ● http://www.janamef.jp

㈱シェーンコーポレーション　KAPLAN 御茶ノ水センター
窓口／プログラム担当
〒101-0041　東京都千代田区神田須田町 1-2-3　Z 会御茶ノ水ビル 9F
Tel：03–5298–6179
Fax：03–3253–0725
e-mail ● kap-info@kcep-eikoh.com
URL ● http://www.kcep-eikoh.com

株式会社トラベルパートナーズ
窓口／看護留学担当
〒 103-0015　東京都中央区日本橋箱崎町 25-6 KCM ビル 2F
Tel：03-5645-3700
Fax：03-5645-3775
e-mail ● nursingprograms@travelpartners.jp
URL ● http://www.nurse-kenshu.com

※看護長期研修手配，学生短期留学企画（医学部・看護学部），専門分野視察研修企画手配，留学手続（医療英語研修・語学研修・大学），ホームステイプログラム手配

公益財団法人　日米医学医療交流財団
JAPAN-NORTH AMERICA MEDICAL EXCHANGE FOUNDATION
(JANAMEF)

1988年10月財団法人として設立．翌1989年5月には特定公益増進法人に認定され更新を受けてきたが，2012年8月に公益財団法人に移行した．日本と北米諸国間の医療関係者の交流，医療関係者の教育並びに保健医療の向上への寄与を主な事業目的に，医学医療研修者の留学助成，学会助成，セミナーやシンポジウムなどを年に数回開催，医学医療交流の促進，普及，啓蒙のための出版物の作成等を行なっている．医学医療研修者に対する助成は，現在までに600名を超える．

〒113-0033　東京都文京区本郷3-27-12本郷デントビル6階
Tel：03-6801-9777/Fax：03-6801-9778
e-mail ● info@janamef.jp
URL ● http://www.janamef.jp

シリーズ日米医学交流 No.15　心臓外科診療にみる医学留学へのパスポート
2015年10月30日初版第1刷発行

Ⓒ 編者　公益財団法人　日米医学医療交流財団

発行所　株式会社はる書房
〒101-0051　東京都千代田区神田神保町1-44 駿河台ビル
Tel.03-3293-8549/Fax.03-3293-8558
振替 00110-6-33327
http://www.harushobo.jp/

落丁・乱丁本はお取り替えいたします．　印刷　中央精版印刷／組版　閏月社
ⒸJAPAN-NORTH AMERICA MEDICAL EXCHANGE FOUNDATION, Printed in Japan, 2015
ISBN 978-4-89984-153-1　C3047